基础医学与临床护理一体化融合教学改革系列教材

U0738595

免疫与内分泌系统疾病病人护理

主　编　葛　炜　严小惠
主　审　叶国英
副主编　姚苏宁　柯海萍

编　者（以姓氏笔画为序）
于纪棉（宁波卫生职业技术学院）
严小惠（宁波卫生职业技术学院）
李伟东（宁波卫生职业技术学院）
李爱珍（宁波鄞州人民医院）
吴建军（衢州职业技术学院）
柯海萍（宁波卫生职业技术学院）
姚苏宁（宁波卫生职业技术学院）
倪晓英（宁波鄞州人民医院）
葛　炜（宁波卫生职业技术学院）

NURSING CARE OF
CLIENTS WITH
IMMUNE AND ENDOCRINE
SYSTEM DISEASES

ZHEJIANG UNIVERSITY PRESS
浙江大学出版社

图书在版编目(CIP)数据

免疫与内分泌系统疾病病人护理/葛炜,严小惠主
编.—杭州:浙江大学出版社,2015.5
ISBN 978-7-308-14743-9

Ⅰ.①免… Ⅱ.①葛… ②严… Ⅲ.①免疫性疾病—
护理—教材 ②内分泌病—护理—教材 Ⅳ.①R473.5

中国版本图书馆 CIP 数据核字(2015)第 116035 号

免疫与内分泌系统疾病病人护理

葛 炜 严小惠 主编

丛书策划 责任编辑	孙秀丽
文字编辑	潘晶晶
封面设计	续设计
出版发行	浙江大学出版社
	(杭州市天目山路 148 号 邮政编码 310007)
	(网址:http://www.zjupress.com)
排 版	杭州中大图文设计有限公司
印 刷	杭州丰源印刷有限公司
开 本	787mm×1092mm 1/16
印 张	17
字 数	403 千
版 印 次	2015 年 5 月第 1 版 2015 年 5 月第 1 次印刷
书 号	ISBN 978-7-308-14743-9
定 价	35.00 元

前　言

根据《国家中长期教育改革和发展规划纲要(2010—2020年)》《教育部关于"十二五"职业教育教材建设的若干意见》等文件精神,在第三代医学教育改革背景下,高等护理职业教育必须以医院临床护理实际工作需要为中心,以就业为导向,以岗位任务引领教学实践。只有尽快将岗位职业能力要求反映到教学中,才能培养出临床护理岗位所需要的合格人才。宁波卫生职业技术学院根据医学整合趋势,借鉴国际护理教育理念,探索按"人体系统"来设置课程体系,将基础医学课程与临床护理课程进行纵向一体化融合,即对人体解剖学、组织胚胎学、生理学、病理学、生物化学、免疫学、药理学等基础医学课程与内科护理、外科护理、妇产科护理、五官科护理、传染病护理等临床护理课程进行优化整合、有机重组,开发了13门以岗位胜任力为基础的一体化融合课程。通过淡化学科意识,加强基础医学课程与临床护理课程的联系,培养学生的整体思维能力,在培养高素质技术技能型护理专业人才中发挥重要的作用。

《免疫与内分泌系统疾病病人护理》是教学改革系列教材之一。为适应护理课程改革需要,提高编写质量,使内容更贴近临床护理实际,本书邀请了临床一线护理专家共同参与编写工作。本教材具有以下主要特色:

1.将免疫基础知识、内分泌系统结构功能与疾病护理有机融合。

2.以护理程序为框架,围绕护士执业考试的大纲,按照护理工作过程的逻辑顺序(即护理评估、护理诊断、护理目标、护理措施、护理评价)组织教材的编写内容,使理论与实践统一,使课堂教学、实践教学等各环节与临床护理实际需求相对接。

3.每一章均有学习目标、情景导入、知识链接、练习与思考等栏目,有助于学生对知识的理解、运用和迁移,培养学生分析问题和解决问题的能力。

4.紧跟护理学科发展,注意更新或补充临床护理工作的新理论、新技术。

本教材是我们护理专业教学改革的一种尝试。在本书编写过程中,参考了许多基础医学、临床医学和护理学方面的相关书籍,在此表示感谢!

由于编者水平有限,在内容和文字方面一定存在欠妥甚或错误之处,敬请读者指正。

编　者

2015年3月

目　　录

第一章　内分泌系统结构与功能

1. 掌握甲状腺和肾上腺的形态、位置、光镜结构及其各种腺细胞的功能；掌握甲状腺激素、糖皮质激素、调节钙磷代谢的激素、胰岛素及胰高血糖素的主要生理作用。
2. 熟悉内分泌系统的组成和内分泌腺的结构特点；熟悉甲状腺激素、糖皮质激素、甲状旁腺激素、胰岛素及胰高血糖素的分泌调节。
3. 了解甲状旁腺、垂体的形态、位置、光镜结构及其腺细胞的功能。
4. 能在标本与模型上指出内分泌系统的组成；能在活体上指出甲状腺、肾上腺和垂体的位置。
5. 能应用所学基础知识理解相关疾病的护理措施。
6. 能运用所学基础知识进行护患沟通和健康教育。

DAO RU QING JING

导入情景

情景描述：

　　女，40 岁。近半年来常感疲惫乏力，食量较大而消瘦；睡眠不好、情绪焦躁，常因小事发怒而不能自控；怕热多汗；活动时容易气急、心悸。经医院诊断为甲状腺功能亢进症。请问：

　　1. 甲状腺功能亢进症患者为何出现乏力、消瘦、易怒、怕热和心悸等症状？

　　2. 甲状腺切除术前需服用碘剂，其作用是什么？

第一节　概　述

一、内分泌系统的组成

　　内分泌系统(endocrine system)由全身各部的内分泌腺、内分泌组织和内分泌细胞构成(图 1-1)。内分泌腺在结构上是独立的器官，主要包括垂体、甲状腺、甲状旁腺、肾上腺等。内分泌组织是指分散在其他组织器官内的内分泌细胞团，如胰腺内的胰岛、睾丸内的间质细胞、卵巢内的卵泡和黄体等。此外，还有分散在胃肠道、前列腺、胎盘、心、肝、肺、肾、脑等器官内的内分泌细胞。

内分泌腺的组织结构有以下特点：①无导管，又称无管腺；②腺细胞常排列成索状、团块状或囊泡状；③腺组织内有丰富的毛细血管和毛细淋巴管。

内分泌细胞分泌的高效生物活性物质称为激素（hormone）。激素通过体液运送，作用于其他部位的器官、组织或细胞，称为体液调节。

内分泌系统与神经系统关系密切。神经系统通过对内分泌系统的作用间接地调节人体各器官的功能，称为神经-体液调节。

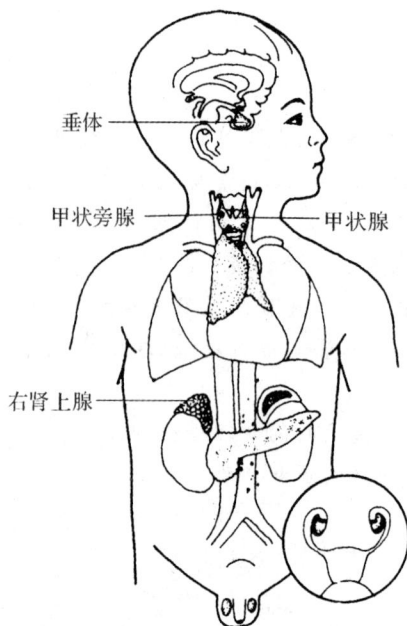

图1-1 人体内分泌腺概况

二、激素

（一）激素的分类

根据化学属性，激素主要分为含氮激素和类固醇（甾体类）激素两大类，见表1-1。

表1-1 部分激素及其化学性质

主要来源	激素	英文缩写	化学性质
下丘脑	促甲状腺激素释放激素	TRH	肽类
	促性腺激素释放激素	GnRH	肽类
	促肾上腺皮质激素释放激素	CRH	肽类
	生长素释放抑制激素（生长抑素）	GHRIH(SS)	肽类
	生长素释放激素	GHRH	肽类
	促黑激素释放因子	MRF	肽类
	促黑激素释放抑制因子	MIF	肽类
	催乳素释放因子	PRF	肽类

主要来源	激素	英文缩写	化学性质
	催乳素释放抑制因子	PIF	肽类/胺类
神经垂体	抗利尿激素	ADH	肽类
	催产素	OXT	肽类
腺垂体	促肾上腺皮质激素	ACTH	肽类
	促甲状腺激素	TSH	糖蛋白
	促卵泡激素	FSH	糖蛋白
	黄体生成素	LH	糖蛋白
	促黑激素	MSH	肽类
	生长激素	GH	蛋白质
	催乳素	PRL	蛋白质
甲状腺滤泡	甲状腺素(四碘甲腺原氨酸)	T_4	胺类
	三碘甲腺原氨酸	T_3	胺类
甲状腺 C 细胞	降钙素	CT	肽类
甲状旁腺	甲状旁腺激素	PTH	蛋白质
胰岛 B 细胞	胰岛素		蛋白质
胰岛 A 细胞	胰高血糖素		肽类
肾上腺皮质	糖皮质激素(如皮质醇)		类固醇
	盐皮质激素(如醛固酮)		类固醇
肾上腺髓质	肾上腺素	E	胺类
	去甲肾上腺素	NE	胺类

含氮激素:①蛋白质类激素,如胰岛素、甲状旁腺激素和腺垂体分泌的多种激素等;②肽类激素,如下丘脑促垂体区细胞分泌的多种调节肽、神经垂体释放的激素、降钙素和胃肠道激素等;③胺类激素,如甲状腺激素、去甲肾上腺素和肾上腺素等。大多数含氮激素可被消化液破坏,作为药物应用时不宜口服。

类固醇激素主要包括肾上腺皮质激素和性激素,如皮质醇、醛固酮、雌激素、孕激素以及雄激素等。类固醇激素可以口服。

另外,还有胆钙化醇等固醇类激素,以及花生四烯酸、前列腺素和血栓素等二十烷酸类激素。

(二)激素作用的一般特性

不同激素的化学结构和生理作用各不相同,但这些激素作用时通常具有一些共同特征,称为激素作用的一般特性。

1.相对特异性　激素可通过体液运送到达许多细胞,但只选择性地作用于一些特定细胞,这称为激素作用的特异性。而能够被某种激素作用的细胞则称为该激素的靶细胞。靶细胞膜、胞质或胞核内存在着能被该激素激活的受体。

2. 高效能 激素在血液中的浓度很低,一般为 nmol/L,甚至在 pmol/L 级。但激素引起的生理效应却很显著,如 1mg 的甲状腺激素即可使机体增加产热约 4200kJ。

3. 信息传递作用 激素是内分泌系统调控靶细胞的信息携带者。激素只能对靶细胞的生理、生化过程起加强或减弱的作用,既不参与靶细胞的具体生理生化活动,也不为靶细胞提供物质成分或能量。

4. 激素间的相互作用 不同激素的生理作用虽不相同,但在某一生理过程的调节中,不同激素可以相互影响。激素间的互相作用可有竞争、协同、拮抗和允许等。

例如生长激素、甲状腺激素、肾上腺髓质激素、糖皮质激素及胰高血糖素,在升高血糖效应上表现出协同作用;而胰岛素则降低血糖,在对血糖的调节中与上述激素有拮抗作用;黄体酮与醛固酮受体有弱亲和性,当黄体酮浓度升高时,可与醛固酮竞争受体,从而减弱其作用;另外,有的激素本身并不能直接对某些器官、组织或细胞产生生理效应,然而它的存在可使另一种激素的作用明显增强,这种现象称为允许作用。允许作用最明显的例子:糖皮质激素对心肌和血管平滑肌无收缩作用,但是儿茶酚胺要发挥对心血管的调节作用必须有糖皮质激素存在。

(三)激素的运输方式

大多数激素分泌后在微循环处进入血管,随血液循环运送至身体其他部位发挥调节作用,这种方式称为远距分泌;少数激素分泌后在细胞外液扩散,调节邻近细胞的活动,称为旁分泌;还有些内分泌细胞分泌的激素作用于该细胞本身的受体,对该细胞的活动进行反馈调节,称为自分泌。

第二节 垂 体

一、形态和位置

垂体(hypophysis)位于颅底的垂体窝,椭圆形,约 0.5g,女性略大于男性,在妊娠时可达 1g。它是机体最重要的内分泌腺(图 1-2)。

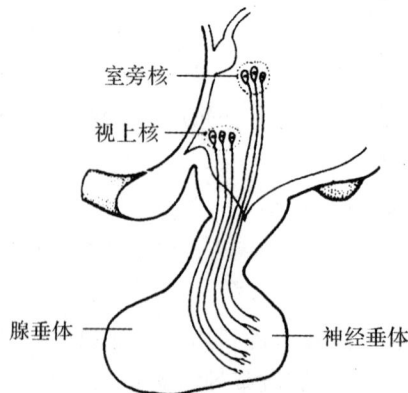

图 1-2 垂体(矢状切面)

二、垂体的结构和功能

垂体由腺垂体(adenohypophysis)和神经垂体(neurohypophysis)两部分组成。腺垂体分为远侧部、结节部和中间部;神经垂体分为神经部和漏斗。远侧部称垂体前叶,中间部和神经部称垂体后叶。如下所示:

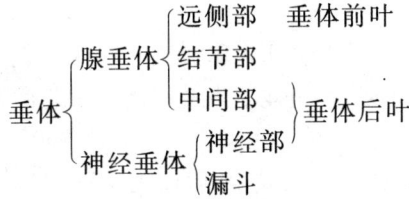

$$
垂体
\begin{cases}
腺垂体
\begin{cases}
远侧部\quad 垂体前叶\\
结节部\\
中间部
\end{cases}\\
神经垂体
\begin{cases}
神经部\\
漏斗
\end{cases}
\end{cases}
\;垂体后叶
$$

(一)腺垂体

腺垂体主要结构是远侧部和结节部,约占垂体体积的75%,细胞排列成索状或团状,细胞索之间有丰富的窦状毛细血管。根据 HE 染色性质分为嗜酸性细胞、嗜碱性细胞和嫌色细胞3种。

1. 嗜酸性细胞(oxyphil cell)　约占40%,胞体大,圆形或多边形,胞质内充满粗大的嗜酸性颗粒,又分为两种细胞:①生长激素细胞,数量较多,分泌生长激素(growth hormone,GH);②催乳激素细胞,女性较多,在分娩前期和哺乳期功能旺盛,分泌催乳激素(prolactin,PRL)。

(1)GH 的生理作用:①促进机体各组织生长发育,尤其是骨骼、肌肉及内脏的生长发育。人幼年期 GH 分泌不足,将出现生长停滞、身材矮小症状,称为侏儒症(dwarfism)。GH 对脑的发育影响不大,因此侏儒症患者一般智力正常。幼年期 GH 分泌过多可患巨人症(gigantism)。成年人骨骺已闭合,GH 分泌过多不能促进长骨生长,只使软骨成分较多的手足、肢端短骨、面骨及其软组织异常生长,导致手足粗大、鼻大唇厚、下颌突出等,称为肢端肥大症(acromegaly)。②GH 可广泛影响骨、肌肉、软骨、心、肝、肾、肺、肠、脑及皮肤等组织的代谢,促进蛋白质的合成和脂肪的分解。GH 可抑制外周组织摄取与利用葡萄糖,从而提高血糖水平。GH 分泌过多的患者(如巨人症、肢端肥大症患者)多伴有高血糖。

GH 分泌的调节:①下丘脑分泌的生长激素释放激素(growth hormone releasing hormone,GHRH)促进腺垂体分泌 GH,而生长抑素(growth hormone inhibiting hormone,GHRIH)则抑制生长激素的分泌。②血中糖、氨基酸与脂肪酸均可影响 GH 的分泌,其中以低血糖对 GH 分泌的刺激作用最强。血中氨基酸与脂肪酸增多,也可促进 GH 分泌。一般认为,低血糖对 GH 分泌的刺激作用是通过促进下丘脑的 GHRH 分泌实现的。③慢波睡眠时期,GH 分泌增加,进入慢波睡眠约60min 为 GH 分泌高峰;而异相睡眠时期,GH 分泌减少。④运动、应激刺激、甲状腺激素、雌激素与睾酮均能促进 GH 分泌。

(2)PRL 的生理作用:①促进乳腺发育,引起并维持泌乳。女性青春期乳腺的发育主要由雌激素刺激,孕激素、生长素、糖皮质激素、甲状腺激素及 PRL 也起着重要作用。在妊娠期,较高水平的雌激素、孕激素和 PRL 使乳腺进一步发育。此时的乳腺具备泌乳能力但不泌乳,因为高浓度的雌激素、孕激素抑制了 PRL 的泌乳作用。分娩后,雌激素、孕激素水平明显降低,PRL 才能发挥始动和维持泌乳作用。婴儿吸吮乳头反射性引起 PRL 大量分泌。

②PRL 对卵巢黄体功能与性激素合成有一定作用。小剂量 PRL 能促进排卵和黄体生长,并刺激雌激素、孕激素分泌。大剂量 PRL 则抑制雌激素、孕激素分泌。闭经溢乳综合征的特征为闭经、溢乳与不孕,患者一般雌激素水平较低,而 PRL 浓度却异常增高。在男性,PRL 可促进前列腺和精囊腺的生长,促进睾酮合成。③PRL 参与应激反应。在应激状态下,血中 PRL 往往与促肾上腺皮质激素(ACTH)和 GH 的浓度一起增高,应激刺激停止数小时后才逐渐恢复到正常水平。

PRL 分泌的调节:下丘脑分泌的催乳素释放因子(PRF)促进腺垂体分泌 PRL,而催乳素释放抑制因子(PIF)则抑制 PRL 的分泌。婴儿吸吮乳头刺激乳母 PRL 分泌,即通过 PRF 实现。

2. 嗜碱性细胞(basophil cell) 数量较少,胞体大小不一,呈椭圆形或多边形,胞质内充满嗜碱性颗粒。分为 3 种细胞:①促甲状腺激素细胞,分泌促甲状腺激素(thyroid stimulating hormone, TSH);②促肾上腺皮质激素细胞,分泌促肾上腺皮质激素(adrenocorticotropic hormone,ACTH)和促脂解素(lipotropin);③促性腺激素细胞,分泌促卵泡激素(follicle stimulating hormone,FSH)和黄体生成素(luteinizing hormone,LH)。

TSH、ACTH、FSH 和 LH 合称促激素,其靶器官均为内分泌腺或组织。促激素一方面可促进靶腺的生长发育,同时也可促进靶腺分泌。如 ACTH 可促进肾上腺皮质束状带生长,并促进糖皮质激素的分泌。

3. 嫌色细胞(chromophobe cell) 约占 50%,胞体较小,可能是脱颗粒的嗜酸性细胞、嗜碱性细胞,或是未分化的贮备细胞,能分化成其他腺细胞。

(二)神经垂体

神经垂体由大量无髓神经纤维、垂体细胞和有孔毛细血管构成。无髓神经纤维由下丘脑视上核和室旁核的神经内分泌细胞的轴突构成,形成神经束,经漏斗进入神经部。视上核和室旁核内的神经内分泌细胞胞质中有颗粒,这些颗粒沿轴突运输至神经部,在神经部中颗粒聚集成团,光镜下呈均质状嗜酸性小体,称为赫林体(Herring body)。颗粒内的激素以胞吐方式释放入毛细血管,可见神经垂体本身无内分泌功能,只是储存和释放视上核和室旁核所分泌的激素。视上核和室旁核的神经内分泌细胞合成抗利尿激素(antidiuretic hormone,ADH)和催产素(oxytocin,OXT)。

1. 抗利尿激素(ADH) ADH 又称血管升压素(VP)。生理剂量的 ADH 主要促进肾远曲小管和集合管重吸收水,使尿液浓缩。但在大失血等情况下,血中 ADH 浓度明显升高,可表现出一定缩血管作用。

2. 催产素(OXT)

(1)生理作用:OXT 可促进哺乳期乳腺排出乳汁,刺激有孕子宫收缩。雌激素可增加子宫对催产素的敏感性,而孕激素的作用则相反。

(2)分泌调节:①吸吮可刺激乳头中丰富的感觉神经末梢,反射性引起下丘脑分泌和神经垂体释放 OXT,从而导致乳汁排出,称为射乳反射。焦虑、烦恼、恐惧和不安都可抑制 OXT 分泌,抑制乳母排乳。以射乳反射为基础可建立条件反射,如母亲见到婴儿或听到其哭声均可引起射乳。②在临产或分娩时,子宫和阴道受到压迫和牵拉可反射性引起催产素的分泌释放,加强子宫收缩。在临床上催产素用于诱导分娩,预防或控制产后出血。

第三节　甲状腺

一、形态和位置

甲状腺(thyroid gland)呈"H"形,分为左、右两个侧叶,连接两个侧叶的中间部分称甲状腺峡。有的在峡上缘向上延伸出一个锥状叶。侧叶分别贴于喉下部和气管上部的两侧,甲状腺峡一般位于第2～4气管软骨环的前方(图1-3,图1-4)。颈筋膜包绕甲状腺并将其固定于喉软骨上,因此甲状腺可随吞咽上、下移动。

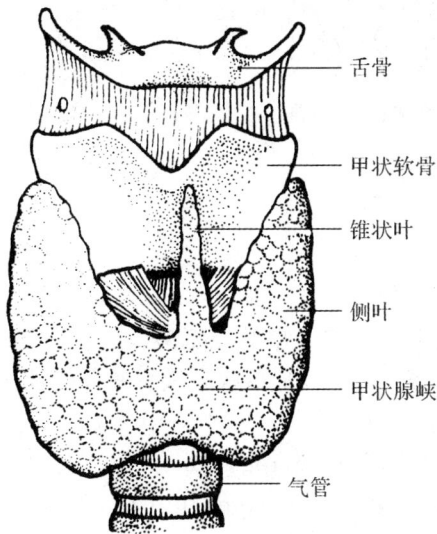

图 1-3　甲状腺(前面)

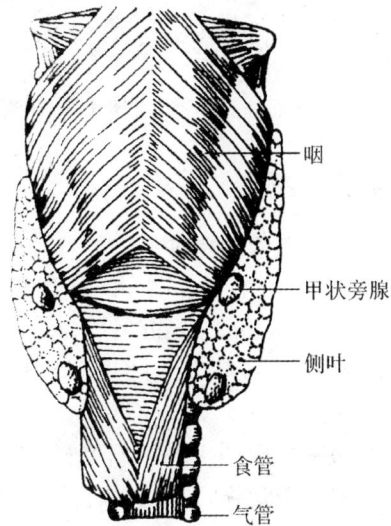

舌骨
甲状软骨
锥状叶
侧叶
甲状腺峡
气管

图 1-4　甲状腺(后面)

咽
甲状旁腺
侧叶
食管
气管

二、微细结构

甲状腺表面覆有薄层结缔组织被膜,被膜发出小梁伸入实质内,将腺体分成不完全的小叶,每个小叶内含有20～40个滤泡。滤泡是由滤泡上皮细胞围成的囊泡状结构。滤泡间有丰富的毛细血管和滤泡旁细胞(图1-5)。

(一)滤泡上皮细胞(follicular epithelial cell)

滤泡上皮细胞通常为单层立方上皮,细胞核圆形,位于中央,电镜下,具有典型的分泌含氮类激素细胞的特点。滤泡上皮细胞分泌甲状腺激素。

(二)滤泡旁细胞(parafollicular cell)

滤泡旁细胞,又称甲状腺C细胞。常以单个细胞嵌在滤泡上皮细胞之间,并附于基膜或成群散布于滤泡间的结缔组织内,细胞体积较大,呈卵圆形,着色较浅,故又称亮细胞。滤泡旁细胞分泌降钙素(calcitonin,CT),其生理作用详见本章后文调节钙磷代谢的激素部分。

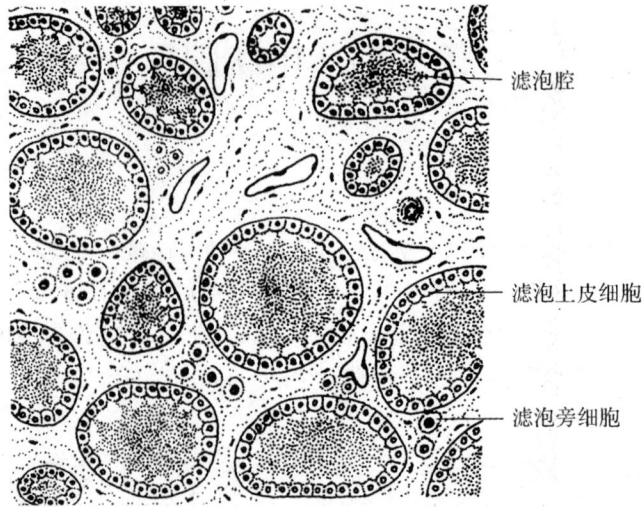

图 1-5　甲状腺的微细结构(高倍)

三、甲状腺激素

(一)甲状腺激素的合成

甲状腺激素(thyroid hormones)主要有两种,包括甲状腺素(thyroxine,T_4)和三碘甲腺原氨酸($3,5,3'$-triiodothyronine,T_3)。甲状腺素又称四碘甲腺原氨酸。血液中 T_4 含量较多,约占总量的 90%,但 T_3 的生物学活性较 T_4 强约 5 倍,是甲状腺激素发挥生理作用的主要形式。

甲状腺激素合成的主要原料是碘和甲状腺球蛋白(thyroglobulin,TG)上的酪氨酸残基。碘主要来源于食物,人每天从食物中摄取无机碘 $100 \sim 200 \mu g$,其中 1/3 被甲状腺摄取。甲状腺内碘浓度比血液中高 $20 \sim 25$ 倍。

甲状腺激素的合成包括碘的活化、酪氨酸残基的碘化和耦联等一系列过程。合成好的 T_3 和 T_4 储存在滤泡腔的胶质中,其储存量很大,一般可供机体利用 $2 \sim 3$ 个月。甲状腺激素的合成过程都是在同一过氧化酶系的催化下完成的。咪唑类和硫氧嘧啶类药物(如甲巯咪唑、丙硫氧嘧啶等)可抑制该酶系,从而治疗甲状腺功能亢进症。由于甲状腺激素储存量很大,以上药物要使用较长时间才能发挥作用。

(二)甲状腺激素的生物学作用

甲状腺激素广泛影响机体的代谢、生长发育和生理活动。

1. 对代谢的影响

(1)产热效应:甲状腺激素能提高绝大多数组织细胞的能量代谢,显著增加机体的耗氧量和产热。因此,甲状腺功能亢进症(甲亢)患者怕热多汗,食欲增加,基础代谢率(basal metabolic rate,BMR)可较正常平均水平高 $50\% \sim 100\%$。而甲状腺功能减退症(甲减)患者畏寒怕冷,食欲不佳,基础代谢率可较正常平均值低 $30\% \sim 45\%$。

(2)对物质代谢的影响:生理浓度的甲状腺激素以促进蛋白质合成为主,甲状腺功能减退患者的蛋白质合成减少,但组织间的黏蛋白增多,引起黏液性水肿(myxedema);大剂量甲状腺激素则以促进蛋白质分解为主,因而甲状腺功能亢进症患者由于骨骼肌中的蛋白质大量分解,常感疲乏无力。甲状腺激素促进糖的吸收,增加糖原分解和糖异生作用,同时能增强肾上腺素、胰高血糖素和糖皮质激素等的生糖作用,故甲状腺功能亢进症患者多表现出糖耐量异常。甲状腺激素既可促进脂肪的合成又可促进脂肪水解和脂肪酸的氧化,同时促进肝脏降解胆固醇。因而,甲状腺功能亢进症患者血浆胆固醇水平降低,而甲状腺功能减退症患者血浆胆固醇水平则高于正常。

2. 对生长发育的影响　甲状腺激素对维持机体的生长、发育极为重要,尤其是对脑和长骨的生长发育影响极大。甲状腺功能不足的儿童,表现出身材矮小、智力低下的特征,称呆小症(克汀病)。治疗呆小症应在婴儿出生后三个月以内补给甲状腺激素。此外,甲状腺激素还对生长激素有允许作用。

3. 对神经系统功能的作用　甲状腺激素可提高中枢神经系统的兴奋性。因此,甲状腺功能亢进症患者可有喜怒无常、烦躁不安、失眠多梦及肌肉颤动等症状;而甲状腺功能减退症患者则一般有表情淡漠、行动迟缓、记忆减退、少言语、反应慢和终日思睡等表现。

4. 对心血管系统功能的作用　甲状腺激素可使心率加快、心肌收缩力加强,增加心排出量。同时,甲状腺激素大大提高能量代谢水平,代谢产物的增加可使血管舒张、外周阻力下降。因此,甲状腺功能亢进症患者的血压变化常为收缩压升高、舒张压降低,脉压变大。由于甲状腺功能亢进症患者心肌做功、耗氧增加,可出现心肌肥大,最终可引起充血性心力衰竭。

5. 其他作用　甲状腺激素可增加食欲,并影响生殖系统的发育及功能。成人甲状腺激素分泌过多或过少,均能引起生殖功能的紊乱。

(三)甲状腺激素分泌的调节

1. 下丘脑-腺垂体-甲状腺轴的调节　下丘脑分泌的促甲状腺激素释放激素(thyrotropin releasing hormone,TRH)经垂体门脉运送至腺垂体,促进腺垂体合成分泌促甲状腺激素(TSH)。TSH作用于甲状腺,一方面促进甲状腺滤泡的生长,也同时促进甲状腺激素的合成、分泌和释放。该调节系统称为下丘脑-腺垂体-甲状腺轴。血液中的T_4、T_3对下丘脑和腺垂体有反馈抑制作用(图1-6),这种负反馈机制是维持体内T_4、T_3浓度相对稳定的重要机制。

当饮食中长期缺碘,甲状腺激素合成将会减少。由于甲状腺激素对腺垂体抑制作用减弱,TSH将持续处于高水平,从而刺激甲状腺增生。缺碘引起的甲状腺肿大,临床上称为单纯性甲状腺肿,由于发病具有地域性特点,又称地方性甲状腺肿。

2. 自身调节　甲状腺能根据血液碘的情况,调节对碘的摄取利用以及甲状腺激素的合成,这种调节称为自身调节。外源碘量增加时,起初T_4、T_3合成增加,但超过一定限度后,T_4、T_3合成速度不增反降。过量的碘的抗甲状腺效应称为Wolff-Chaikoff效应。临床上常用大剂量碘处理甲状腺危象和做手术前准备。

3. 自主神经对甲状腺活动的影响　甲状腺受自主神经的支配,交感神经促进甲状腺激素的合成、分泌,而副交感神经的作用则相反。

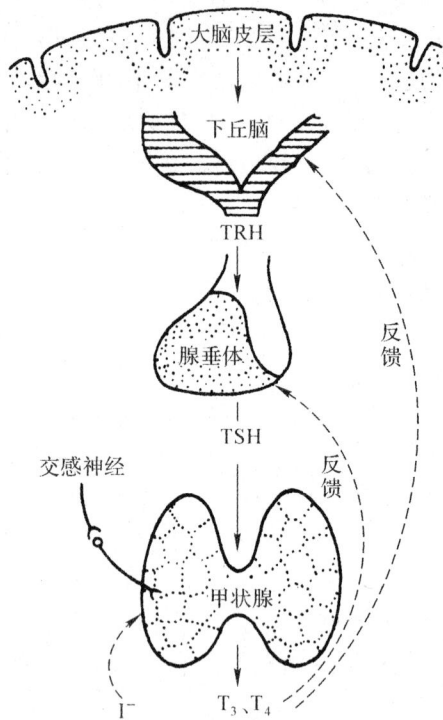

图 1-6　甲状腺激素分泌调节示意图

──→表示促进　┈┈→表示抑制

第四节　甲状旁腺

一、形态和位置

甲状旁腺(parathyroid gland)为卵圆形小体,位于甲状腺两侧叶后方,上、下各一对(图1-4)。当甲状腺增生时,甲状旁腺可包埋在甲状腺侧叶中,甲状腺手术时易被误伤或误切。

二、微细结构

甲状旁腺的表面有一薄层结缔组织被膜,实质内的腺细胞排列成索状或团块状,其间有丰富的毛细血管。腺细胞分为主细胞和嗜酸性细胞两种。

(一)主细胞

主细胞(chief cell)是构成腺实质的主体细胞,体积较小,呈圆形或多边形,分泌甲状旁腺素(parathyroid hormone,PTH),PTH 的生理作用详见本章第五节调节钙磷代谢的激素部分。

(二)嗜酸性细胞

嗜酸性细胞体积较大,着色较深,胞质内含有许多嗜酸性颗粒,其功能尚不清楚。

第五节　调节钙磷代谢的激素

人体影响钙磷代谢的激素主要有甲状旁腺分泌的甲状旁腺素（PTH），以及甲状腺 C 细胞分泌的降钙素（CT）和维生素 D_3。

一、甲状旁腺激素

甲状旁腺激素（PTH）是由 84 个氨基酸组成的直链多肽。

（一）PTH 的生理作用

PTH 的生理作用主要是升高血钙和降低血磷。甲状腺手术时，如果误切甲状旁腺，会致血钙降低和血磷上升，造成严重后果。

PTH 对钙、磷的调节主要通过对骨、肾和小肠的作用实现。PTH 可促进溶骨作用，动员骨钙入血；可促进远球小管对钙的重吸收，减少尿钙排出，同时可抑制近球小管对磷的重吸收，增加尿磷排出；还可通过促进维生素 D_3 的活化而促进小肠对钙的吸收。

（二）PTH 的分泌调节

调节 PTH 分泌的最重要因素是血钙浓度。血钙浓度降低可刺激甲状旁腺细胞分泌 PTH，血钙升高时可抑制甲状旁腺活动。血磷升高也可引起 PTH 的分泌增加，这可以解释慢性肾功能衰竭时血中 PTH 的升高。

二、降钙素

降钙素（calcitonin，CT）主要是 32 肽激素。CT 通过促进成骨，抑制溶骨，抑制肾小管对钙、磷的重吸收和间接抑制小肠吸收钙和磷，起到降血钙、降血磷的作用。CT 的分泌也主要接受血钙浓度的调节，当血钙浓度升高时分泌增加。PTH 和 CT 的这种负反馈调节机制在维持血钙浓度相对稳定中发挥重要作用。

三、维生素 D_3

维生素 D_3 可由食物中摄取，也可由皮肤中的 7-脱氢胆固醇在紫外线照射下转化。维生素 D_3 在肝脏羟化为 25-OH-D_3，进而在肾脏羟化为 1,25-$(OH)_2$-D_3 而具活性。1,25-$(OH)_2$-D_3 最主要的作用是促进小肠黏膜上皮细胞对钙的吸收。缺乏维生素 D_3，对儿童可引起佝偻病，对成人则可引起骨质疏松症。

第六节　肾上腺

一、形态和位置

肾上腺（adrenal gland）左、右各一，分别位于左、右肾上端的内上方，与肾共同被包在肾筋膜和脂肪囊内,左侧近似半月形,右侧呈三角形。

二、结构和功能

肾上腺实质可分为皮质和髓质。

(一)皮质的结构和功能

1. 皮质的结构 肾上腺皮质位于腺实质外周部分,约占肾上腺的$80\%\sim90\%$,根据细胞排列形式不同,将皮质由外向内依次分为球状带、束状带和网状带(图 1-7)。

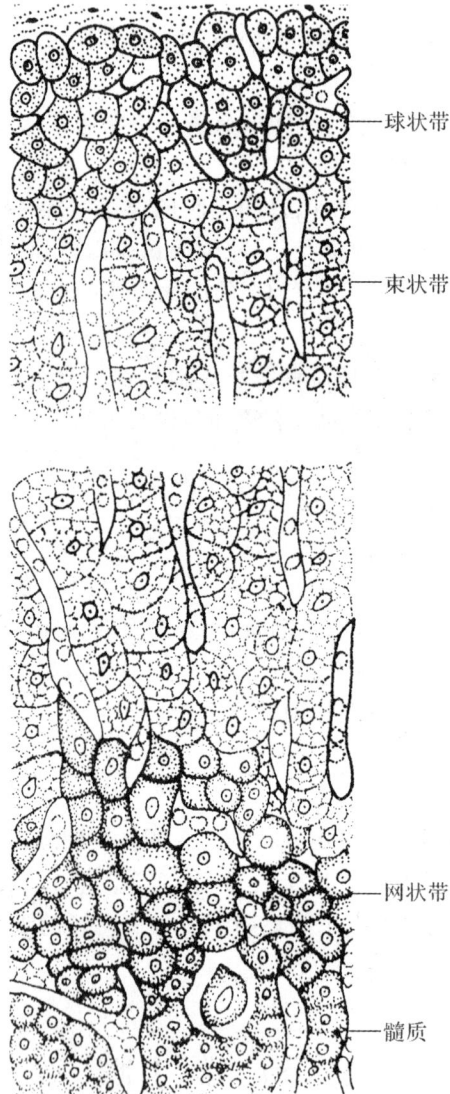

图 1-7 肾上腺的微细结构(高倍)

球状带(zona glomerulosa):较薄,位于皮质浅层。细胞较小,呈矮柱状或多边形,排列成球状细胞团,细胞团之间有窦状毛细血管。球状带细胞分泌盐皮质激素,主要为醛固酮,其功能在肾脏的泌尿功能部分叙述。

束状带(zona fasciculate)：最厚，位于球状带深面。细胞体积较大，呈多边形，常由1～2行细胞排列成条索状。条索间有纵行的窦状毛细血管。束状带细胞分泌糖皮质激素，主要为皮质醇，即氢化可的松。

网状带(zona reticularis)：位于髓质交界处，细胞呈多边形，细胞相互吻合成网，细胞较小，形状不规则，界限不清。网状带细胞分泌性激素，以雄激素为主，也有少量雌激素。

2. 糖皮质激素的生理作用 糖皮质激素对机体功能和代谢影响广泛，具体作用如下：

(1)对物质代谢的作用：糖皮质激素促进糖异生，升高血糖。肾上腺皮质功能亢进(库欣病)或大量使用糖皮质激素治疗的患者可使血糖升高，甚至出现糖尿。而肾上腺皮质功能低下(艾迪生病)患者则易出现低血糖。

糖皮质激素促进肝外组织(特别是肌肉组织)蛋白质分解，加速氨基酸转移至肝脏生成肝糖原。库欣病患者可有肌肉消瘦无力、骨质疏松、皮肤变薄等表现，伤口也不易愈合。

糖皮质激素促进脂肪分解，有利于糖异生。身体不同部位的脂肪组织对糖皮质激素的敏感性不同。四肢的敏感性较高，而颈面部、躯干部位的敏感性较低。因此，库欣病患者四肢消瘦，呈"向心性肥胖"，出现"满月脸"、"水牛背"等特征体形。

糖皮质激素有较弱的保钠排钾的作用，同时可通过增加肾血流促进水的排出。肾上腺皮质功能低下的患者，水的排出可发生明显障碍，甚至出现"水中毒"。

(2)参与应激反应：当机体遇到感染、缺氧、饥饿、创伤、疼痛、手术、寒冷及精神紧张等伤害性刺激时，血中ACTH、糖皮质等激素浓度升高，并产生一系列的非特异性反应，称之为应激反应。

在应激反应中，糖皮质等激素的作用主要是保持血压、血糖，从而保障重要器官血液和能量的供应，以及减少免疫反应对机体的自身伤害等，从而提高机体对应激刺激的耐受能力。实验表明，动物切除肾上腺皮质后数天内将死亡，如果及时补给皮质醇则可以维持生存。

(3)对其他器官组织的作用：糖皮质激素可使血液中红细胞、血小板和中性粒细胞数量增多，淋巴细胞、嗜酸性粒细胞和巨噬细胞数量减少。

糖皮质激素可通过允许作用提高血管平滑肌对去甲肾上腺素和肾上腺素的敏感性，同时可降低毛细血管壁的通透性、减少血浆的滤出，有利于维持血容量和血压。

糖皮质激素能增加胃酸分泌和胃蛋白酶的生成，诱发和加重胃溃疡。因此，溃疡患者应慎用糖皮质激素。

糖皮质激素可提高中枢神经系统兴奋性。大量糖皮质激素可引起注意力不集中、烦躁不安和失眠等现象。

3. 糖皮质激素分泌的调节 下丘脑合成分泌的促肾上腺皮质激素释放激素(corticotropin releasing hormone, CRH)通过垂体门脉系统运送到腺垂体，促进腺垂体合成、分泌促肾上腺皮质激素(ACTH)。ACTH作用于肾上腺皮质束状带，促进其生长和分泌。该调节系统称为下丘脑-腺垂体-肾上腺皮质轴。血液中糖皮质激素可反馈抑制CRH和ACTH的分泌(图1-8)。长期大量使用糖皮质激素治疗时，由于糖皮质激素的这种反馈抑制作用，血液中ACTH浓度较低，患者的肾上腺皮质束状带萎缩。如果突然停药，则会引起肾上腺皮质功能不足，导致严重后果。在治疗时，可将糖皮质激素与ACTH交替使用，避免患者肾上腺皮质的萎缩；在停药时，要逐渐减量。

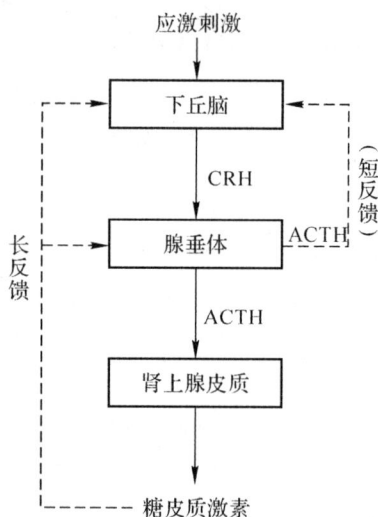

图 1-8 糖皮质激素分泌的调节示意图

→表示促进 ┅┅表示抑制

ACTH 的分泌还受体内"生物钟"节律的影响，呈日周期性。一般早晨 6～8 时达最高峰，以后逐渐减少，到下午 6～11 时最低。糖皮质激素分泌也随之表现出昼夜周期变化。

(二)髓质的结构和功能

肾上腺髓质位于肾上腺的中央，占肾上腺的 10%～20%，主要由髓质细胞构成，髓质细胞体积较大，圆形或多边形，胞质染色较淡，若用铬盐处理，胞质内可见黄褐色的嗜铬颗粒，故髓质细胞又称为嗜铬细胞(chromaffin cell)。嗜铬细胞分为两种：肾上腺素细胞约占嗜铬细胞的 80%，分泌肾上腺素(adrenaline，Adr 或 E)；去甲肾上腺素细胞约占嗜铬细胞的 20%，分泌去甲肾上腺素(noradrenaline，NE)。

肾上腺素与去甲肾上腺素的生理作用广泛而多样。当机体内外环境急剧变化，如运动、低血压、创伤、寒冷、紧张、恐惧等紧急情况时，交感神经系统与肾上腺髓质活动增强，这种反应被称为应急反应。髓质激素大量分泌时，可使中枢神经系统兴奋性提高，反应更加灵敏；使心率加快，心肌收缩力增强，心排出量增加，血压升高；使呼吸频率增加，通气量增加；促进肝糖原与脂肪分解，升高血糖和脂肪酸，可为骨骼肌、心肌等提供更多能源等。以上变化，有利于机体对抗内外环境的剧变。

第七节 胰　岛

一、胰腺结构及分泌的激素

胰岛(pancreas islet)是由内分泌细胞组成的球形细胞团，分布于腺泡之间(图 1-9)。在 HE 染色中，胰岛细胞着色浅淡，极易鉴别。成人胰腺约为 100 万个胰岛，在胰尾部分布较多。胰岛大小不等,直径 $75\sim500\mu m$,小的仅由 10 多个细胞组成,大的有数百个细胞。胰岛细胞呈团索状分布,细胞间有丰富的有孔毛细血管。人胰岛主要有 A、B、D 和 PP 这 4 种细胞,但在 HE 染色切片中不易区分,用 Mallory 等特殊染色法以及电镜和免疫组织化学法均可显示。

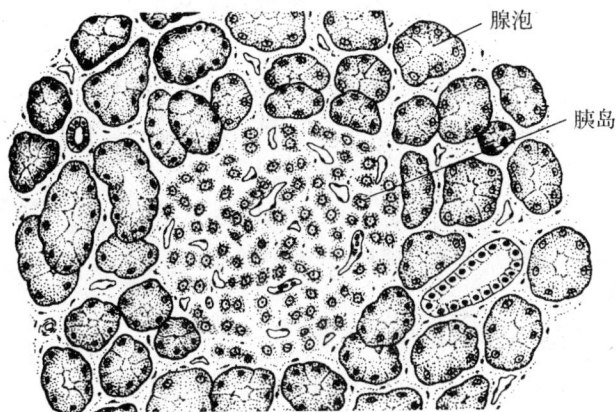
图 1-9 胰的微细结构

1. A 细胞　又称甲细胞或 α 细胞,约占胰岛细胞总数的 20%,细胞体积较大,多分布在胰岛周边部。A 细胞分泌胰高血糖素(glucagon)。

2. B 细胞　又称乙细胞或 β 细胞,约占胰岛细胞总数的 70%,多分布于胰岛的中央部。B 细胞分泌胰岛素(insulin)。

3. D 细胞　又称丁细胞或 δ 细胞,约占胰岛细胞总数的 5%。散布于 A、B 细胞之间,D 细胞分泌生长抑素,其作用是抑制和调节 A、B 或 PP 细胞的分泌活动。

4. PP 细胞　数量很少,主要存在于胰岛的周边部;另外,还可见于外分泌部的导管上皮内及腺泡细胞间。PP 细胞质内也有分泌颗粒,分泌胰多肽,它有抑制胃肠运动和胰液分泌以及减弱胆囊收缩等作用。

以下重点介绍胰岛素和胰高血糖素的生理作用和分泌调节。

二、胰岛激素的生理功能及分泌调节

(一)胰岛素

胰岛素是由 51 个氨基酸残基构成的蛋白,相对分子质量约 5800,由一条 21 个氨基酸残基的 A 链和一条 30 个氨基酸的 B 链借两个双硫键连接而成。血液中胰岛素以游离形式或以与血浆蛋白结合的形式存在,只有游离型的具有生物活性,半衰期为 4min,主要在肝脏灭活。

1. 生理作用　胰岛素是一种以促进合成代谢为主的激素。

(1)对糖代谢的调节:胰岛素促进血液中的葡萄糖进入组织细胞并氧化利用,促进肝糖原和肌糖原的合成,抑制糖原分解和糖异生,从而降低血糖。胰岛素缺乏时血糖浓度升高,如超过肾糖阈,将出现糖尿。

(2)对脂肪代谢的调节:胰岛素可促进脂肪的合成与储存,抑制脂肪的分解。胰岛素缺乏时,脂肪分解增加,肝内生成的酮体增加,可引起酮血症,甚至酮症酸中毒。

（3）对蛋白质代谢的调节:胰岛素促进氨基酸进入细胞内合成蛋白质;抑制蛋白质的分解。所以胰岛素在机体的生长方面与生长素有协同作用。

2.胰岛素分泌的调节　血糖浓度是调节胰岛素分泌的最主要因素。当血糖浓度升高时,胰岛素分泌明显增加,从而降低血糖;当血糖浓度下降至正常水平时,胰岛素的分泌降回到基础水平。

血中脂肪酸、酮体和氨基酸(主要为精氨酸和赖氨酸)浓度升高也可促进胰岛素分泌。胰高血糖素可直接刺激 B 细胞分泌胰岛素,也可以通过升高血糖而间接刺激胰岛素分泌。一些胃肠道激素如促胃液素、促胰液素、缩胆囊素和抑胃肽等有刺激胰岛分泌的作用。

胰岛受迷走神经和交感神经支配。支配胰腺的迷走神经兴奋可引起胰岛素的释放,称为迷走-胰岛素系统。交感神经兴奋则抑制胰岛素的分泌。

(二)胰高血糖素

胰高血糖素是由 29 个氨基酸组成的多肽。

1.生理作用　胰高血糖素是一种促进分解代谢、促进能量动员的激素。胰高血糖素能促进肝糖原分解,促进糖异生,使血糖浓度升高。胰高血糖素还可促进脂肪分解,促进酮体生成。

2.分泌调节　血糖浓度是最重要的调节因素。血糖升高时胰高血糖素分泌减少,反之增加。人饥饿时胰高血糖素分泌显著增加,促进糖异生以维持血糖。胰岛素和胰高血糖素是维持血糖水平相对稳定最重要的因素。

胰岛素可直接抑制胰高血糖素的分泌,也可通过降低血糖间接刺激胰高血糖素的分泌。交感神经兴奋促进胰高血糖素的分泌,迷走神经则抑制其分泌。

(于纪棉　李伟东)

练习与思考

(一)选择题

1.不属于内分泌腺的是　　　　　　　　　　　　　　　　　　　　　（　　）

A.甲状腺　　　　　　　　B.肾上腺　　　　　　　　C.腮腺

D.垂体　　　　　　　　　E.甲状旁腺

2.内分泌腺　　　　　　　　　　　　　　　　　　　　　　　　　　（　　）

A.与神经系统无关　　　　B.包括甲状腺、肾上腺、垂体、松果体等

C.有排泄管　　　　　　　D.其分泌物直接输送至靶器官

E.作用无特异性

3.内分泌腺的结构特点不包括　　　　　　　　　　　　　　　　　　（　　）

A.腺细胞常排列成索状、团状或围成滤泡

B.腺细胞周围有丰富的毛细血管

C.腺细胞分泌的激素可进入血液周流全身

D.腺细胞分泌激素

E.腺细胞分泌的激素经导管排出

4.内分泌器官的腺体属于　　　　　　　　　　　　　　　　　　（　　）

A.无导管腺　　　　　　　B.多分枝腺　　　　　　　C.多导管腺

D.小导管腺　　　　　　　E.浆液性腺

5.有关甲状腺的描述不正确的是　　　　　　　　　　　　　　　（　　）

A.甲状腺素分泌不足时,可引起呆小症　　B.侧叶后面附有甲状旁腺

C.血管丰富　　　　　　　　　　　　　D.可随喉上、下移动

E.甲状腺功能低下时,可造成骨质疏松

6.甲状腺峡部位于　　　　　　　　　　　　　　　　　　　　　（　　）

A.第4~6颈椎前方　　　　　　　B.环状软骨环的前方

C.第2~4气管软骨环的前方　　　　D.甲状软骨的前方

E.第3~5气管软骨环的前方

7.影响神经系统发育的激素是　　　　　　　　　　　　　　　　（　　）

A.生长激素　　　　　　　B.甲状腺素　　　　　　　C.糖皮质激素

D.肾上腺素　　　　　　　E.甲状旁腺素

8.甲状腺滤泡上皮细胞分泌　　　　　　　　　　　　　　　　　（　　）

A.生长激素　　　　　　　B.糖皮质激素　　　　　　C.甲状腺素

D.抗利尿激素　　　　　　E.降钙素

9.甲状旁腺　　　　　　　　　　　　　　　　　　　　　　　　（　　）

A.通常为1对扁椭圆形小体　　　　B.贴附于甲状腺侧叶后面

C.约黄豆大小,呈淡红色　　　　　　D.幼儿时期体积较小

E.功能亢进时常引起血钙下降

10.甲状旁腺主细胞分泌的激素是　　　　　　　　　　　　　　（　　）

A.醛固酮　　　　　　　　B.氢化可的松　　　　　　C.降钙素

D.甲状旁腺素　　　　　　E.生长激素

11.以下哪种不是肾上腺皮质分泌的激素　　　　　　　　　　　（　　）

A.盐皮质激素　　　　　　B.糖皮质激素　　　　　　C.肾上腺素

D.雄激素　　　　　　　　E.雌激素

12.幼年时促生长素分泌不足可致　　　　　　　　　　　　　　（　　）

A.巨人症　　　　　　　　B.侏儒症　　　　　　　　C.肢端肥大症

D.呆小症　　　　　　　　E.多毛症

13.肾上腺　　　　　　　　　　　　　　　　　　　　　　　　（　　）

A.位于肾的外上方　　　　　　　B.被肾上腺的纤维膜包裹

C.属腹膜内位器官　　　　　　　D.为1对三角形腺体

E.腺的前面有不显著的门

14.肾上腺髓质细胞分泌的激素有　　　　　　　　　　　　　　（　　）

A.盐皮质激素　　　　　　B.糖皮质激素　　　　　　C.生长激素

D.雄激素　　　　　　　　E.去甲肾上腺素

15.关于垂体的说法错误的是 （ ）

A.属于内分泌器官 B.垂体是成对器官

C.位于蝶骨的垂体窝内 D.借漏斗连于下丘脑

E.分腺垂体和神经垂体两部分

16.神经垂体 （ ）

A.分泌加压素 B.是独立的腺体,能分泌激素

C.是储存和释放下丘脑激素的部位 D.能分泌激素、控制腺垂体的活动

E.能分泌催产素

17.腺垂体的嗜酸性细胞分泌 （ ）

A.生长激素 B.促甲状腺激素 C.促肾上腺皮质激素

D.抗利尿激素 E.促性腺激素

18.下述激素中由神经垂体释放的是 （ ）

A.生长激素 B.催产素 C.促甲状腺素

D.催乳素 E.促性腺激素

19.童年时期垂体嗜酸性细胞分泌激素过少可引起 （ ）

A.巨人症 B.呆小症 C.侏儒症

D.尿崩症 E.肥胖症

20.神经垂体激素有 （ ）

A.生长激素 B.促甲状腺激素 C.促肾上腺皮质激素

D.抗利尿激素 E.促性腺激素

21.内分泌系统发挥调节作用的信息载体是 （ ）

A.蛋白质 B.糖 C.激素

D.酶 E.神经递质

22.属于含氮激素的是 （ ）

A.盐皮质激素 B.糖皮质激素 C.雌激素

D.雄激素 E.甲状腺激素

23.属于类固醇激素的是 （ ）

A.生长激素 B.甲状腺激素 C.甲状旁腺激素

D.孕激素 E.胰岛素

24.生理水平的生长素作用有 （ ）

A.促进脑的发育 B.促进脂肪分解 C.抑制蛋白质合成

D.减少葡萄糖的利用 E.促进胰岛素分泌

25.成人生长素分泌过多引起 （ ）

A.黏液水肿 B.垂体肿瘤 C.侏儒症

D.呆小症 E.肢端肥大症

26.与侏儒症相比,呆小症的特点是 （ ）

A.身材更矮 B.智力低下 C.身材上、下部不对称

D.肌肉发育不良 E.内脏增大

27.合成甲状腺激素的主要原料有 （　　）

A.碘和酪氨酸　　　　　　B.碘和亚铁离子　　　　　C.铁离子和酪氨酸

D.甲状腺球蛋白　　　　　E.球蛋白和类固醇

28.碘的摄入长期、严重不足可引起 （　　）

A.甲状腺功能亢进　　　　B.甲状腺萎缩　　　　　　C.甲状腺肿大

D.腺垂体萎缩　　　　　　E.神经垂体萎缩

29.血液中生物活性最强的甲状腺激素为 （　　）

A.MIT　　　　　　　　　B.DIT　　　　　　　　　C.rT_3

D.T_3　　　　　　　　　E.T_4

30.甲状腺激素主要促进以下哪些器官组织的生长发育 （　　）

A.骨骼和肌肉　　　　　　B.脑和内脏　　　　　　　C.骨骼和内脏

D.脑和长骨　　　　　　　E.肌肉和内脏

31.某新生儿筛查结果为 FT_3 1.08pg/ml(参考值 1.21~4.18)，FT_4 2.27pg/ml（参考值 7.2~17.2），TSH 109pg/ml(参考值 0.4~4.5)，确诊为先天性甲状腺功能减退症。该患儿补给甲状腺激素治疗的最佳时期为 （　　）

A.出生 3 个月内　　　　　B.出生 6 个月内　　　　　C.出生 9 个月内

D.出生 12 个月内　　　　　E.症状明显后再治疗

32.Wolff-Chaikoff 效应是指 （　　）

A.过量碘的抗甲状腺效应　　　　　B.过量碘的促甲状腺效应

C.碘缺乏的抗甲状腺效应　　　　　D.碘缺乏的促甲状腺效应

E.甲状腺的聚碘效应

33.女,51 岁,胸骨后甲状腺肿并甲状腺功能亢进症。术前准备中使用碘剂的作用是

（　　）

A.增加甲状腺激素的储备　　　　　B.辅助消毒

C.增强 Wolff-Chaikoff 效应　　　　D.稳定患者情绪

E.降低血磷

34.甲状旁腺激素的作用有 （　　）

A.促进成骨作用　　　　　　　　　B.促进溶骨作用

C.促进脂肪分解　　　　　　　　　D.抑制肾小管重吸收钙离子

E.直接促进小肠吸收钙

35.主要使血钙升高的激素是 （　　）

A.生长素　　　　　　　　B.糖皮质激素　　　　　　C.甲状腺激素

D.甲状旁腺激素　　　　　E.胰高血糖素

36.调节血钙水平最重要的激素是 （　　）

A.降钙素　　　　　　　　B.醛固酮　　　　　　　　C.甲状旁腺激素

D.维生素 D　　　　　　　E.维生素 A

37.能显著影响钙的吸收的维生素是 （　　）

A.维生素 A　　　　　　　B.维生素 B　　　　　　　C.维生素 C

D. 维生素 D   E. 维生素 E

38. 生长素分泌最多的时期是   （ ）

A. 上午   B. 中午   C. 下午

D. 快波睡眠期间   E. 慢波睡眠期间

39. 胃溃疡患者应慎用糖皮质激素，因为该激素可   （ ）

A. 升高血糖   B. 使胃肠道血管收缩   C. 使神经系统兴奋

D. 促进蛋白质分解，破坏胃黏膜 E. 促进盐酸和胃蛋白酶分泌

40. 糖皮质激素使血管收缩是通过   （ ）

A. 协同作用   B. 反馈作用   C. 允许作用

D. 拮抗作用   E. 直接作用

41. 下列可用于治疗"水中毒"的激素是   （ ）

A. 甲状腺激素   B. 胰岛素   C. 抗利尿激素

D. 糖皮质激素   E. 盐皮质激素

42. 有关糖皮质激素对血细胞的作用，下列叙述正确的是   （ ）

A. 使红细胞减少   B. 使嗜酸性粒细胞减少 C. 使中性粒细胞减少

D. 使白细胞总数减少   E. 使淋巴细胞增加

43. 长期大量服用糖皮质激素类药物的患者不能突然停药，原因是 （ ）

A. 增强机体免疫力   B. 有利肾上腺皮质功能逐步恢复

C. 巩固疗效   D. 防止病情反复   E. 防止钠水潴留

44. 长期大量应用糖皮质激素治疗，停药应注意   （ ）

A. 检查患者血细胞   B. 检查胃黏膜损伤   C. 避免伤害性刺激

D. 逐渐减少次数和用量 E. 补充蛋白质

45. 促进胰岛素分泌的主要因素是   （ ）

A. 高血糖   B. 低血糖   C. 血氨基酸减少

D. 血脂肪酸增加   E. 交感神经兴奋

46. 胰岛素分泌绝对或相对不足导致   （ ）

A. 侏儒症   B. 呆小症   C. 糖尿病

D. 艾迪生病   E. 库欣病

(二)填空题

47. 人体内分泌器官有_____、_____、_____、_____等。

48. 甲状腺大部分位于_____的两侧，甲状腺峡位于第_____的前方。

49. 甲状腺分泌的激素包括_____、_____，其中能影响到智力和生长发育的是_____。

50. 体内参与调节血钙浓度的激素为_____和_____，分别由_____、_____（器官）的_____和_____细胞分泌。

51. 肾上腺位于_____内上方，左肾上腺呈_____形，右肾上腺为_____形。

52.根据腺细胞的形态和排列特征,肾上腺皮质可分为_____、_____和_____三个带。

53.肾上腺皮质球状带细胞分泌_____,主要是_____;束状带细胞能分泌_____;网状带细胞主要分泌_____和少量_____。

54.肾上腺髓质的细胞主要为_____细胞,可分为_____细胞和_____细胞。

55.垂体位于_____内,连于_____,可分为_____和_____两部分。

56.神经垂体储存和释放的激素有_____和_____。

57._____细胞分泌的生物活性物质称为激素,能被激素作用的细胞称为_____。

58.据化学属性,激素可主要分为_____和_____两大类。

59.分娩后,促进乳腺分泌的主要是_____激素;促使排乳的是_____激素。

60.人幼年时缺乏生长素将患_____,生长素过多将患_____;成年人生长素过多将患_____。

61.甲状旁腺分泌_____激素,可使血钙_____,血磷_____;甲状腺C细胞分泌_____,使血钙_____。

62.甲状腺功能主要受_____和_____的调节。

63.甲状腺激素主要影响_____和_____的生长和发育。

64.甲状腺激素水平升高时,心肌收缩力_____,心率_____,外周阻力_____,脉搏压_____。

65.醛固酮的主要生理作用是_____。

66.胰岛素分泌不足时,血糖浓度_____,脂肪分解_____,血液中酮体_____,严重时可导致_____酸中毒。

67.血糖浓度升高时,胰岛素分泌_____,胰高血糖素分泌_____。

68.糖皮质激素能促进蛋白质的分解、抑制蛋白质合成,库欣病患者会有皮肤_____、创口_____、肌肉_____和骨质_____等表现。

69.糖皮质激素可使血中_____、_____和_____增多,使嗜酸性粒细胞和淋巴细胞_____。

70.糖皮质激素可_____胃酸和胃蛋白酶原分泌,诱发和加重胃溃疡。

71.长期大量使用糖皮质激素,可通过_____反馈作用,使肾上腺皮质束状带_____,若突然停止使用,可引起肾上腺皮质功能不足的危象。

72.交感神经兴奋时,胰岛素分泌_____;副交感神经兴奋时,胰岛素分泌_____。

(三)名词解释

73.内分泌腺　74.靶器官　75.赫林体　76.激素　77.激素的允许作用

(四)简答题

78.试述甲状腺的位置、形态和主要分泌的激素。

79.试述腺垂体远侧部的细胞种类及分泌的激素。

80.简述生长素的生理作用及其分泌调节。

81.试述甲状腺激素的主要生理作用及与甲状腺功能亢进、甲状腺功能减退相关症状的关系。

82. 简述甲状腺功能的调节。

83. 简述胰岛素的生理作用及其分泌调节。

84. 简述糖尿病患者酮症酸中毒的机制。

85. 糖皮质激素的主要生理作用有哪些?

86. 简述糖皮质激素分泌的调节。

87. 长期大量使用糖皮质激素的患者为何不能骤然停药?

(五)案例分析

88. 患者,女,43岁,自述6年前患有左侧甲状腺增生。近月颈两侧相继增大,两眼外突,颈动脉搏动,双手颤抖,多食,多便,消瘦,不能入睡。医院检查甲状腺肿大Ⅲ度,T_3、T_4增高。

讨论下列问题:

(1)患者患有何种疾病?诊断依据是什么?

(2)请解释其主要症状、体征的发生机制,如两眼外突、双手颤抖、食多、便多、消瘦和失眠。

第二章 物质代谢

1. 掌握糖酵解、有氧氧化、糖原合成与分解、糖异生的概念及其生理意义,血糖的概念、来源与去路及其调节。
2. 掌握脂肪酸氧化的生理意义、酮体的概念、酮体代谢的生理意义、胆固醇在体内的转变及血脂的概念。
3. 掌握体内氨的来源、去路及其生理意义。
4. 熟悉磷酸戊糖途径的生理意义、必需脂肪酸和脂肪动员的概念、氨基酸的脱氨基作用。
5. 了解糖酵解、有氧氧化、磷酸戊糖途径、糖原合成与分解及糖异生的基本代谢过程。
6. 了解脂肪酸氧化、脂肪合成、甘油磷脂代谢和胆固醇合成的反应过程。
7. 了解一碳单位、含硫氨基酸、α-酮酸的代谢、氨基酸的脱羧基作用和芳香族氨基酸的代谢。

DAO RU QING JING
导入情景

情景描述:

王女士,66 岁,因行白内障手术入院。检查:血压 138/88mmHg,脉搏 80 次/min,呼吸 22 次/min,血糖 15mmol/L,尿糖(＋＋＋),决定暂缓手术。

请问:

1. 患者最可能发生了什么情况?
2. 正常空腹血糖范围多少?

新陈代谢是一切生物体所共有的生命现象,是生命最基本的特征。人体从外界环境中摄取糖、脂肪、蛋白质等营养物质,用以合成自身需要的物质,或氧化分解提供能量,同时将代谢产生的废物排出体外。机体与外界环境的这种物质交换过程称为物质代谢,包括合成代谢和分解代谢两个方面。本章主要介绍糖、脂肪、氨基酸和核苷酸在体内的代谢过程。

第一节 糖代谢

糖是人体的重要成分,约占人体干重的 2％。糖的主要生理功能是提供能量,人体所需能量的 50%～70%来自于糖。糖也是人体组织结构的重要成分,如结缔组织、软骨和骨基质含有蛋白聚糖和糖蛋白,生物膜含有糖脂和糖蛋白。此外,糖还参与构成体内一些具有特殊生理功能的物质,如激素、酶、免疫球蛋白、血浆蛋白等。

食物中的糖一般以淀粉为主,在消化道酶的作用下,淀粉消化为单糖后,在小肠被吸收,经门静脉入肝。消化吸收进入体内的单糖主要是葡萄糖,随血液循环流经各组织时,被细胞吸收利用。糖在不同组织细胞、不同条件下代谢途径有所不同。在氧充足时,葡萄糖彻底氧化生成 CO_2 和 H_2O,缺氧时则进行糖酵解生成乳酸。此外,葡萄糖还可进入磷酸戊糖途径代谢。肝、肌组织在血糖充足时可合成糖原,需要时再进行分解。乳酸、丙氨酸等非糖物质可经糖异生途径转变成葡萄糖。

一、糖的分解代谢

(一)糖的无氧分解

在缺氧情况下,葡萄糖或糖原分解生成乳酸,并产生能量的过程称为糖的无氧分解,又称为糖酵解。

1. 糖酵解的反应过程　糖酵解的反应过程可分为两个阶段:第一阶段是由葡萄糖或糖原分解成丙酮酸的过程,称为酵解途径;第二阶段为丙酮酸转变为乳酸的过程(图 2-1)。

(1)葡萄糖分解成丙酮酸

①1,6-二磷酸果糖的生成:首先葡萄糖经己糖激酶或肝中葡萄糖激酶催化生成 6-磷酸葡萄糖,此反应不可逆,由 ATP 提供能量和磷酸基,并需 Mg^{2+} 参与。6-磷酸葡萄糖经磷酸己糖异构酶催化为 6-磷酸果糖后,在 Mg^{2+} 存在条件下,由 ATP 提供能量和磷酸基,经磷酸果糖激酶催化,进一步磷酸化生成 1,6-二磷酸果糖,此反应也不可逆。这一阶段是耗能过程,从葡萄糖开始,每生成 1 分子 1,6-二磷酸果糖,消耗 2 分子 ATP;若从糖原开始,则消耗 1 分子 ATP。

②磷酸丙糖的生成:1,6-二磷酸果糖在醛缩酶催化下裂解为 2 分子磷酸丙糖,即 3-磷酸甘油醛和磷酸二羟丙酮。这两种磷酸丙糖经磷酸丙糖异构酶催化可以互变,3-磷酸甘油醛在酵解过程中不断被消耗,故而磷酸二羟丙酮不断转变为 3-磷酸甘油醛。因此,每分子 1,6-二磷酸果糖相当于产生 2 分子 3-磷酸甘油醛。

③丙酮酸的生成:在 3-磷酸甘油醛脱氢酶的催化下,3-磷酸甘油醛以 NAD^+ 为受氢体进行脱氢氧化,同时磷酸化生成含有高能磷酸键的 1,3-二磷酸甘油酸。1,3-二磷酸甘油酸在磷酸甘油酸激酶催化下脱磷酸并将高能磷酸键转移给 ADP 生成 ATP,其本身转变为 3-磷酸甘油酸。3-磷酸甘油酸异构为 2-磷酸甘油酸后,脱水生成含有高能磷酸键的磷酸烯醇式丙酮酸。在丙酮酸激酶催化下,磷酸烯醇式丙酮酸将高能磷酸基团转移给 ADP 生成 ATP,同时生成丙酮酸,此反应不可逆,需 K^+、Mg^{2+} 参与。这一阶段是一个产能过程,由底物分子直接将高能磷酸键转移给 ADP 生成 ATP,这种产能方式称为底物水平磷酸化。

(2)丙酮酸转变为乳酸:在无氧情况下,丙酮酸经乳酸脱氢酶催化,接受 3-磷酸甘油醛脱氢过程中生成的 $NADH+H^+$ 中的两个氢原子,被还原为乳酸,乳酸是糖酵解的终产物。

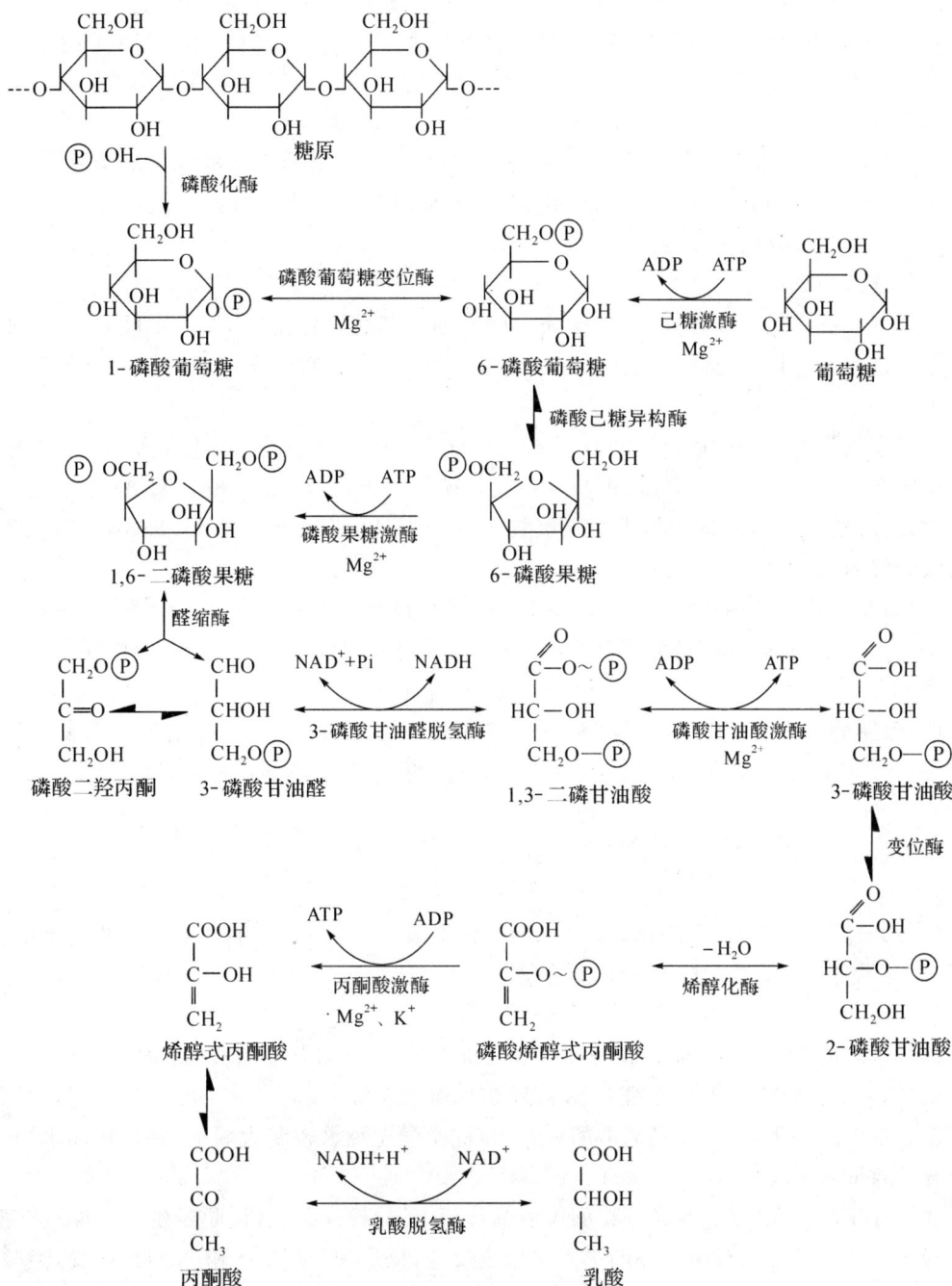

图 2-1 糖酵解的过程

2. 糖酵解的生理意义

(1)机体缺氧时获得能量的主要方式:在正常生理情况下,机体主要通过糖的有氧氧化获取能量,而供氧不足时,人体则依靠糖酵解供能,如在剧烈运动、心肺疾患、呼吸受阻等情况下。1分子葡萄糖经糖酵解可净生成2分子ATP,糖原分子的一个葡萄糖基酵解后则净生成 3 分子 ATP。糖酵解产生的 ATP 虽然不多,但能提供一部分急需能量。这对肌收缩尤为重要,肌肉内 ATP 含量很低,肌收缩几秒钟即耗尽,通过糖酵解可迅速得到能量。在某些病理情况下,如心力衰竭、大失血、呼吸障碍等,机体也通过糖酵解来满足能量需求。但如果糖酵解过度,乳酸产生过多,可发生酸中毒。

(2)成熟红细胞由于没有线粒体,不能进行有氧氧化,只能依靠糖酵解获得能量。

(3)某些组织细胞如神经、白细胞、骨髓、肿瘤细胞等由于代谢极为活跃,即使在有氧条件下也常由糖酵解提供部分能量。

(二)糖的有氧氧化

糖的有氧氧化是指在有氧条件下,葡萄糖或糖原彻底氧化生成 CO_2 和 H_2O,并释放大量能量的过程。它是糖在体内氧化供能的主要方式,绝大多数细胞都通过糖的有氧氧化获得能量。

1. 有氧氧化的反应过程 糖的有氧氧化可分为 3 个阶段。第一阶段:葡萄糖或糖原在胞液中转变为丙酮酸。第二阶段:丙酮酸在线粒体内氧化脱羧生成乙酰辅酶 A(乙酰 CoA)。第三阶段:乙酰辅酶 A 在线粒体内经三羧酸循环(tricarboxylic acid cycle,TAC)及氧化磷酸化彻底分解为 CO_2、H_2O 和 ATP。

(1)葡萄糖转变为丙酮酸:此阶段的反应步骤与糖酵解基本相同,所不同的是生成的 $NADH+H^+$ 不参与丙酮酸还原成乳酸的反应,而是进入线粒体经 NADH 氧化呼吸链氧化生成 ATP。

(2)丙酮酸氧化脱羧生成乙酰辅酶 A:丙酮酸进入线粒体后,在丙酮酸脱氢酶复合体的催化下进行氧化脱羧,并与辅酶 A 结合生成乙酰辅酶 A,此反应不可逆,总反应式如下:

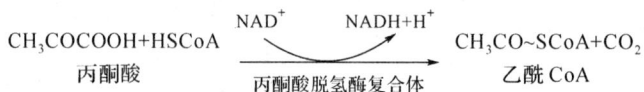

$$CH_3COCOOH + HSCoA \xrightarrow[\text{丙酮酸脱氢酶复合体}]{NAD^+ \quad NADH+H^+} CH_3CO{\sim}SCoA + CO_2$$

丙酮酸 乙酰 CoA

(3)乙酰辅酶 A 经三羧酸循环及氧化磷酸化生成 ATP:三羧酸循环是指在线粒体中,乙酰 CoA 与草酰乙酸缩合生成含有 3 个羧基的柠檬酸,然后经过一系列的代谢反应,乙酰基被氧化分解,而草酰乙酸再生的循环反应过程(图 2-2)。

①柠檬酸的生成:乙酰辅酶 A 在柠檬酸合成酶催化下,与草酰乙酸缩合成柠檬酸。此反应不可逆,所需能量供应来自乙酰 CoA 高能硫酯键的水解。

②异柠檬酸的生成:在顺乌头酸酶催化下,柠檬酸先脱水转变为顺乌头酸,再加水、异构生成异柠檬酸。

③异柠檬酸氧化脱羧:在异柠檬酸脱氢酶作用下,异柠檬酸脱氢、脱羧生成 α-酮戊二酸,此反应不可逆。这是三羧酸循环的第 1 次脱氢反应,反应脱下的 2H 由 NAD^+ 接受,经呼吸链氧化生成 3 分子 ATP。

④α-酮戊二酸氧化脱羧:此反应类似于丙酮酸的氧化脱羧,也是不可逆反应,催化此反应的 α-酮戊二酸脱氢酶复合体也是多酶复合体。这是三羧酸循环的第 2 次脱氢反应,脱下的 2H 由 NADH 呼吸链氧化生成 3 分子 ATP。

⑤琥珀酸的生成:在琥珀酰 CoA 合成酶的作用下,琥珀酰 CoA 将高能键的能量转移给 GDP,生成 GTP。这是三羧酸循环中唯一的底物水平磷酸化的反应。GTP 可将高能键转移

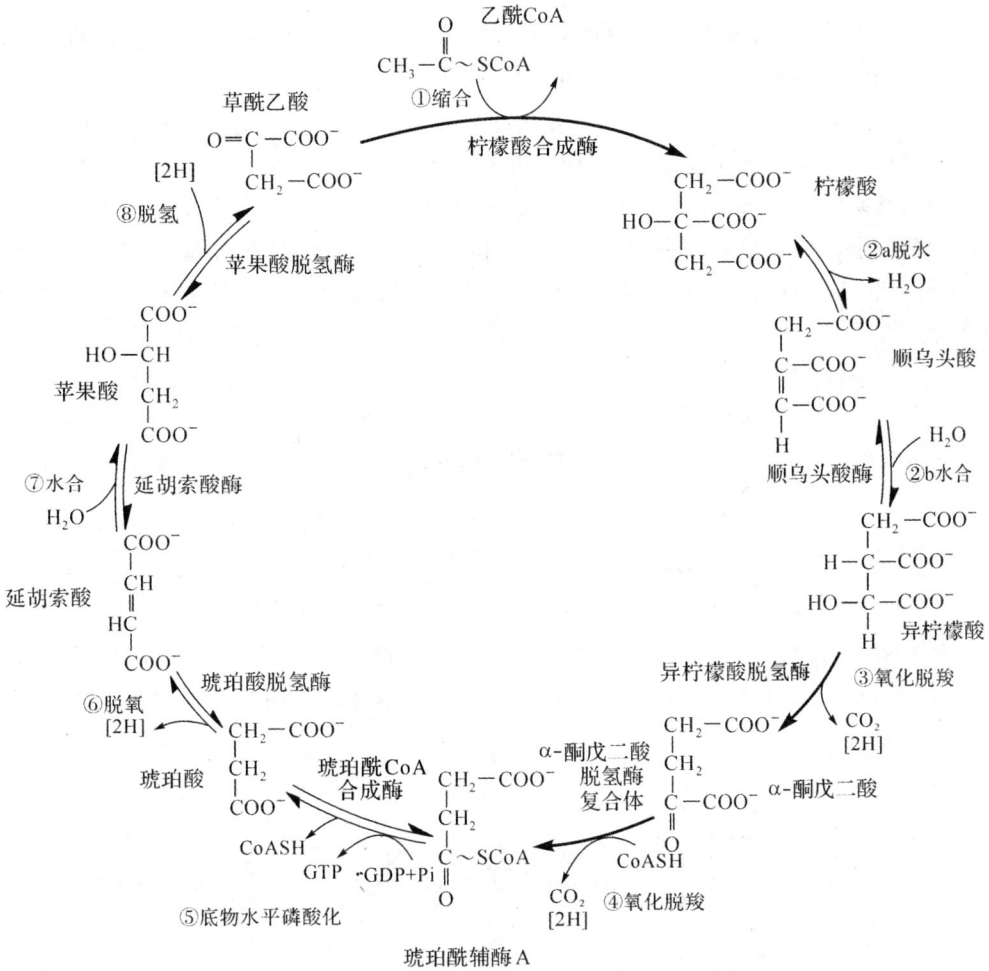

图 2-2 三羧酸循环

给 ADP 生成 ATP。

⑥琥珀酸脱氢生成延胡索酸:琥珀酸脱氢酶催化琥珀酸脱氢成为延胡索酸,脱下的 2H 由 FAD 接受生成 $FADH_2$,经呼吸链氧化可生成 2 分子 ATP。这是三羧酸循环中的第 3 次脱氢反应。

⑦延胡索酸加水生成苹果酸:在延胡索酸酶的催化下,延胡索酸加水生成苹果酸。

⑧苹果酸脱氢生成草酰乙酸:苹果酸在苹果酸脱氢酶作用下脱氢生成草酰乙酸,脱下的 2H 经 NADH 呼吸链氧化生成 3 分子 ATP。这是三羧酸循环中的第 4 次脱氢反应。草酰乙酸可再进入三羧酸循环。

三羧酸循环是不能逆转的,每循环一次,1 分子的乙酰辅酶 A 被氧化,有两次脱羧反应生成 2 分子 CO_2,有 4 次脱氢反应,生成的 3 分子 $NADH＋H^+$ 和 1 分子 $FADH_2$ 进入呼吸链经氧化磷酸化可生成 11 分子 ATP,有一次底物水平磷酸化反应,生成 1 分子 ATP。因此,一次三羧酸循环共产生 12 分子 ATP。

三羧酸循环在糖、脂肪和蛋白质三大营养物质代谢中具有重要的生理意义,它不仅是三大物质在体内的最终代谢通路,也是三大物质互相转变的枢纽。

2. 呼吸链与 ATP 的生成 糖、脂肪和蛋白质在代谢过程中脱下的氢经过线粒体内膜上的传递体传给氧生成水,所释放的能量用以合成 ATP。

(1)呼吸链的组成:线粒体内膜上存在的一些酶和辅酶作为递氢体或递电子体,按一定顺序排列构成一个链式反应体系,能将代谢物脱下的氢传递给氧生成水并产生能量,由于此过程与细胞呼吸相关,故而称为呼吸链。呼吸链的递氢递电子体主要有以下 5 类。

①烟酰胺核苷酸:烟酰胺腺嘌呤二核苷酸(NAD^+)和烟酰胺腺嘌呤二核苷酸磷酸($NADP^+$)是体内多种脱氢酶的辅酶,其分子中的烟酰胺部分能可逆地加氢或脱氢,起到递氢体的作用。

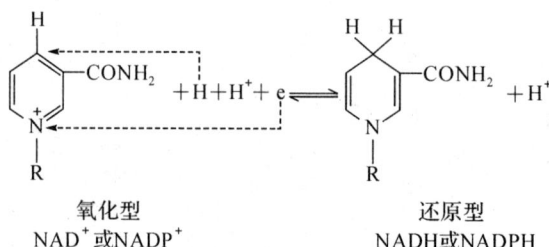

氧化型 NAD$^+$或NADP$^+$　　还原型 NADH或NADPH

②黄素酶:黄素酶是一类以黄素单核苷酸(FMN)或黄素腺嘌呤二核苷酸(FAD)为辅基的脱氢酶,两者均含核黄素(维生素 B_2),核黄素中的异咯嗪部分能可逆地加氢或脱氢,起到递氢体的作用。

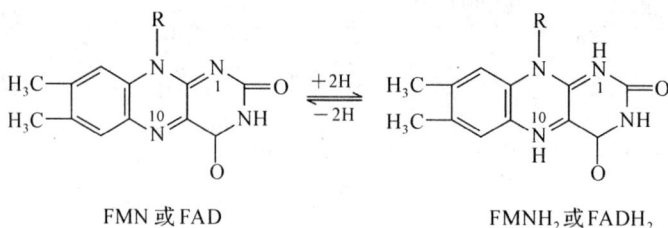

FMN 或 FAD　　　　FMNH$_2$或FADH$_2$

③铁硫蛋白(Fe-S):铁硫蛋白是一类含有铁和硫的蛋白质,其中的铁离子可以通过二价和三价形式的相互转变而达到传递电子的作用,是递电子体。

$$Fe^{2+} \underset{+e}{\overset{-e}{\rightleftharpoons}} Fe^{3+}$$

④泛醌(CoQ):泛醌又称辅酶 Q,是脂溶性醌类化合物,其分子中的苯醌结构能可逆地加氢和脱氢,起到递氢体的作用。

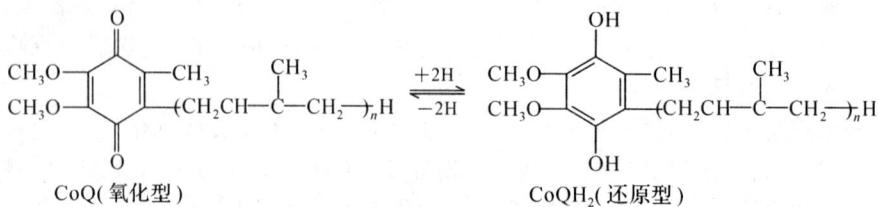

CoQ(氧化型)　　　　CoQH$_2$(还原型)

⑤细胞色素(Cyt):细胞色素是一类含有铁卟啉辅基的色蛋白,铁卟啉辅基中的铁离子能可逆地接受和释放电子,通过 $Fe^{2+} \longleftrightarrow Fe^{3+} + e$ 的互变,起到传递电子的作用。呼吸链内

主要有 Cyta、Cyta$_3$、Cytb、Cytc、Cytc$_1$ 等 5 种细胞色素。由于 Cyta 和 Cyta$_3$ 结合紧密不易分离,统称为 Cytaa$_3$。电子在呼吸链中细胞色素间的传递顺序是 Cytb→Cytc$_1$→Cytc→Cytaa$_3$,Cytaa$_3$ 可将电子直接传递给氧,因此又称为细胞色素氧化酶。

上述这些递氢体和递电子体,在线粒体内膜上大多以复合体的形式组成呼吸链,呼吸链中的复合体主要有 4 种,见表 2-1。

表 2-1 呼吸链中的复合体

复合体种类	复合体名称	复合体组成
复合体 Ⅰ	NADH-CoQ 还原酶	FMN, Fe-S
复合体 Ⅱ	琥珀酸-CoQ 还原酶	FAD, Fe-S
复合体 Ⅲ	细胞色素 c 还原酶	细胞色素 b、c$_1$, Fe-S
复合体 Ⅳ	细胞色素 c 氧化酶	细胞色素 aa$_3$

(2)线粒体内重要的呼吸链

①NADH 氧化呼吸链:NADH 氧化呼吸链由 NAD$^+$、复合体 Ⅰ、CoQ、复合体 Ⅲ、细胞色素 c 和复合体 Ⅳ组成。人体内大多数代谢物(SH_2),如苹果酸、乳酸,在脱氢酶的作用下,都将脱下的 2H 交给 NAD$^+$ 生成 NADH＋H$^+$。接着在 NADH-CoQ 还原酶作用下,NADH＋H$^+$ 将 2H 传递给 FMN 生成 FMNH$_2$,FMNH$_2$ 再将 2H 传递至 CoQ 生成 CoQH$_2$。而后 CoQH$_2$ 将 2H 解离成 2H$^+$ 和 2e,2H$^+$ 游离于介质中,2e 则经 Cytb→Cytc$_1$→Cytc→Cytaa$_3$→1/2O$_2$ 的顺序传递给氧生成 O^{2-},O^{2-} 与介质中的 2H$^+$ 结合生成水(图 2-3)。

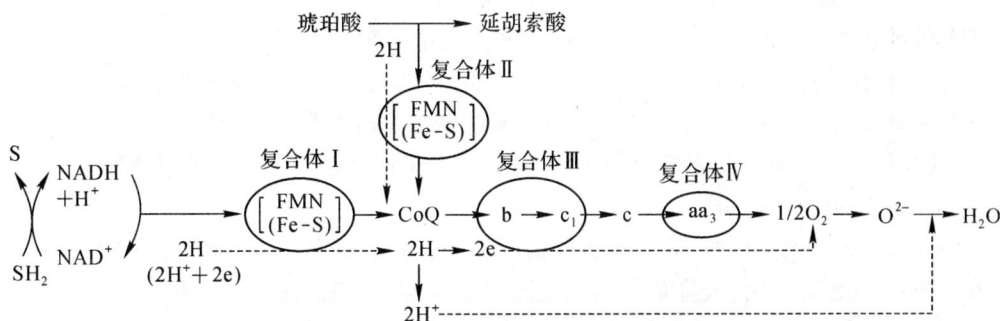

图 2-3 NADH 氧化呼吸链与 FADH$_2$ 氧化呼吸链

②FADH$_2$ 氧化呼吸链(琥珀酸氧化呼吸链):FADH$_2$ 氧化呼吸链由复合体 Ⅱ、CoQ、复合体 Ⅲ、细胞色素 c 和复合体 Ⅳ组成。代谢物在脱氢酶的作用下,将脱下的 2H 交给 FAD 生成 FADH$_2$,然后再将 2H 传递给 CoQ,生成 CoQH$_2$,此后的传递和 NADH 氧化呼吸链相同(图 2-3)。

(3)ATP 的生成

①底物水平磷酸化:底物分子中的高能键直接转移给 ADP(或 GDP)生成 ATP(或 GTP)的过程称为底物水平磷酸化。例如:

$$1,3\text{-二磷酸甘油酸} + ADP \xrightleftharpoons[]{\text{磷酸甘油酸激酶}} 3\text{-磷酸甘油酸} + ATP$$

$$\text{磷酸烯醇式丙酮酸} + ADP \xrightleftharpoons[]{\text{丙酮酸激酶}} \text{烯醇式丙酮酸} + ATP$$

$$\text{琥珀酸CoA} + GDP \xrightleftharpoons[]{\text{琥珀酰Co合成酶}} \text{琥珀酸} + HSCoA + GTP$$

$$GTP + ADP \rightleftharpoons GDP + ATP$$

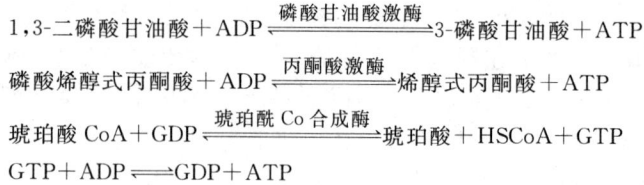

②氧化磷酸化:代谢物脱下的氢经呼吸链传递给氧生成水的同时,所释放的能量用于 ADP 磷酸化生成 ATP,这种代谢物的氧化与 ADP 的磷酸化相耦联的过程称为氧化磷酸化。氧化磷酸化是体内生成 ATP 的主要方式。

实验表明,呼吸链中氧化磷酸化的耦联部位有 3 个:NADH→CoQ 之间,Cytb→Cytc 之间,$Cytaa_3$→O_2 之间。因此,代谢物脱下的 2H 经 NADH 氧化呼吸链传递可生成 3 分子 ATP,2H 经 $FADH_2$ 氧化呼吸链传递可生成 2 分子 ATP(图 2-4)。

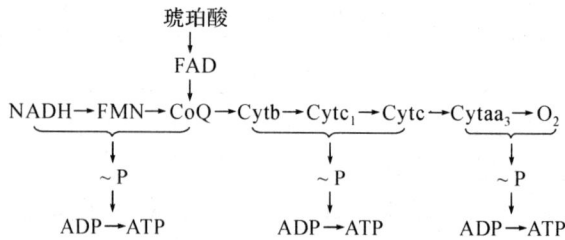

图 2-4　呼吸链中氧化磷酸化的耦联部位

(4)线粒体外 NADH 的氧化磷酸化

线粒体内生成的 NADH,可直接通过呼吸链进行氧化磷酸化,但在胞质中产生的 NADH 必须通过穿梭机制,才能进入线粒体进行氧化磷酸化。

①α-磷酸甘油穿梭:该穿梭机制主要存在于脑及骨骼肌中。线粒体外生成的 NADH + H^+ 在磷酸甘油脱氢酶催化下,使磷酸二羟丙酮还原成 α-磷酸甘油,后者通过线粒体外膜,再经位于线粒体内膜近胞质侧的磷酸甘油脱氢酶催化生成磷酸二羟丙酮和 $FADH_2$,$FADH_2$ 则进入 $FADH_2$ 氧化呼吸链生成 2 分子 ATP。

②苹果酸-天冬氨酸穿梭:该穿梭机制主要存在肝和心肌中。线粒体外生成的 NADH + H^+ 在苹果酸脱氢酶催化下,将草酰乙酸还原为苹果酸,苹果酸进入线粒体后重新生成草酰乙酸和 NADH + H^+,NADH + H^+ 则进入 NADH 氧化呼吸链生成 3 分子 ATP。

3. 有氧氧化的生理意义　糖的有氧氧化是机体获得能量的主要方式,1 分子葡萄糖在体内彻底氧化可净生成 38(或 36)分子 ATP(表 2-2)。

表 2-2　葡萄糖有氧氧化生成的 ATP

反应		辅酶	ATP
第一阶段	葡萄糖→6-磷酸葡萄糖		—1
	6-磷酸果糖→1,6-二磷酸果糖		—1
	2×3-磷酸甘油醛→2×1,3-二磷酸甘油酸	NAD^+	2×3 或 2×2*

反应		辅酶	ATP
	$2\times1,3$-二磷酸甘油酸→2×3-磷酸甘油酸		2×1
	$2\times$磷酸烯醇式丙酮酸→$2\times$丙酮酸		2×1
第二阶段	$2\times$丙酮酸→$2\times$乙酰辅酶A	NAD^+	2×3
第三阶段	$2\times$异柠檬酸→$2\times\alpha$-酮戊二酸	NAD^+	2×3
	$2\times\alpha$-酮戊二酸→$2\times$琥珀酰CoA	NAD^+	2×3
	$2\times$琥珀酰CoA→$2\times$琥珀酸		2×1
	$2\times$琥珀酸→$2\times$延胡索酸	FAD	2×2
	$2\times$苹果酸→$2\times$草酰乙酸	NAD^+	2×3
	净生成ATP		38(或36)

注：$NADH+H^+$经苹果酸穿梭进入线粒体产生3分子ATP，若经磷酸甘油穿梭进入线粒体则产生2分子ATP。

(三)磷酸戊糖途径

有氧氧化是葡萄糖分解代谢的主要途径，此外尚存在其他代谢途径，如磷酸戊糖途径是另一条重要途径。葡萄糖经此途径代谢可生成磷酸核糖、NADPH和CO_2，但不生成ATP。

1.磷酸戊糖途径的基本过程 磷酸戊糖途径的反应过程可分两个阶段：第一阶段是氧化反应，生成$NADPH+H^+$及5-磷酸核酮糖；第二阶段是非氧化反应，包括一系列基团的移换过程(图2-5)。

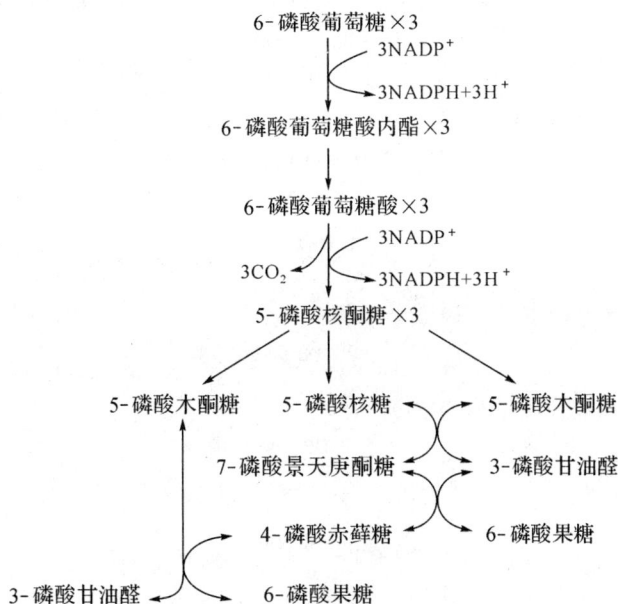

图2-5 磷酸戊糖途径

(1)氧化反应阶段:6-磷酸葡萄糖在 6-磷酸葡萄糖脱氢酶和 6-磷酸葡萄糖酸脱氢酶催化下,生成 5-磷酸核酮糖,脱下的氢均由 NADP⁺ 接受。

(2)基团移换反应阶段:5-磷酸核酮糖经异构转变为 5-磷酸核糖或 5-磷酸木酮糖。这 3 种形式的磷酸戊糖经过一系列基团转移,最后转变成 6-磷酸果糖和 3-磷酸甘油醛,两者均可进入有氧氧化或糖酵解途径,也可再转变为 6-磷酸葡萄糖。

2.磷酸戊糖途径的生理意义 磷酸戊糖途径的主要生理意义在于提供 5-磷酸核糖和 NADPH。

(1)为核酸的生物合成提供核糖:机体所需的核糖主要通过磷酸戊糖途径合成,并不依赖食物摄入。而磷酸戊糖途径是体内生成 5-磷酸核糖的唯一代谢途径,为合成核苷酸和核酸提供原料。

(2)提供 NADPH 作为供氢体参与体内多种代谢反应:NADPH 不同于 NADH,它传递的氢并不通过呼吸链氧化产生 ATP,而是参与体内多种代谢反应,发挥不同作用。

①NADPH 作为供氢体,参与体内多种合成反应,如脂肪酸、胆固醇和类固醇激素的生物合成。

②NADPH 参与体内的羟化反应,如一些药物、毒物在肝脏中的生物转化作用。

③NADPH 还能维持还原型谷胱甘肽(GSH)的正常含量,保护含疏基蛋白质或酶免受氧化剂的损害,以维持细胞膜的完整性。患有遗传性 6-磷酸葡萄糖脱氢酶缺乏的患者,磷酸戊糖途径不能正常进行,造成 NADPH 减少,导致 GSH 含量低下,红细胞易破裂而发生溶血性贫血。患者常在食用蚕豆后诱发,故称为蚕豆病。

二、糖原的合成与分解

糖原是体内糖的储存形式,是由许多葡萄糖分子通过 α-1,4-糖苷键相连成直链,由 α-1,6-糖苷键相连产生分支的多糖。糖原主要储存在肝脏和肌肉中,肝糖原是血糖的重要来源,而肌糖原主要为肌肉收缩提供能量。

(一)糖原的合成

利用葡萄糖等单糖合成糖原的过程称为糖原的合成。包括以下四步反应:

1.葡萄糖磷酸化

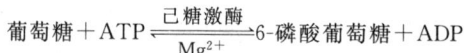

$$葡萄糖 + ATP \xrightarrow[\text{Mg}^{2+}]{\text{己糖激酶}} 6\text{-磷酸葡萄糖} + ADP$$

2.6-磷酸葡萄糖异构生成 1-磷酸葡萄糖

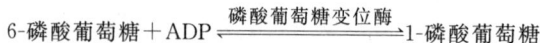

$$6\text{-磷酸葡萄糖} + ADP \xrightarrow{\text{磷酸葡萄糖变位酶}} 1\text{-磷酸葡萄糖}$$

3.生成尿苷二磷酸葡萄糖(UDPG)

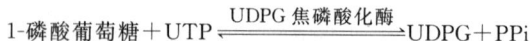

$$1\text{-磷酸葡萄糖} + UTP \xrightarrow{\text{UDPG 焦磷酸化酶}} UDPG + PPi$$

4.合成糖原

$$糖原引物(G_n) + UDPG \xrightarrow{\text{糖原合成酶}} 糖原(G_{n+1}) + UDP$$

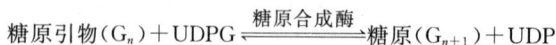

糖原合成时需要小分子糖原作为引物,在糖原合成酶的作用下,把 UDPG 的糖基加到糖原引物上,当直链部分加长至超过 11 个葡萄糖基时,分支酶可将一段糖链(至少含有 6 个葡萄糖基)转移到邻近糖链上形成分支。糖原的合成是一个耗能过程,除消耗 ATP 外,还需

UTP 参加,因此每增加一个葡萄糖单位相当于消耗 2 分子 ATP。

(二)糖原的分解

糖原分解为葡萄糖的过程称为糖原的分解。反应过程如下:

1. 糖原分解为 1-磷酸葡萄糖

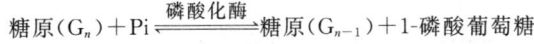

$$糖原(G_n) + Pi \xrightarrow{\text{磷酸化酶}} 糖原(G_{n-1}) + 1\text{-磷酸葡萄糖}$$

糖原分解至距支点 4 个葡萄糖基时,在脱支酶作用下,可将分支末端的 3 个葡萄糖基转移到其他分支,同时将最后一个葡萄糖基水解为游离的葡萄糖。

2. 1-磷酸葡萄糖异构生成 6-磷酸葡萄糖

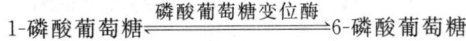

$$1\text{-磷酸葡萄糖} \xrightarrow{\text{磷酸葡萄糖变位酶}} 6\text{-磷酸葡萄糖}$$

3. 6-磷酸葡萄糖水解为葡萄糖

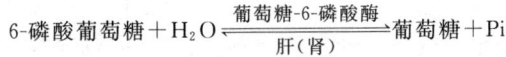

$$6\text{-磷酸葡萄糖} + H_2O \xrightleftharpoons[\text{肝(肾)}]{\text{葡萄糖-6-磷酸酶}} 葡萄糖 + Pi$$

肝及肾中存在葡萄糖-6-磷酸酶,能使 6-磷酸葡萄糖水解成葡萄糖以补充血糖。但肌组织不含葡萄糖-6-磷酸酶,肌糖原分解为 6-磷酸葡萄糖后不能直接转变为葡萄糖,只能经糖酵解生成乳酸。

(三)糖原合成与分解的生理意义

糖原合成与分解对于维持血糖浓度的相对恒定具有重要作用。进食后,多余的葡萄糖可转变为糖原存储起来,以免大量葡萄糖进入血液使血糖过度升高。空腹时,肝糖原分解维持血糖的正常浓度,从而保证重要器官的能量供应。

三、糖异生

由非糖物质(如生糖氨基酸、乳酸、丙酮酸及甘油等)转变为葡萄糖或糖原的过程称为糖异生(gluconeogenesis)。糖异生主要在肝中进行,长期饥饿时肾的糖异生加强。其他组织由于缺乏糖异生的关键酶,不能进行糖异生。

(一)糖异生的反应过程

糖异生途径基本上是糖酵解的逆过程。糖酵解途径的大多数反应是可逆的,但是由己糖激酶、磷酸果糖激酶和丙酮酸激酶所催化的 3 个反应是不可逆的,须通过另外的酶催化才能使反应逆行。

1. 丙酮酸转变为磷酸烯醇式丙酮酸　丙酮酸在丙酮酸羧化酶作用下生成草酰乙酸,然后再由磷酸烯醇式丙酮酸羧激酶催化生成磷酸烯醇式丙酮酸,此过程称为丙酮酸羧化支路。

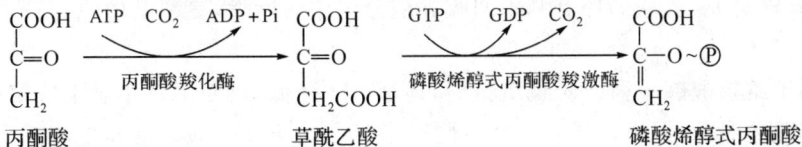

2. 1,6-二磷酸果糖转变为 6-磷酸果糖　1,6-二磷酸果糖在果糖二磷酸酶催化下转变为 6-磷酸果糖。

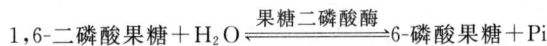

$$1,6\text{-二磷酸果糖} + H_2O \xrightarrow{\text{果糖二磷酸酶}} 6\text{-磷酸果糖} + Pi$$

3.6-磷酸葡萄糖转变为葡萄糖 由葡萄糖-6-磷酸酶催化6-磷酸葡萄糖转变为葡萄糖。

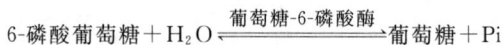

$$6\text{-磷酸葡萄糖}+H_2O \xrightarrow{\text{葡萄糖-6-磷酸酶}} \text{葡萄糖}+Pi$$

丙酮酸羧化酶、磷酸烯醇式丙酮酸羧激酶、果糖二磷酸酶和葡萄糖-6-磷酸酶是糖异生的关键酶。它们主要存在于肝和肾,因此其他组织不能进行糖异生。糖异生过程见图2-6。

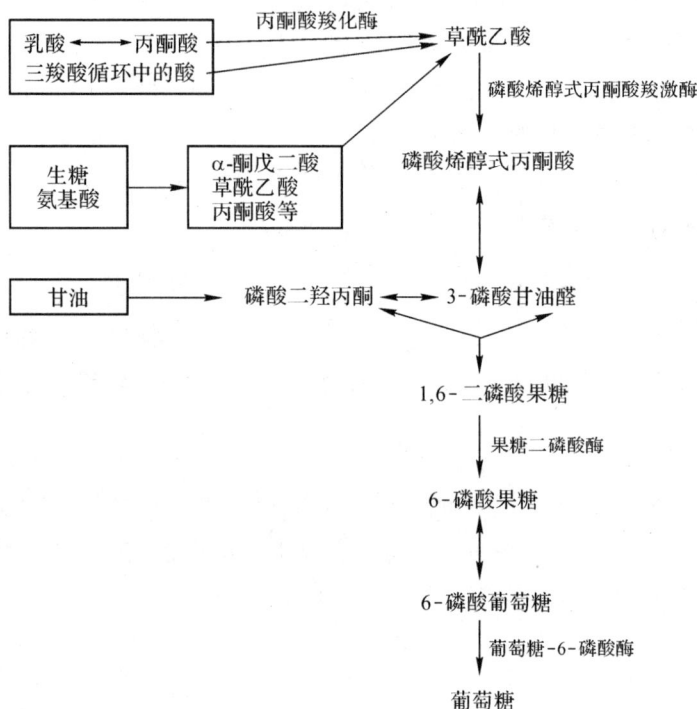

图2-6 糖异生的过程

(二)糖异生的生理意义

1.维持空腹或饥饿时血糖浓度的相对恒定 这是糖异生最重要的生理作用。体内某些组织细胞如脑、红细胞等须依赖葡萄糖提供能量,即使在空腹或饥饿时,也同样需要消耗一定的能量来维持生命活动。但肝糖原分解产生的葡萄糖只能维持12h,此后机体主要依靠糖异生来维持血糖浓度。

2.有利于乳酸的利用 剧烈运动时,肌肉糖酵解生成大量乳酸,经血液运至肝脏,进行糖异生可再转变为肝糖原和葡萄糖,葡萄糖可转运至肌肉组织再加以利用,这一过程称为乳酸循环(Cori循环)。乳酸循环有利于回收乳酸分子中的能量,更新肝糖原,防止乳酸堆积导致酸中毒。

3.有利于维持酸碱平衡 长期饥饿时,体液pH降低,可激活肾小管上皮细胞中的磷酸烯醇式丙酮酸羧激酶,促进糖异生进行。同时当肾中α-酮戊二酸因糖异生而减少时,可促进谷氨酸和谷氨酰胺的脱氨反应,产生的氨进入肾小管,与原尿中H^+结合成NH_4^+,有利于缓解酸中毒。

四、血糖

血液中的葡萄糖称为血糖,正常人空腹血糖浓度为 $3.9 \sim 6.1mmol/L$(葡萄糖氧化酶法)。血糖浓度的相对恒定,是机体维持血糖的来源和去路动态平衡的结果。

(一)血糖的来源与去路

1.血糖的来源

(1)食物中糖类的消化吸收。

(2)肝糖原分解为葡萄糖,释放入血。

(3)饥饿时,非糖物质的糖异生作用。

2.血糖的去路

(1)氧化分解提供能量。

(2)合成糖原储存。

(3)转变为其他糖类及其衍生物,如核糖、氨基糖和唾液酸等。

(4)转变为非糖物质,如脂肪、非必需氨基酸等。

(5)当血糖浓度大于 $8.89mmol/L$(肾糖阈),随尿排出。

(二)血糖浓度的调节

1.肝对血糖浓度的调节 肝对于血糖浓度的调节具有重要作用。进食后,可通过促进肝糖原的合成,降低血糖浓度;空腹时,可通过促进肝糖原的分解补充血糖;饥饿时,可通过促进糖异生作用,以升高血糖浓度。

2.激素的调节 调节血糖浓度的激素有两类:一类是降低血糖的激素,只有胰岛素;另一类是升高血糖的激素,主要有胰高血糖素、肾上腺素、糖皮质激素和生长激素等。各种激素的调节机制见表2-3。

表 2-3 激素对血糖的调节机制

激素		调节血糖浓度的机制
降低血糖的激素	胰岛素	1.增加组织细胞对葡萄糖的通透性,促进糖进入胞内氧化分解
		2.促进糖原的合成
		3.抑制糖异生
		4.促进糖转变成脂肪
升高血糖的激素	胰高血糖素	1.促进肝糖原分解成葡萄糖
		2.促进糖异生
	肾上腺素	1.促进肝糖原、肌糖原分解
		2.促进糖异生
	糖皮质激素	1.抑制肌肉和脂肪组织利用葡萄糖
		2.增强肝外组织蛋白质分解成氨基酸,促进糖异生作用
	生长素	1.促进糖异生
		2.抑制肌肉和脂肪组织利用葡萄糖

第二节　脂类代谢

脂类是一类不溶于水而易溶于有机溶剂并能为机体所利用的有机化合物,包括脂肪和类脂。脂肪由 1 分子甘油和 3 分子脂肪酸构成,又称三酰甘油;类脂包括磷脂、糖脂、胆固醇及胆固醇酯等。

脂肪的主要生理功能是储存能量和氧化供能,空腹时人体所需能量的 50% 以上来自脂肪的氧化分解,若禁食 1~3d,则 85% 的能量来自脂肪。此外,脂肪可促进脂溶性维生素的吸收,还具有维持体温、保护内脏等作用。类脂是构成生物膜的重要成分,胆固醇还可转变为胆汁酸盐、维生素 D_3、类固醇激素等活性物质。食物中的脂类能供给人体不能自行合成的几种不饱和脂肪酸,如亚油酸、亚麻酸、花生四烯酸等。这几种不饱和脂肪酸是合成前列腺素、血栓素和白三烯等物质的原料,又称为必需脂肪酸。

食物中的脂类主要是脂肪,还含少量的磷脂、胆固醇等。脂类主要在小肠上段被消化吸收,必须先在胆汁酸盐的作用下乳化成细小的微团,然后在胰脂酶、磷脂酶 A_2、胆固醇酯酶作用下消化分解。脂肪及类脂的消化产物,包括甘油一酯、脂肪酸、胆固醇及溶血磷脂等,可与胆汁酸盐乳化成更小的微团,为小肠黏膜细胞所吸收。

一、三酰甘油的代谢

(一)三酰甘油的分解代谢

1.脂肪动员　储存于脂肪组织中的脂肪,在脂肪酶的催化下水解为甘油和脂肪酸,并释放入血,通过血液循环运至其他组织利用的过程,称为脂肪动员。

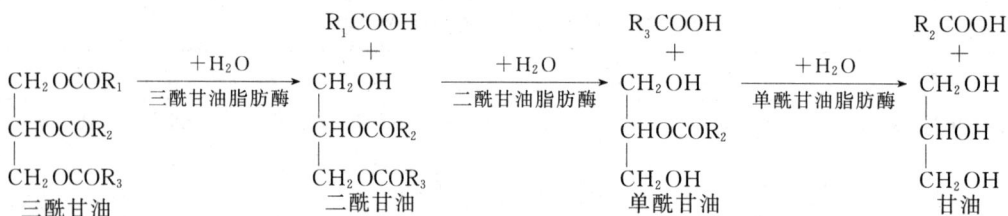

脂肪动员过程中,三酰甘油脂肪酶是脂肪分解的限速酶,由于该酶活性易受多种激素的调节,又称激素敏感脂肪酶。胰高血糖素、肾上腺素、去甲肾上腺素等可使三酰甘油脂肪酶活性增强,促进脂肪水解,称为脂解激素;胰岛素则使该酶活性降低,抑制脂肪水解,称为抗脂解激素。饥饿、禁食或交感神经兴奋时,肾上腺素等脂解激素分泌增加,脂肪分解加速;进食后,胰岛素分泌增加,脂肪分解减慢。

2.甘油的代谢　脂肪动员产生的甘油经血液循环运至肝、肾等组织进行代谢。甘油在细胞内经甘油磷酸激酶催化,生成 α-磷酸甘油,再脱氢转变为磷酸二羟丙酮。磷酸二羟丙酮可沿糖分解途径氧化供能,也可经糖异生转变为葡萄糖或糖原。

$$\underset{\text{甘油}}{\begin{array}{c}CH_2OH\\ |\\ CHOH\\ |\\ CH_2OH\end{array}} \xrightarrow[\underset{ATP \quad ADP}{}]{\text{甘油磷酸激酶}} \underset{\alpha\text{-磷酸甘油}}{\begin{array}{c}CH_2O\textcircled{P}\\ |\\ CHOH\\ |\\ CH_2OH\end{array}} \xrightarrow[\underset{NAD^+ \quad NADH+H^+}{}]{\alpha\text{-磷酸甘油脱氢酶}} \underset{\text{磷酸二羟丙酮}}{\begin{array}{c}CH_2O\textcircled{P}\\ |\\ C=O\\ |\\ CH_2OH\end{array}}$$

右侧分支：糖异生 → 葡萄糖、糖原；氧化分解 → CO_2+H_2O+能量

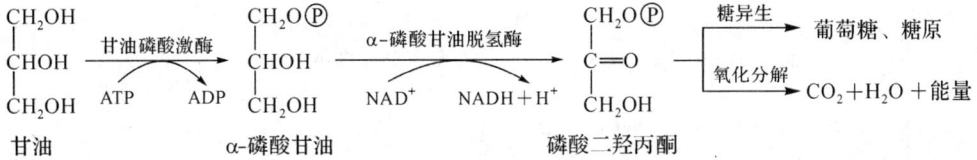

3.脂肪酸的氧化 除脑和成熟红细胞之外,人体各组织都能氧化利用脂肪酸,在氧供给充足的情况下,脂肪酸可彻底氧化分解为 CO_2 和 H_2O,并释放出大量能量。脂肪酸的氧化过程如下:

(1)脂肪酸的活化:脂肪酸在细胞质中由脂酰辅酶 A(脂酰 CoA)合成酶催化转变为脂酰 CoA 的过程,称为脂肪酸的活化。

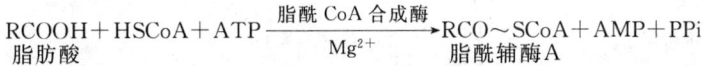

$$\underset{\text{脂肪酸}}{RCOOH}+HSCoA+ATP \xrightarrow[Mg^{2+}]{\text{脂酰 CoA 合成酶}} \underset{\text{脂酰辅酶A}}{RCO\sim SCoA}+AMP+PPi$$

(2)脂酰 CoA 的转运:脂酰 CoA 在胞质中生成,而催化其氧化的酶都存在于线粒体中。脂酰 CoA 不能直接通过线粒体内膜进入线粒体,需要通过肉碱的转运才能进入线粒体(图2-7)。

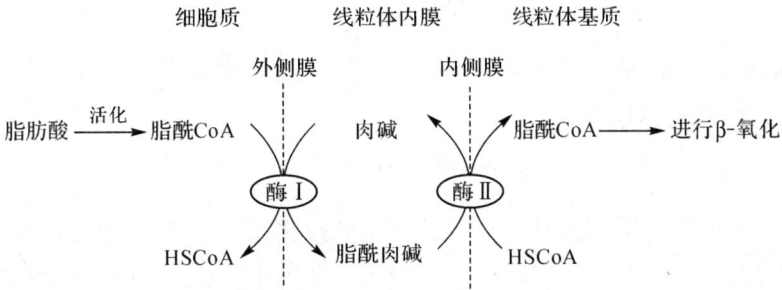

图 2-7　脂酰 CoA 进入线粒体

(3)脂酰 CoA 的 β-氧化:脂酰 CoA 进入线粒体后在 β-氧化多酶复合体作用下,从脂酰基的 β-碳原子开始,经过脱氢、水化、再脱氢和硫解四步反应,释放出 1 分子乙酰 CoA,生成比原来的脂酰 CoA 少 2 个碳原子的新的脂酰 CoA。如此反复进行,直至脂酰 CoA 完全氧化生成乙酰 CoA(图 2-8)。

(4)乙酰 CoA 的彻底氧化:脂肪酸 β-氧化产生的乙酰 CoA,可经三羧酸循环彻底氧化生成 CO_2 和 H_2O,并释放能量。

脂肪酸在体内氧化所释放的能量,其中一部分以热能的形式散发,其余则以化学能的形式储存在 ATP 中。现以 1 分子软脂酸为例,计算其彻底氧化生成的 ATP 量。软脂酸是 16 碳的饱和脂肪酸,需经 7 次 β-氧化,生成 7 分子 $FADH_2$、7 分子 $NADH+H^+$ 及 8 分子乙酰 CoA。因此 1 分子软脂酸完全氧化分解生成 $(2+3)\times7+12\times8=131$ 分子 ATP,再减去脂肪酸活化时消耗的能量(相当于 2 分子 ATP),净生成 129 分子 ATP。

4.酮体的生成和利用 在肝脏中,脂肪酸 β-氧化产生的乙酰 CoA 除彻底氧化生成 ATP 外,还可在线粒体内转化为酮体。酮体包括乙酰乙酸、β-羟丁酸和丙酮,是脂肪酸在肝细胞中代谢时产生的特有的中间产物。

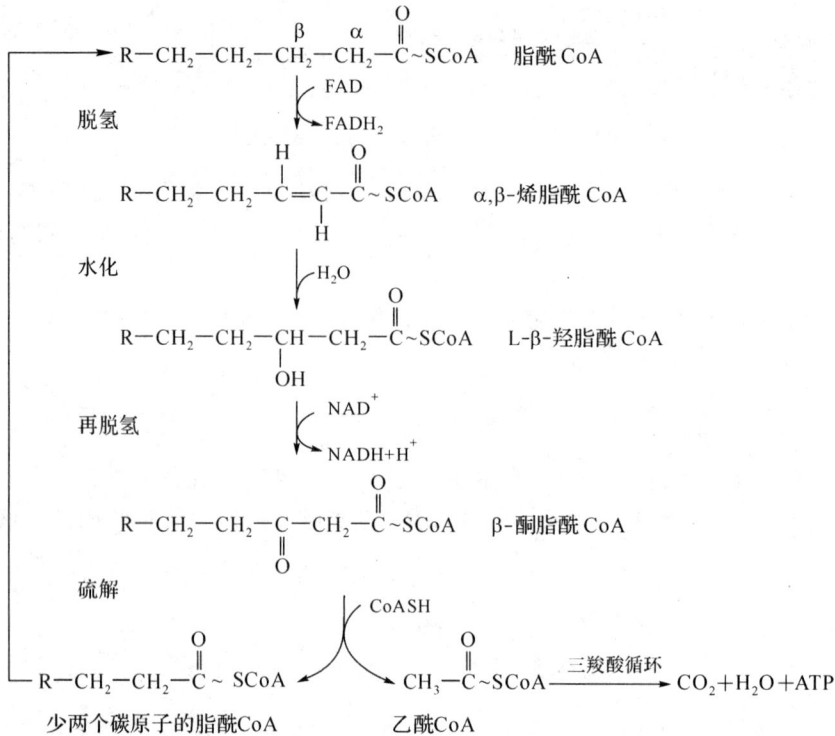

图 2-8 脂酰 CoA 的 β-氧化

（1）酮体在肝细胞中生成：酮体合成的部位是肝细胞线粒体，酮体合成的原料是脂肪酸 β-氧化产生的乙酰 CoA，合成过程如下图 2-9 所示。2 分子乙酰 CoA 在肝细胞线粒体乙酰乙酰 CoA 硫解酶的催化下，缩合生成乙酰乙酰 CoA；再在羟甲基戊二酸单酰 CoA（HMG-CoA）合成酶的作用下，与 1 分子乙酰 CoA 缩合生成 HMG-CoA；然后 HMG-CoA 裂解酶催化 HMG-CoA 生成乙酰乙酸和乙酰 CoA；乙酰乙酸在 β-羟丁酸脱氢酶的催化下，加氢还原为 β-羟丁酸，少量的乙酰乙酸也可脱羧生成丙酮。

（2）酮体在肝外组织利用：由于肝内缺乏氧化利用酮体的酶，所以肝细胞生成的酮体需经血液循环运输到肝外组织氧化利用，其过程如下图 2-10 所示。乙酰乙酸在琥珀酰 CoA 转硫酶或乙酰乙酸硫激酶催化下，转变为乙酰乙酰 CoA，然后在硫解酶的作用下生成 2 分子乙酰 CoA，乙酰 CoA 可进入三羧酸循环彻底氧化。β-羟丁酸可先脱氢转变成乙酰乙酸，再经上述途径代谢。丙酮是酮体中含量最少的，可随尿或经肺排出体外。

（3）酮体代谢的生理意义：酮体是脂肪酸在肝脏代谢过程中产生的正常的中间产物，是肝输出能量的一种形式。酮体分子小，易溶于水，能通过毛细血管壁和血脑屏障，长期饥饿、糖代谢障碍时，酮体可代替葡萄糖作为脑组织及肌肉的主要能源。

正常情况下，酮体在血中的含量甚少，仅为 $0.03 \sim 0.5$ mmol/L。但在饥饿、高脂低糖膳食及糖尿病时，脂肪动员加强，肝中酮体生成增加，超过肝外组织利用酮体的能力，导致血中酮体含量升高，可引起酮症酸中毒，一部分酮体随尿排出，引起酮尿。丙酮可从肺呼出，所以长期饥饿者和糖尿病患者的呼吸中会有令人不愉快的烂苹果味。

脂肪酸 $\xrightarrow{\beta\text{-氧化}}$ $2CH_3-CO\sim SCoA$
乙酰CoA

硫解酶 ⟶ HSCoA

$CH_3-CO-CH_2-CO-C\sim SCoA$
乙酰乙酰CoA

HMG-CoA合成酶 — $CH_3CO\sim SCoA$ / HSCoA

$HOOC-CH_2-\overset{OH}{\underset{CH_3}{C}}-CH_2CO\sim SCoA$

β-羟-β-甲基戊二酰CoA
(HMG-CoA)

HMG-CoA裂解酶 — $CH_3CO\sim SCoA$

$CH_3-CO-CH_2-COOH$
乙酰乙酸

β-羟丁酸脱氢酶 ⟶ NADH+H$^+$ ⟶ CO_2
NAD$^+$

$CH_3CHOHCH_2COOH$ $CH_3-CO-CH_3$
β-羟丁酸   丙酮

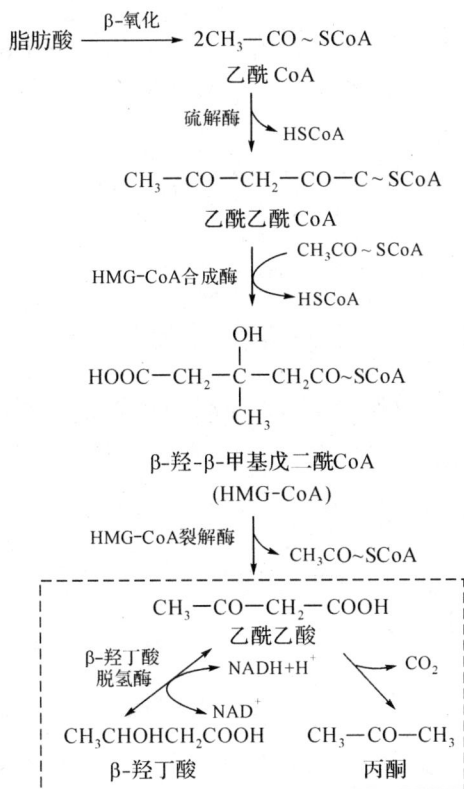

图2-9 酮体的生成

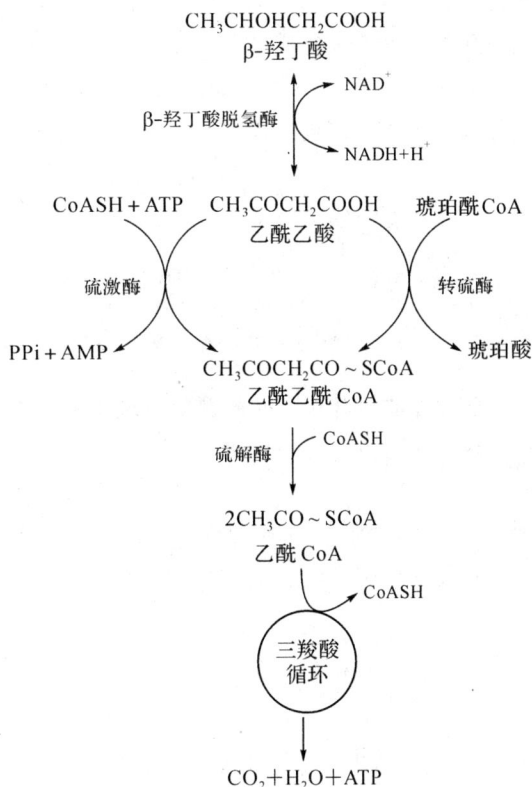

$CH_3CHOHCH_2COOH$
β-羟丁酸

β-羟丁酸脱氢酶 ⟶ NAD$^+$ / NADH+H$^+$

CH_3COCH_2COOH
乙酰乙酸

CoASH+ATP   琥珀酰CoA

硫激酶   转硫酶

PPi+AMP   琥珀酸

$CH_3COCH_2CO\sim SCoA$
乙酰乙酰CoA

硫解酶 — CoASH

$2CH_3CO\sim SCoA$
乙酰CoA

⟶ CoASH

三羧酸循环

⟶ CO_2+H_2O+ATP

图2-10 酮体的利用

(二)三酰甘油的合成代谢

人体许多组织都能合成脂肪,肝脏、脂肪组织尤为活跃。肝脏合成的脂肪以脂蛋白的形式运往全身各组织,脂肪组织合成的脂肪则储存于脂肪组织中。此外,小肠黏膜从食物中吸收脂类后也能合成脂肪,以乳糜微粒的形式运往全身。体内合成三酰甘油的原料是α-磷酸甘油、脂酰CoA等。

1. α-磷酸甘油的合成 体内合成脂肪的α-磷酸甘油主要来源于糖酵解的中间产物——磷酸二羟丙酮,其次α-磷酸甘油还可来自甘油的磷酸化。

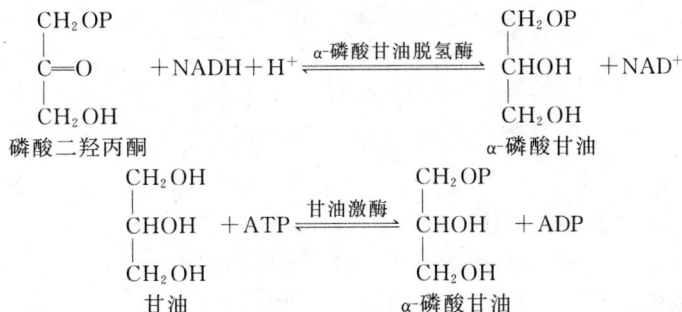

$\underset{\text{磷酸二羟丙酮}}{CH_2OP-C=O-CH_2OH}$ $+NADH+H^+$ $\underset{\text{α-磷酸甘油脱氢酶}}{\rightleftharpoons}$ $\underset{\text{α-磷酸甘油}}{CH_2OP-CHOH-CH_2OH}$ $+NAD^+$

$\underset{\text{甘油}}{CH_2OH-CHOH-CH_2OH}$ $+ATP$ $\underset{\text{甘油激酶}}{\rightleftharpoons}$ $\underset{\text{α-磷酸甘油}}{CH_2OP-CHOH-CH_2OH}$ $+ADP$

2. 脂肪酸的合成 体内的脂肪酸大部分来源于食物,同时机体也能利用糖和某些氨基酸转变为脂肪酸,用于三酰甘油的合成。合成脂肪酸的直接原料是乙酰CoA,以糖代谢产生的乙酰 CoA 为主。

细胞质是脂肪酸合成的场所。首先乙酰 CoA 羧化酶催化乙酰 CoA 生成丙二酸单酰 CoA,然后在脂肪酸合成酶系的作用下,丙二酸单酰 CoA 与乙酰 CoA 缩合成软脂酸,再经过加工生成体内各种脂肪酸。

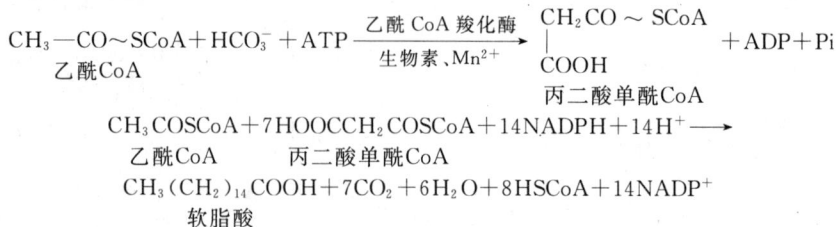

$$CH_3-CO\sim SCoA + HCO_3^- + ATP \xrightarrow[\text{生物素、Mn}^{2+}]{\text{乙酰 CoA 羧化酶}} \begin{array}{c} CH_2CO\sim SCoA \\ | \\ COOH \end{array} + ADP + Pi$$

乙酰CoA

丙二酸单酰CoA

$$CH_3COSCoA + 7HOOCCH_2COSCoA + 14NADPH + 14H^+ \longrightarrow$$

乙酰CoA　　　　丙二酸单酰CoA

$$CH_3(CH_2)_{14}COOH + 7CO_2 + 6H_2O + 8HSCoA + 14NADP^+$$

软脂酸

3. 三酰甘油的合成　在脂酰转移酶和磷脂酸磷酸酶的作用下,以脂酰 CoA 和 α-磷酸甘油为原料合成脂肪。

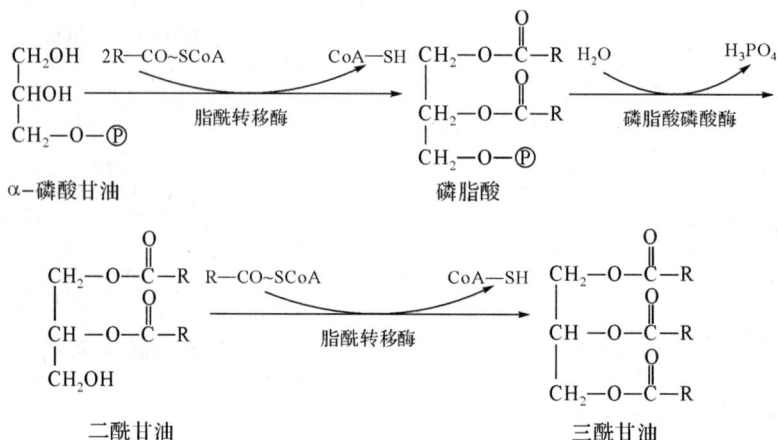

二、磷脂的代谢

磷脂是含有磷脂酸的脂类,人体内磷脂的种类很多,一类含有甘油称为甘油磷脂,较为重要的如磷脂酰胆碱(卵磷脂)和磷脂酰乙醇胺(脑磷脂),还有一类含鞘氨醇的磷脂称为鞘磷脂。

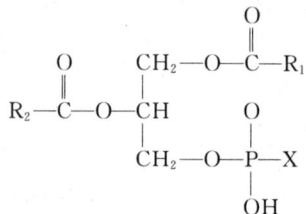

磷脂酰胆碱(卵磷脂)　　　$X=OCH_2CH_2N^+(CH_3)_3$

磷脂酰乙醇胺(脑磷脂)　　$X=OCH_2CH_2NH_2$

(一)甘油磷脂的合成

体内的磷脂可来源于食物,也可在各组织细胞内合成,其中以肝、肾及小肠合成磷脂最为活跃。磷脂酰胆碱和磷脂酰乙醇胺合成的原料是二酰甘油、乙醇胺、胆碱,此外还需要

ATP 和 CTP。乙醇胺和胆碱可由食物供给，也可由丝氨酸生成，它们分别与 ATP 作用生成磷酸乙醇胺和磷酸胆碱，再与 CTP 作用生成活化的二磷酸胞苷乙醇胺（CDP-乙醇胺）和二磷酸胞苷胆碱（CDP-胆碱），最后两者分别与二酰甘油作用，生成磷脂酰乙醇胺和磷脂酰胆碱，磷脂酰乙醇胺也可接受甲基转变成磷脂酰胆碱（图 2-11）。

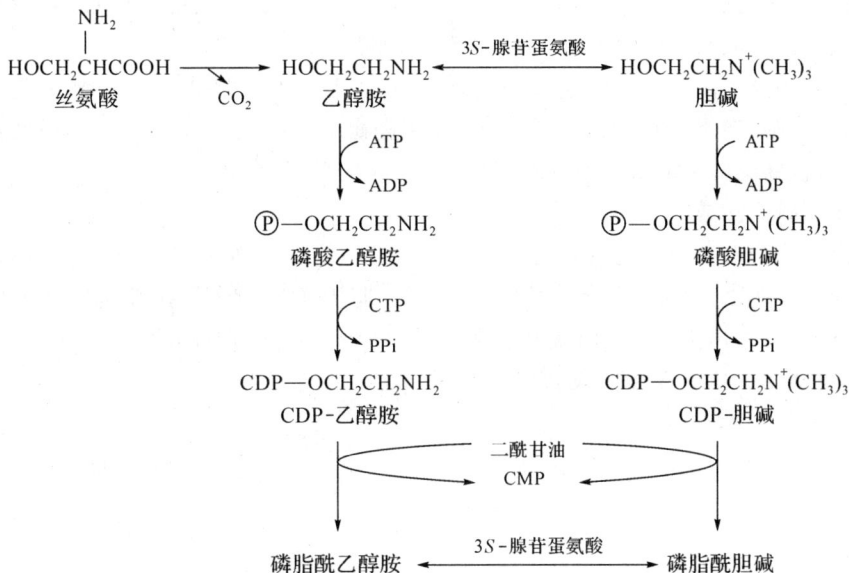

图 2-11　磷脂酰乙醇胺和磷脂酰胆碱的合成过程

当合成磷脂的原料不足时，磷脂合成减少，结果导致脂蛋白合成障碍，使肝中的脂肪不能顺利运出而存积，可形成脂肪肝。胆碱、蛋氨酸、参与甲基转移的维生素 B_{12} 和叶酸可促进肝中磷脂的合成，因而可作为抗脂肪肝的药物。

(二)甘油磷脂的分解

生物体内存在多种磷脂酶，可使甘油磷脂分子中不同的酯键水解，包括磷脂酶 A_1 和 A_2、磷脂酶 B_1、磷脂酶 C 及磷脂酶 D，各种磷脂酶作用的部位见图 2-12。

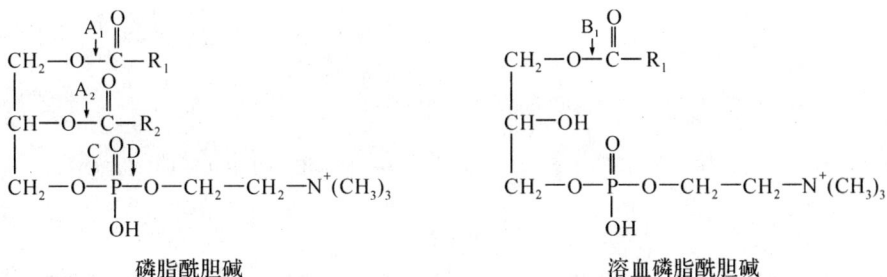

图 2-12　各种磷脂酶作用的部位

磷脂酶 A_2 大量存在于蛇毒、蝎毒和蜂毒中，也常以酶原形式存在于动物的胰脏内，能特异性地催化甘油磷脂 2 位碳上的酯键水解，生成溶血磷脂酰胆碱（溶血卵磷脂）和多不饱和脂肪酸。溶血磷脂酰胆碱是一种表面活性较强的物质，能破坏红细胞膜及其他细胞膜结构，引起溶血或细胞坏死。

三、胆固醇的代谢

胆固醇广泛分布于全身各组织中,其中约 25% 分布在脑及神经组织,约占脑组织重量的 2%。肝、肾、肠等内脏及皮肤和脂肪组织也含有较多的胆固醇,其中以肝最多。在肾上腺、卵巢等合成类固醇激素的内分泌腺中,胆固醇含量可达 1%~5%。

人体内胆固醇来源于体内合成及从食物摄取,正常人每天膳食中胆固醇主要来自于动物性食物如肝、脑、肉类、蛋黄及奶油等。植物性食物不含胆固醇,而含有谷固醇、麦角固醇等植物固醇,植物固醇不易被吸收,摄入过多还可抑制胆固醇的吸收。

(一)胆固醇的合成

人体内几乎全身各组织均可合成胆固醇,其中以肝合成胆固醇的能力最强,占合成总量的 70%~80%;其次是小肠,占合成总量的 10%。胆固醇的合成是在细胞质和内质网进行的,合成的原料是乙酰 CoA,同时需要 ATP、NADPH 参加。胆固醇的合成过程较为复杂(图 2-13),可概括为以下 3 个阶段。

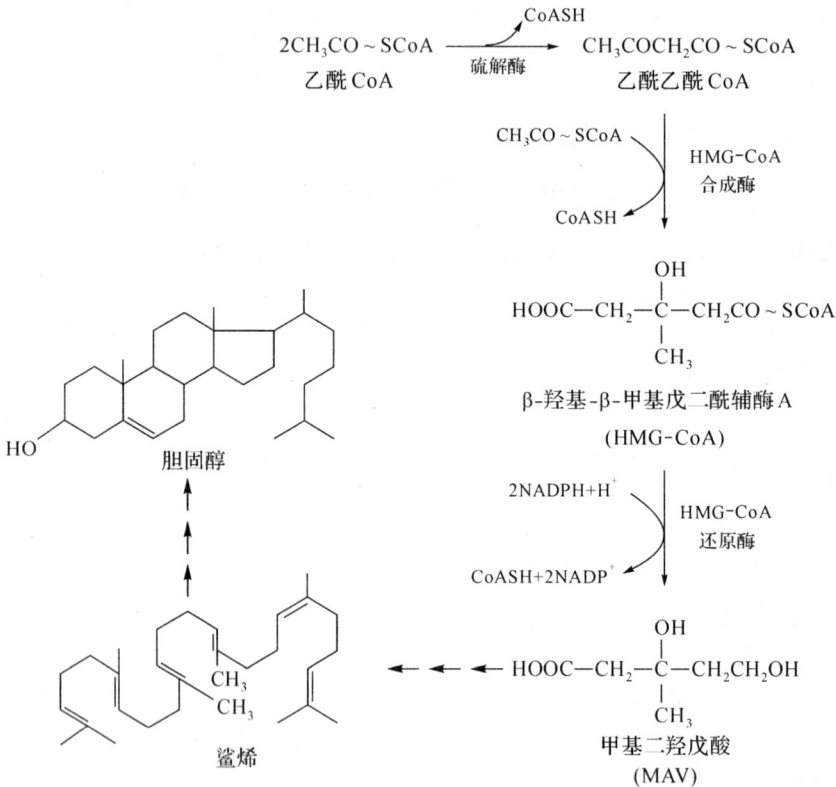

图 2-13　胆固醇的合成过程

1. 甲基二羟戊酸(MVA)的生成　首先由 2 分子乙酰 CoA 缩合成乙酰乙酰 CoA,然后再与 1 分子乙酰 CoA 缩合,生成 HMG-CoA,后者在 HMG-CoA 还原酶催化下,生成 MVA。

2. 鲨烯的生成　MVA 经磷酸化反应,并脱羧基、脱羟基转变成活性很强的 5 碳焦磷酸化合物,后者再经多次缩合生成 30 碳的鲨烯。

3. 胆固醇的合成　鲨烯在多种酶的催化下,经过环化、氧化、脱羧及还原等一系列反应,脱去 3 分子 CO_2,生成胆固醇。

(二)胆固醇的转变与排泄

胆固醇在人体内不能被分解生成 CO_2 和 H_2O 而供能,其主要代谢去路是转变成具有重要生理功能的类固醇物质。

1. 转变为胆汁酸　胆固醇在肝中转变为胆汁酸,是胆固醇在体内的主要代谢去路。正常人每天合成的胆固醇,约 2/5 在肝中转变为胆汁酸,随胆汁排入肠道。

2. 转变为维生素 D_3　胆固醇在肝、小肠黏膜和皮肤等处可氧化生成 7-脱氢胆固醇,后者可在皮肤经紫外线照射转变为维生素 D_3,参与钙磷代谢的调节。

3. 转变为类固醇激素　肾上腺皮质胆固醇可转变成肾上腺皮质激素和少量性激素,在性腺可转变为性激素。

4. 胆固醇的排泄　胆固醇在肝内转变为胆汁酸随胆汁排出,是排泄的主要途径。一部分胆固醇也可随胆汁排入肠道。进入肠道的胆固醇,少量被重吸收,大部分以原型或被肠菌还原为粪固醇随粪便排出。

四、血脂与血浆脂蛋白

(一)血脂

血浆中所含的脂类统称为血脂,包括三酰甘油(TG)、磷脂(PL)、胆固醇(Ch)、胆固醇酯(CE)及游离脂肪酸(FFA)。血脂有两个来源:①从食物中摄取脂类经消化吸收入血;②体内肝、脂肪组织等合成脂类释放入血。正常成人空腹 12~14h,血脂组成及含量见表 2-4。

表 2-4　正常成人空腹血脂的组成及含量

组　　成	含量	
	mmol/L	mg/dl
总血脂	4.00~4.70(5.00)	400~700(500)
三酰甘油	0.11~1.69(1.13)	10~160(100)
总磷脂	48.44~80.73(64.58)	150~250(200)
磷脂酰胆碱(卵磷脂)	16.10~64.60(32.30)	50~200(100)
磷脂酰乙醇胺(脑磷脂)	4.80~13.00(6.40)	15~35(20)
总胆固醇	2.59~6.47(5.17)	100~250(200)
胆固醇	1.03~1.81(1.42)	40~70(55)
胆固醇酯	1.81~5.17(3.75)	70~200(145)
游离脂肪酸	0.20~0.78	5~20

注:括号内为平均值。

(二)血浆脂蛋白

脂类不溶于水,它们必须与水溶性强的蛋白质结合,以脂蛋白的形式才能在血浆中运输。因此,脂蛋白是脂类在血浆中的存在形式和运输形式。脂蛋白中的蛋白质部分,称为载脂蛋白(apolipoprotein,APO),至今已从人血浆中分离出 20 多种载脂蛋白。游离脂肪酸在血浆中与清蛋白结合而运输。

1. 血浆脂蛋白的分类　由于组成脂蛋白的脂类及载脂蛋白的种类、数量不同,各种脂蛋白的密度、颗粒大小、表面电荷和电泳速度均不同。一般用超速离心法和电泳法对脂蛋白进行分类。

(1)超速离心法:不同脂蛋白中脂类和蛋白质所占的比例不同,因而其密度也不同,含三酰甘油越多,密度越低;含蛋白质越多,密度越高。将血浆置于一定密度的盐溶液中进行超速离心,可将血浆脂蛋白按密度从低到高顺序分为乳糜微粒(CM)、极低密度脂蛋白(VLDL)、低密度脂蛋白(LDL)和高密度脂蛋白(HDL)4 种。

(2)电泳法:不同脂蛋白中载脂蛋白的种类不同,其表面电荷及颗粒大小也不同,因而在电场中的迁移率不同。根据其在电场中迁移率的不同,可将血浆脂蛋白分为 α-脂蛋白(α-lipoprotein,α-LP)、前 β-脂蛋白(preβ-lipoprotein,preβ-LP)、β-脂蛋白(β-lipoprotein,β-LP)和乳糜微粒(CM)4 类(图 2-14)。

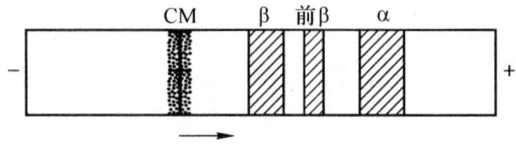

图 2-14　血浆脂蛋白电泳图谱

两种分类法命名的各类脂蛋白间的关系、组成及生理功能见表 2-5。

表 2-5　血浆脂蛋白的分类、组成及生理功能

密度法 电泳法	CM	VLDL 前 β-脂蛋白	LDL β-脂蛋白	HDL α-脂蛋白
组成				
蛋白质(%)	0.5～2	5～10	20～25	50
三酰甘油(%)	80～95	50～70	10	5
磷脂(%)	5～7	15	20	25
胆固醇及其酯(%)	4～5	15～19	48～50	20～22
合成部位	小肠黏膜细胞	肝细胞	血浆	肝、肠
生理功能	运输外源性三酰甘油到全身	运输内源性三酰甘油到全身	运输胆固醇从肝到全身各组织	运输胆固醇从肝外组织到肝内代谢

2. 血浆脂蛋白的代谢

(1)乳糜微粒:CM 在小肠黏膜细胞中合成。食物中脂肪在肠道的消化产物(脂肪酸、单酰甘油等)被吸收到小肠黏膜细胞,重新合成脂肪,与磷脂、胆固醇、载脂蛋白等形成 CM,成为含三酰甘油最多的脂蛋白。CM 经淋巴管进入血液循环,在毛细血管内皮细胞表面的脂蛋白脂肪酶(LPL)的作用下,其分子中的三酰甘油水解为甘油和脂肪酸,供组织利用,CM颗粒逐渐变小,最后转变为残余颗粒,经胞吞作用进入肝细胞代谢。因此,CM 的主要功能是将外源性三酰甘油运输到体内各组织。CM 在血浆中的半衰期为 5～15min,正常人空腹血浆中不含 CM。

(2)极低密度脂蛋白:VLDL 由肝细胞合成,也含有较多的三酰甘油。VLDL 合成后,释放入血,与 CM 一样在 LPL 的反复作用下,三酰甘油被水解,VLDL 颗粒逐渐变小,其组成成分不断发生变化,成为中间密度脂蛋白(IDL),由原来富含脂肪的颗粒变为富含胆固醇的颗粒,最后转变成 LDL。因此,VLDL 的主要功能是将内源性三酰甘油从肝脏运输到各组织。

(3)低密度脂蛋白:LDL 是由 VLDL 在血浆中转变而来,含胆固醇最多。肝外组织细胞膜上的 LDL 受体能特异性地识别 LDL,LDL 进入细胞后,在溶酶体内分解为胆固醇而被细胞利用。因此,LDL 的主要功能是将肝脏合成的胆固醇运输到肝外组织。正常成人空腹血浆中的胆固醇主要存在于 LDL 中,血浆 LDL 增高者易患动脉粥样硬化。

(4)高密度脂蛋白:HDL 主要由肝细胞合成,含胆固醇和磷脂较多,正常人空腹血浆HDL 约占脂蛋白总量的 1/3。LDL 分泌入血后,接受由其他脂蛋白转移而来的载脂蛋白、磷脂、胆固醇等,形成成熟的 HDL。成熟的 HDL 与肝细胞表面的 HDL 受体结合后被肝细胞摄取利用,其中的胆固醇可转变为胆汁酸或直接随胆汁排出体外。HDL 的主要功能是将肝外组织的胆固醇运输到肝内进行代谢。由此机体可将外周组织的胆固醇运输到肝内代谢并排出体外,防止胆固醇在动脉壁和其他组织中积聚。

(三)血浆脂蛋白代谢异常

1.高脂血症 血浆脂蛋白代谢紊乱,使血脂高于正常参考值上限,称为高脂血症,也称高脂蛋白血症。临床上常见的高脂血症包括高三酰甘油血症和高胆固醇血症,主要是由于载脂蛋白、脂蛋白受体或脂蛋白代谢缺陷引起。1970 年世界卫生组织(WHO)建议,将高脂血症分为 6 型(表 2-6)。

表 2-6　高脂血症的类型

类型	脂蛋白变化	血脂变化
I	CM 增高	三酰甘油↑↑↑,胆固醇↑
IIa	LDL 增高	胆固醇↑↑
IIb	LDL、VLDL 增高	三酰甘油↑,胆固醇↑
III	IDL 增高	三酰甘油↑,胆固醇↑↑
IV	VLDL 增高	三酰甘油↑↑
V	CM、VLDL 增高	三酰甘油↑↑↑,胆固醇↑

高脂血症分为原发性与继发性两大类。原发性高脂血症与脂蛋白代谢的酶、脂蛋白受体或载脂蛋白先天性遗传缺陷有关,如 LDL 受体先天缺陷是家族性高胆固醇血症的主要原因。而继发性高脂血症可发生于控制不良的糖尿病、甲状腺功能减退症及肾病综合征患者,也多见于肥胖、酗酒、肝病等患者。

2.动脉粥样硬化　　长期高血脂可引起脂类沉积在大、中动脉管壁,造成动脉粥样硬化。如冠状动脉粥样硬化,可导致心绞痛、心肌梗死;如脑血管动脉粥样硬化,可导致脑出血或脑栓塞。目前发现动脉粥样硬化与血浆 LDL 浓度呈正相关,但与血中 HDL 浓度呈负相关。因此,HDL 被认为是抗动脉粥样硬化的"保护因子"。

第三节　氨基酸代谢

氨基酸是蛋白质的基本组成单位。蛋白质在体内分解时,首先分解为氨基酸,然后进一步代谢。体内蛋白质的更新和氨基酸的分解都需要食物蛋白质来补充,蛋白质是人类重要的营养素。

一、蛋白质的营养作用

(一)蛋白质的生理功能

1.维持组织细胞的生长、更新和修复　　蛋白质是组织细胞的主要成分,人体的生长发育、组织细胞的更新及损伤修复都需要合成大量的蛋白质,因此必须从膳食中摄取足够质和量的蛋白质,才能满足组织细胞生长、更新和修复的需要。这对处于生长发育期的儿童以及康复期的患者尤其重要。

2.参与体内多种重要的生理活动　　体内许多重要的生理活性物质,如酶、肽类激素、抗体等均为蛋白质,另外肌肉收缩、物质运输、血液凝固、信息传递等都由蛋白质来实现。蛋白质的这些功能是不能由糖和脂肪代替的,由此可见食物蛋白质是维持人体正常生理功能所必需的营养素。

3.氧化供能　　蛋白质在分解代谢中也可氧化产能,供机体利用,成人每日大约有 18% 的能量来自蛋白质的分解。但供能是蛋白质的次要功能,可由糖和脂肪代替。

(二)氮平衡

人体内蛋白质的代谢概况可根据氮平衡实验来反映。氮平衡是指人体每日摄入的氮量和排出的氮量之间的关系。蛋白质的含氮量平均为 16%,摄入的氮量主要来源于食物中的蛋白质,故摄入氮量的多少可反映蛋白质的摄入量。蛋白质在体内分解代谢产生的含氮物质主要通过粪、尿排出,因此测定摄入食物的含氮量及尿与粪中的含氮量可间接反映蛋白质的代谢状况。人体氮平衡有以下 3 种情况:

1.总氮平衡　　即摄入氮量等于排出氮量,表示体内蛋白质的合成与分解处于动态平衡状态,见于正常成人。摄入体内的蛋白质除了用于组织蛋白质更新之外,其余部分氧化供能,故处于总氮平衡状态。

2.氮的正平衡　　即摄入氮量大于排出氮量,表示体内蛋白质的合成量多于分解量。生长发育期儿童、孕妇与恢复期患者体内不断有大量组织新生或创伤修复,摄入体内的蛋白质除了用于组织蛋白质更新之外,还合成一部分新的蛋白质,故处于氮的正平衡状态。

3.氮的负平衡　　即摄入氮量小于排出氮量,表示体内蛋白质的合成量小于分解量。当饥饿、营养不良或患有慢性消耗性疾病时,摄入体内的蛋白质不足以维持每日组织蛋白质的更新,故处于氮的负平衡状态。

(三)蛋白质的营养价值

1. 必需氨基酸 必需氨基酸是指人体所必需但不能自身合成,必须由食物供给的氨基酸。组成人体蛋白质的 20 种氨基酸中,有 8 种是必需氨基酸:缬氨酸、亮氨酸、异亮氨酸、苏氨酸、蛋氨酸、赖氨酸、苯丙氨酸和色氨酸。其余 12 种氨基酸都可在体内合成,不一定需要食物供给,称为非必需氨基酸。某些疾病情况,如严重腹泻、营养不良、无法进食时,为保证氨基酸的需求,可补充氨基酸混合液,其主要成分就是必需氨基酸。

2. 蛋白质的营养价值 食物蛋白质的营养价值高低主要取决于所含必需氨基酸的种类、含量和比例。含有必需氨基酸种类多、数量足、比例接近人体需要的蛋白质,容易被人体消化吸收和利用,其营养价值就高,反之营养价值则低。一般认为,动物蛋白质的营养价值高于植物蛋白质。

3. 蛋白质的互补作用 如果几种营养价值较低的蛋白质混合食用,所含必需氨基酸可以互相补充从而提高营养价值,这种作用称为蛋白质的互补作用。例如,谷类蛋白质含赖氨酸较少而含色氨酸较多,豆类蛋白质则含赖氨酸较多而含色氨酸较少,两者混合食用可提高营养价值。

4. 蛋白质的需要量 根据计算,为维持总氮平衡,成人每日蛋白质的最低需要量为 30g。为了保持人体处于较佳功能状态,我国营养学会推荐成人每日蛋白质的摄入量为 80g,儿童、孕妇以及恢复期患者等还应适当增加蛋白质的摄入量。

二、氨基酸的一般代谢

体内游离的氨基酸分布在血液和组织中,形成氨基酸代谢库。正常情况下,氨基酸代谢库中的氨基酸处于动态平衡状态。体内氨基酸的来源包括食物蛋白质的消化吸收、组织蛋白质的分解以及体内合成的氨基酸。体内氨基酸的主要代谢去路是合成组织蛋白质,也可转变为其他含氮物质。氨基酸分解的主要途径是经过脱氨基作用分解成 α-酮酸和氨,产生的 α-酮酸可转变为糖、脂肪,或经三羧酸循环氧化放能,产生的氨主要生成尿素随尿排出体外。此外,一小部分氨基酸可经脱羧基作用分解为胺和 CO_2。体内氨基酸的代谢概况见图2-15。

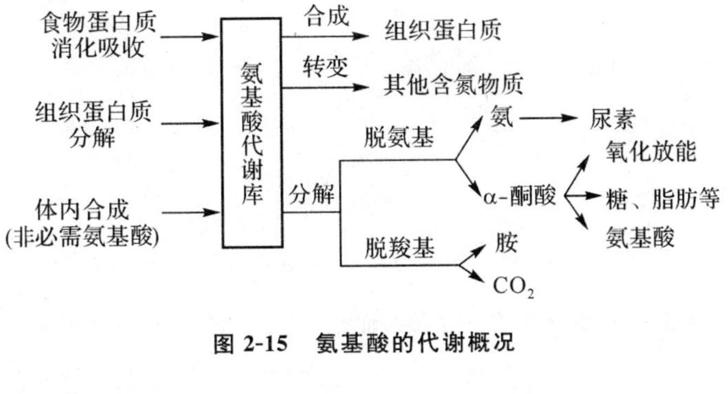

图 2-15 氨基酸的代谢概况

(一)氨基酸的脱氨基作用

氨基酸的脱氨基作用在体内大多数组织中均可进行,主要方式有氧化脱氨基作用、转氨基作用、联合脱氨基作用和嘌呤核苷酸循环,其中以联合脱氨基作用最为重要。

1. 氧化脱氨基作用　在酶的催化下,氨基酸经氧化脱去氨基的过程,称为氧化脱氨基作用。体内催化氨基酸氧化脱氨基的酶最重要的是 L-谷氨酸脱氢酶,其辅酶为 NAD^+ 或 $NADP^+$。L-谷氨酸脱氢酶广泛存在于人体的大多数组织,如肝、肾、脑等,活性较强,能催化 L-谷氨酸氧化脱氨生成 α-酮戊二酸与氨,此反应是可逆的,但由于生成的氨迅速被处理,所以反应趋向于脱氨基作用。

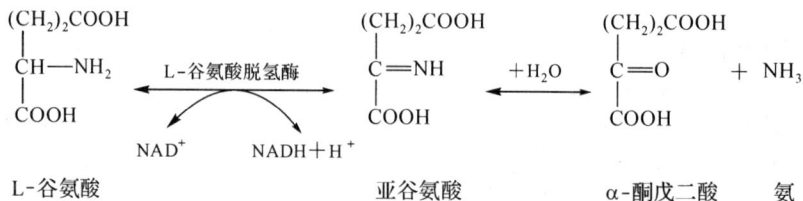

$$
\begin{array}{ccccc}
\text{(CH}_2\text{)}_2\text{COOH} & & \text{(CH}_2\text{)}_2\text{COOH} & & \text{(CH}_2\text{)}_2\text{COOH} \\
| & \xrightarrow{\text{L-谷氨酸脱氢酶}} & | & \xrightarrow{+\text{H}_2\text{O}} & | \\
\text{CH}-\text{NH}_2 & & \text{C}=\text{NH} & & \text{C}=\text{O} \quad + \quad \text{NH}_3 \\
| & \text{NAD}^+ \quad \text{NADH}+\text{H}^+ & | & & | \\
\text{COOH} & & \text{COOH} & & \text{COOH} \\
\text{L-谷氨酸} & & \text{亚谷氨酸} & & \text{α-酮戊二酸} \quad \text{氨}
\end{array}
$$

2. 转氨基作用　在转氨酶催化下,α-氨基酸的氨基转移到 α-酮酸的酮基上,使原来的 α-酮酸变为相应的 α-氨基酸,而原来的 α-氨基酸则变为相应的 α-酮酸,这种作用称为转氨基作用。此反应可逆。

$$
\begin{array}{ccccccc}
\text{R}_1 & & \text{R}_2 & & \text{R}_1 & & \text{R}_2 \\
| & & | & & | & & | \\
\text{CH}-\text{NH}_2 & + & \text{C}=\text{O} & \xrightleftharpoons{\text{转氨酶}} & \text{CH}=\text{O} & + & \text{CH}-\text{NH}_2 \\
| & & | & & | & & | \\
\text{COOH} & & \text{COOH} & & \text{COOH} & & \text{COOH}
\end{array}
$$

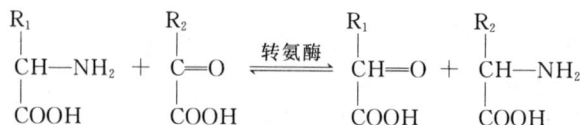

体内存在多种转氨酶,其中有两种转氨酶最为重要:一种是丙氨酸转氨酶(alanine transaminase,ALT),原称谷丙转氨酶(glutamic pyruvic transaminase,GPT);另一种是天冬氨酸转氨酶(aspartate transaminase,AST),原称谷草转氨酶(glutamic oxaloacetic transaminase,GOT)。各种转氨酶的辅酶是磷酸吡哆醛或磷酸吡哆胺(含有维生素 B_6),起传递氨基的作用。

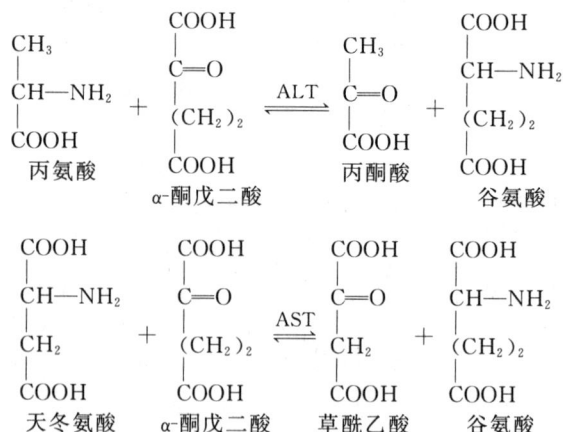

$$
\begin{array}{ccccccc}
\text{CH}_3 & & \text{COOH} & & \text{CH}_3 & & \text{COOH} \\
| & & | & & | & & | \\
\text{CH}-\text{NH}_2 & + & \text{C}=\text{O} & \xrightarrow{\text{ALT}} & \text{C}=\text{O} & + & \text{CH}-\text{NH}_2 \\
| & & | & & | & & | \\
\text{COOH} & & \text{(CH}_2\text{)}_2 & & \text{COOH} & & \text{(CH}_2\text{)}_2 \\
& & | & & & & | \\
& & \text{COOH} & & & & \text{COOH} \\
\text{丙氨酸} & & \text{α-酮戊二酸} & & \text{丙酮酸} & & \text{谷氨酸}
\end{array}
$$

$$
\begin{array}{ccccccc}
\text{COOH} & & \text{COOH} & & \text{COOH} & & \text{COOH} \\
| & & | & & | & & | \\
\text{CH}-\text{NH}_2 & + & \text{C}=\text{O} & \xrightarrow{\text{AST}} & \text{C}=\text{O} & + & \text{CH}-\text{NH}_2 \\
| & & | & & | & & | \\
\text{CH}_2 & & \text{(CH}_2\text{)}_2 & & \text{CH}_2 & & \text{(CH}_2\text{)}_2 \\
| & & | & & | & & | \\
\text{COOH} & & \text{COOH} & & \text{COOH} & & \text{COOH} \\
\text{天冬氨酸} & & \text{α-酮戊二酸} & & \text{草酰乙酸} & & \text{谷氨酸}
\end{array}
$$

正常情况下,转氨酶主要分布在细胞内,血清中活性很低。并且不同组织中的转氨酶活性差别很大,其中 ALT 在肝细胞中活性最高,AST 在心肌细胞中活性最高。当某种原因使细胞损伤时,转氨酶大量释放入血,引起血清中转氨酶活性升高。例如,急性肝炎患者的血清中 ALT 活力显著升高,心肌梗死患者的血清中 AST 显著升高。

3. 联合脱氨基作用　氨基酸的转氨基作用虽然在体内普遍进行,但只靠转氨基作用并未使氨基酸真正脱去氨基。将转氨基作用与氧化脱氨基作用联合进行,可使氨基酸脱去氨基并产生游离的氨,这种作用称为联合脱氨基作用。联合脱氨基作用的方式是,氨基酸先与 α-酮戊二酸经转氨基作用生成相应的 α-酮酸和 L-谷氨酸,L-谷氨酸在 L-谷氨酸脱氢酶的作用下,脱去氨基并生成 α-酮戊二酸(图 2-16)。

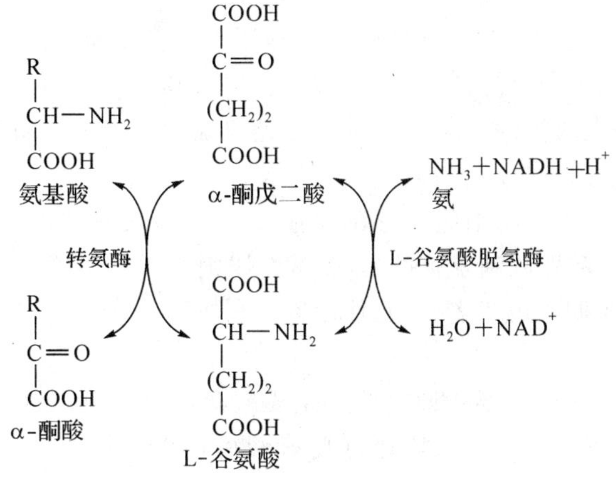

图 2-16　联合脱氨基作用

参与联合脱氨基作用的酶在体内分布广、活性高,因此联合脱氨基作用是体内氨基酸脱氨基的主要方式。又由于此过程是可逆的,所以联合脱氨基作用也是体内合成非必需氨基酸的主要途径。

4. 嘌呤核苷酸循环　在骨骼肌和心肌组织中由于 L-谷氨酸脱氢酶活性很低,上述联合脱氨基方式很难在肌组织中进行,因此肌肉中的氨基酸是通过嘌呤核苷酸循环脱去氨基的(图 2-17)。

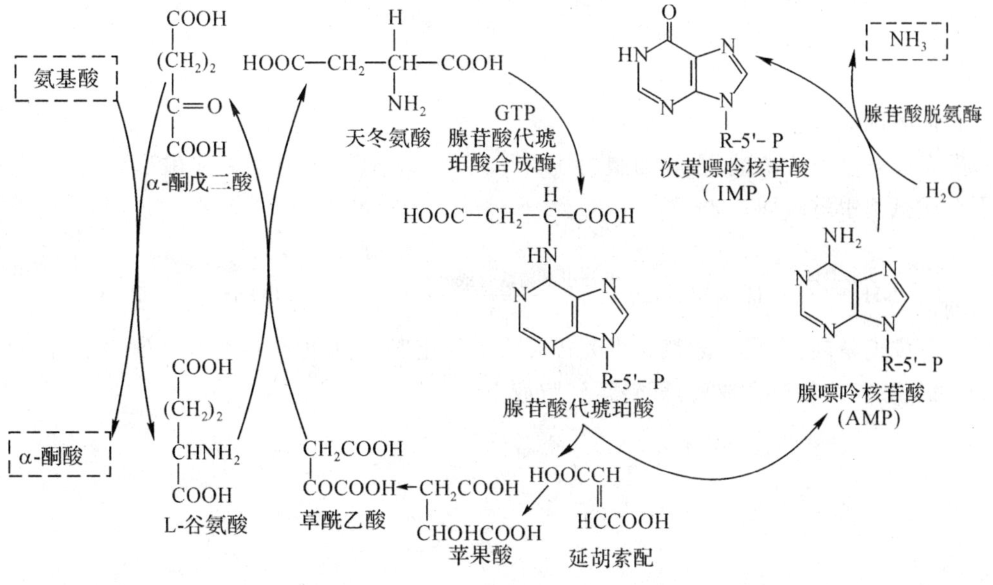

图 2-17　嘌呤核苷酸循环

(二)氨的代谢

机体代谢产生的氨以及消化道吸收的氨进入血液形成血氨。正常人的血氨浓度一般不超过 $0.6\mu mol/L$，这与体内氨的来源、去路保持着动态平衡密切相关。当血氨浓度过高时，可透过血脑屏障，对中枢神经系统产生毒性作用。体内的氨主要在肝中合成尿素而解毒。

1. 氨的来源

(1)氨基酸脱氨基作用：这是体内氨的主要来源。

(2)肠道吸收：肠道内的氨基酸在肠道细菌作用下可产生氨,此外肠道尿素经肠道细菌尿素酶的水解作用也可产生氨。NH_3 较 NH_4^+ 容易被肠道吸收,因此当肠道 pH 较低时,NH_3 与 H 结合成 NH_4^+,氨的吸收减少。临床上对高血氨患者采用弱酸性液做结肠透析,禁止用碱性液灌肠,是为了减少氨的吸收。

(3)肾脏分泌：肾小管上皮细胞分泌的氨主要来自谷氨酰胺的水解,这部分氨与尿中 H^+ 结合成 NH_4^+ 排出,酸性尿利于其排出,而碱性尿则妨碍肾小管细胞中 NH_3 的分泌。临床上对因肝硬化而产生腹水的患者,不宜使用碱性利尿药,以免血氨升高。

2. 氨的去路

(1)合成尿素：体内氨的主要代谢去路是生成尿素经肾排出,合成尿素的主要器官是肝脏。NH_3 及 CO_2 是合成尿素的原料,通过鸟氨酸循环合成尿素。首先鸟氨酸与 NH_3 及 CO_2 结合生成瓜氨酸,然后再与 NH_3 结合生成精氨酸,最后精氨酸水解产生尿素,并重新生成鸟氨酸(图 2-18)。

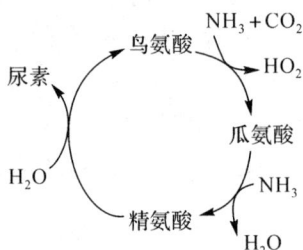

图 2-18　鸟氨酸循环

具体的反应过程如下：

①合成氨基甲酰磷酸：在肝细胞的线粒体内,NH_3 和 CO_2 在氨基甲酰磷酸合成酶的催化下合成氨基甲酰磷酸。

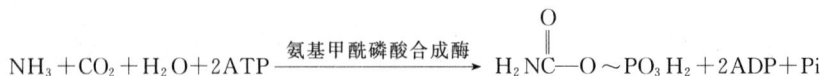

$$NH_3 + CO_2 + H_2O + 2ATP \xrightarrow{\text{氨基甲酰磷酸合成酶}} H_2NC\overset{O}{\overset{\|}{-}}O \sim PO_3H_2 + 2ADP + Pi$$

②合成瓜氨酸：在鸟氨酸氨基甲酰转移酶的催化下,氨基甲酰磷酸与鸟氨酸缩合生成瓜氨酸,瓜氨酸在线粒体合成后,即转运到胞液中。

$$\begin{array}{c}NH_2\\|\\(CH_2)_3\\|\\CHNH_2\\|\\COOH\end{array}\text{(鸟氨酸)} + \begin{array}{c}NH_2\\|\\C=O\\|\\O\sim PO_3H_2\end{array}\text{(氨基甲酰磷酸)} \xrightarrow{\text{鸟氨酸氨基甲酰转移酶}} \begin{array}{c}NH_2\\|\\C=O\\|\\NH\\|\\(CH_2)_3\\|\\CHNH_2\\|\\COOH\end{array}\text{(瓜氨酸)} + Pi$$

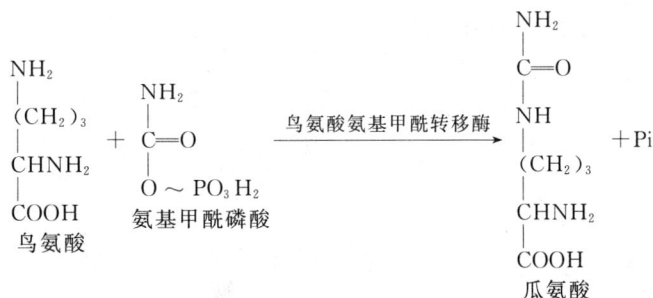

③合成精氨酸:瓜氨酸与天冬氨酸在胞液中由精氨酸代琥珀酸合成酶催化,生成精氨酸代琥珀酸,然后在精氨酸代琥珀酸裂解酶催化下,裂解成精氨酸和延胡索酸。

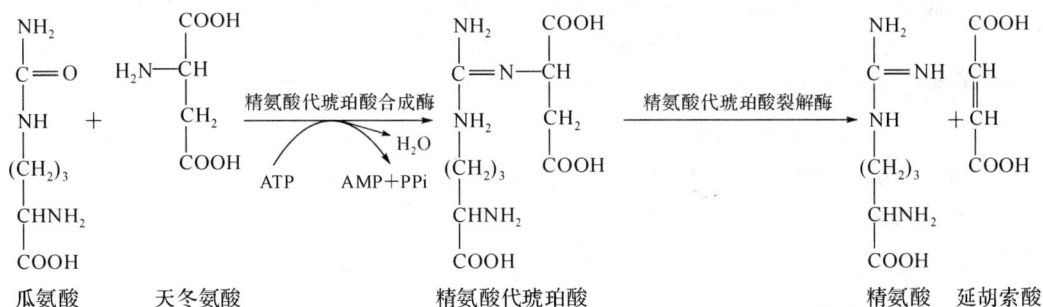

$$\text{瓜氨酸} + \text{天冬氨酸} \xrightarrow[\underset{ATP \quad AMP+PPi}{}]{\text{精氨酸代琥珀酸合成酶}} \text{精氨酸代琥珀酸} \xrightarrow{\text{精氨酸代琥珀酸裂解酶}} \text{精氨酸} + \text{延胡索酸}$$

④生成尿素:精氨酸在精氨酸酶的催化下,水解生成尿素和鸟氨酸。鸟氨酸经膜载体转运至线粒体,可再次参与鸟氨酸循环。

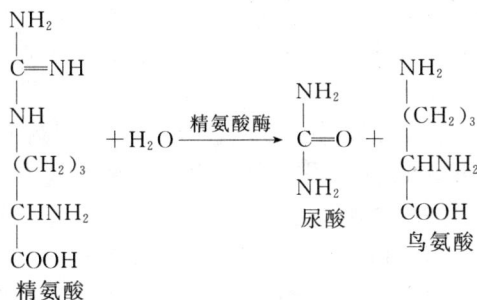

$$\begin{array}{c}NH_2\\|\\C=NH\\|\\NH\\|\\(CH_2)_3\\|\\CHNH_2\\|\\COOH\end{array}\text{(精氨酸)} + H_2O \xrightarrow{\text{精氨酸酶}} \begin{array}{c}NH_2\\|\\C=O\\|\\NH_2\end{array}\text{(尿酸)} + \begin{array}{c}NH_2\\|\\(CH_2)_3\\|\\CHNH_2\\|\\COOH\end{array}\text{(鸟氨酸)}$$

从上述反应可见,尿素分子中的两个氮原子,一个来源于 NH_3,另一个来源于天冬氨酸,而天冬氨酸又可由其他氨基酸通过转氨基作用生成。因此每循环一次,相当于将 2 分子 NH_3 和 1 分子 CO_2 转变成 1 分子尿素,反应所需的能量由 ATP 提供。

(2)合成谷氨酰胺:在肝、脑和肌肉等组织中,广泛地存在着谷氨酰胺合成酶,可催化 NH_3 和谷氨酸合成谷氨酰胺。这是体内解氨毒的另一途径,合成的谷氨酰胺可用于蛋白质的合成,也可通过血液循环运送到肾,在谷氨酰胺酶催化下再生成谷氨酸和氨,氨可与肾小管中的 H^+ 结合成铵盐由尿排出。因此,谷氨酰胺既是氨的解毒产物,也是氨的储存及运输形式。

$$
\begin{array}{ccc}
\text{COOH} & & \text{COOH} \\
| & \text{NH}_3+\text{ATP} \quad\quad \text{ADP}+\text{Pi} & | \\
\text{CHNH}_2 & \text{谷氨酰氨合成酶} & \text{CHNH}_2 \\
| & \longrightarrow & | \\
(\text{CH}_2)_2 & \text{谷氨酰氨酶} & (\text{CH}_2)_2 \\
| & \text{NH}_3 \quad\quad \text{H}_2\text{O} & | \\
\text{COOH} & & \text{CONH}_2 \\
\text{谷氨酸} & & \text{谷氨酰胺}
\end{array}
$$

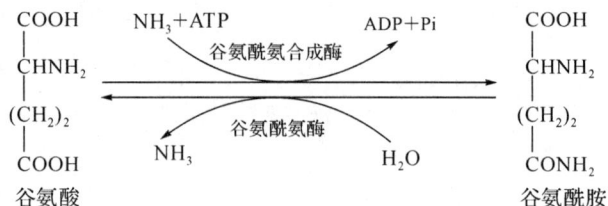

（3）合成非必需氨基酸：氨也可使 α-酮酸氨基化为非必需氨基酸,还可参加嘌呤、嘧啶等的合成。

（三）α-酮酸的代谢

氨基酸脱去氨基所生成的 α-酮酸主要参与以下代谢途径。

1. 合成非必需氨基酸　α-酮酸可以通过氨基酸脱氨基作用的逆过程生成相应的非必需氨基酸,这是机体合成非必需氨基酸的重要途径。

2. 转变为糖或酮体　大多数氨基酸脱氨基后生成的 α-酮酸能在体内转变成糖,称为生糖氨基酸。而亮氨酸和赖氨酸在体内只能生成酮体,称为生酮氨基酸。既能生成糖又能生成酮体的氨基酸称为生糖兼生酮氨基酸,有苏氨酸、色氨酸、异亮氨酸、酪氨酸和苯丙氨酸。

3. 氧化供能　α-酮酸可在体内经三羧酸循环彻底氧化分解生成 CO_2 和 H_2O,并释放能量。

三、某些氨基酸的特殊代谢

（一）氨基酸的脱羧基作用

氨基酸除了脱去氨基的分解代谢途径外,部分氨基酸也可脱去羧基产生相应的具有重要生理作用的胺类。催化此类反应的酶是氨基酸脱羧酶,其辅酶为磷酸吡哆醛。现列举几种由氨基酸脱羧基生成的重要胺类。

1. γ-氨基丁酸　谷氨酸在谷氨酸脱羧酶的作用下,脱去羧基生成 γ-氨基丁酸（GABA）。脑组织中 γ-氨基丁酸的含量较高,其作用是抑制突触传导,是一种抑制性神经递质。

2. 组胺　组氨酸在组氨酸脱羧酶作用下脱去羧基生成组胺。组胺是一种强烈的血管扩张剂,能增加毛细血管通透性,使血压下降。在机体超敏反应、创伤及烧伤等情况下,组织的肥大细胞及嗜碱性粒细胞会释放过量的组胺。组胺还具有促进平滑肌收缩及分泌胃酸的作用。

3. 5-羟色胺　色氨酸在色氨酸羟化酶作用下生成 5-羟色氨酸,再经 5-羟色氨酸脱羧酶的作用生成 5-羟色胺。5-羟色胺在脑中含量较高,是一种神经递质,具有抑制作用,与睡眠、镇痛、体温调节等有关。在外周组织中,5-羟色胺是一种血管收缩剂和平滑肌收缩刺激剂,但对骨骼肌血管主要是起扩张作用。

4. 多胺　某些氨基酸脱羧基后可产生多胺类物质,如鸟氨酸脱羧基生成腐胺,然后再生成精脒和精胺等多胺。多胺能刺激 DNA 和 RNA 合成,与细胞的增殖、生长相关,在一些生长旺盛的组织和肿瘤组织中,鸟氨酸脱羧酶活性较高,多胺含量也较高。临床上把检测癌症患者血、尿中多胺的含量作为观察病情及辅助诊断的指标之一。

（二）一碳单位的代谢

1. 一碳单位的概念　某些氨基酸在分解代谢过程中所产生的具有一个碳原子的基团,

称为一碳单位。体内的一碳单位主要有甲基($—CH_3$)、甲烯基($CH_2=$)、甲炔基($—CH\equiv$)、甲酰基($—CHO$)和亚氨甲基($—CH=NH$)等。

一碳单位不能以游离形式存在,常与四氢叶酸(FH_4)结合在一起转运和参加代谢。因此,FH_4 是一碳单位的载体。一碳单位通常结合在 FH_4 的 N^5 和 N^{10} 上。在哺乳动物体内,FH_4 可由叶酸在二氢叶酸(FH_2)还原酶的催化下生成。

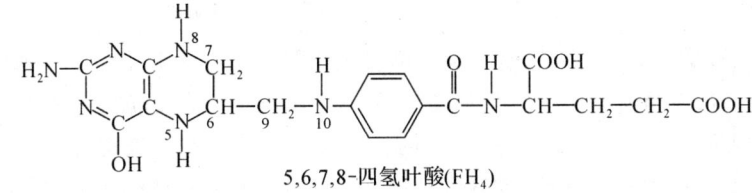

5,6,7,8-四氢叶酸(FH_4)

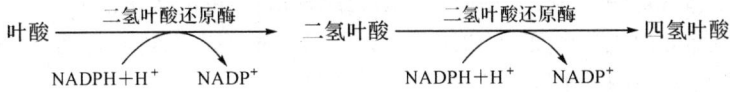

2. 一碳单位的生理功能 一碳单位主要是作为嘌呤和嘧啶合成的原料,参与核酸的生物合成。一碳单位代谢障碍可引起某些疾病,如巨幼红细胞贫血。此外,N^5-CH_2—FH_4 是体内甲基的间接供体,为多种重要生理活性物质的合成间接提供甲基。

(三)含硫氨基酸的代谢

1. 蛋氨酸的代谢 蛋氨酸与 ATP 在腺苷转移酶的催化下生成 S-腺苷蛋氨酸(S-adenosyl methionine,SAM),其所含甲基为活性甲基。SAM 可在转甲基酶的催化下将甲基直接转移给某些物质,合成多种重要的生理活性物质,如肾上腺素、肌酸、胆碱等。

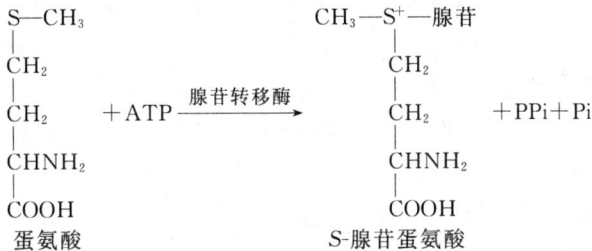

SAM 转甲基后转变成 S-腺苷同型半胱氨酸,然后脱去腺苷转变为同型半胱氨酸,再在 N^5-CH_2—FH_4 转甲基酶的作用下接受 N^5-CH_2—FH_4 上的甲基,重新生成蛋氨酸,这个过程称为蛋氨酸循环(图 2-19)。

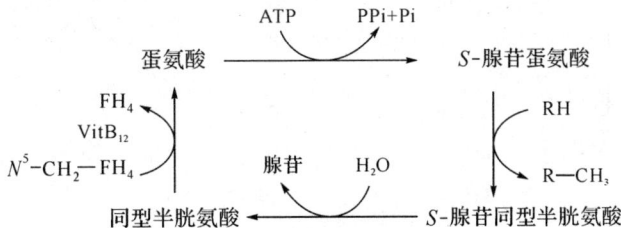

图 2-19 蛋氨酸循环

2. 半胱氨酸与胱氨酸的代谢　半胱氨酸含巯基(—SH),胱氨酸含二硫键(—S—S—)。两分子半胱氨酸可氧化生成胱氨酸,胱氨酸亦可还原成半胱氨酸。

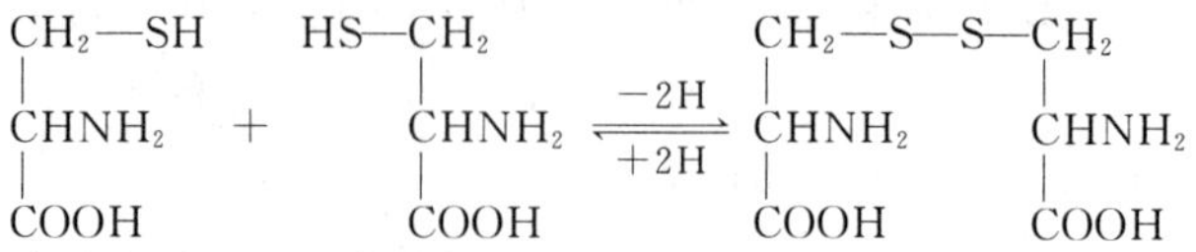

$$
\begin{array}{ccc}
\underset{\substack{\text{半胱氨酸}}}{\begin{array}{c}CH_2{-}SH \\ | \\ CHNH_2 \\ | \\ COOH\end{array}} + \underset{\substack{\text{半胱氨酸}}}{\begin{array}{c}HS{-}CH_2 \\ | \\ CHNH_2 \\ | \\ COOH\end{array}} & \underset{+2H}{\overset{-2H}{\rightleftharpoons}} & \underset{\substack{\text{胱氨酸}}}{\begin{array}{c}CH_2{-}S{-}S{-}CH_2 \\ | \qquad\qquad | \\ CHNH_2 \qquad CHNH_2 \\ | \qquad\qquad | \\ COOH \qquad COOH\end{array}}
\end{array}
$$

体内许多重要的酶,如乳酸脱氢酶、琥珀酸脱氢酶等都有赖于分子中半胱氨酸残基上的巯基以表现其活性,故有巯基酶之称。某些毒物,如重金属离子 Pb^{2+}、Hg^{2+} 等均能和酶分子上的巯基结合而抑制酶活性,从而发挥其毒性作用。二硫基丙醇可使已被毒物结合的巯基恢复原状,具有解毒功能。还原型谷胱甘肽能保护酶分子上的巯基,因而具有重要的生理作用。

半胱氨酸可经氧化、脱羧生成牛磺酸,是结合胆汁酸的组成成分。半胱氨酸还可氧化分解产生硫酸根,一部分以无机盐形式随尿排出,另一部分经活化转变为活性硫酸根 PAPS,在肝脏的生物转化中发挥作用。

(四)芳香族氨基酸的代谢

1. 苯丙氨酸的代谢　正常情况下,体内的苯丙氨酸主要是在苯丙氨酸羟化酶的作用下转变成酪氨酸。如苯丙氨酸羟化酶先天性缺乏,苯丙氨酸不能正常转变成酪氨酸,而经转氨基作用生成苯丙酮酸,此时尿中出现大量苯丙酮酸等代谢产物,称为苯丙酮尿症。苯丙酮酸的堆积对中枢神经系统具有毒性,可造成患儿智力发育障碍。本病的治疗原则是早期发现,并适当控制饮食中苯丙氨酸的摄入。

2. 酪氨酸的代谢　酪氨酸可通过羟化、脱羧等反应生成多巴、多巴胺、去甲肾上腺素和肾上腺素等儿茶酚胺类物质。在黑色素细胞中,酪氨酸在酪氨酸酶的羟化作用下转变成多巴,后者通过氧化、脱羧等反应生成黑色素。如人体先天性缺乏酪氨酸酶,可导致黑色素合成障碍,引起患者皮肤白色、毛发色浅、虹膜及瞳孔呈浅红色,称为白化病。

此外,酪氨酸还能经转氨基及氧化作用转变成尿黑酸,后者在尿黑酸氧化酶的催化下可进一步分解生成延胡索酸和乙酰乙酸,二者分别参与糖和脂肪酸代谢。如体内缺乏尿黑酸氧化酶,引起尿黑酸堆积,随尿排出接触空气,被氧化后使尿液呈黑色,称为尿黑酸尿症。患者随着年龄的增长,可因尿黑酸在结缔组织的堆积,引起变性关节炎。

苯丙氨酸和酪氨酸的代谢过程见图 2-20。

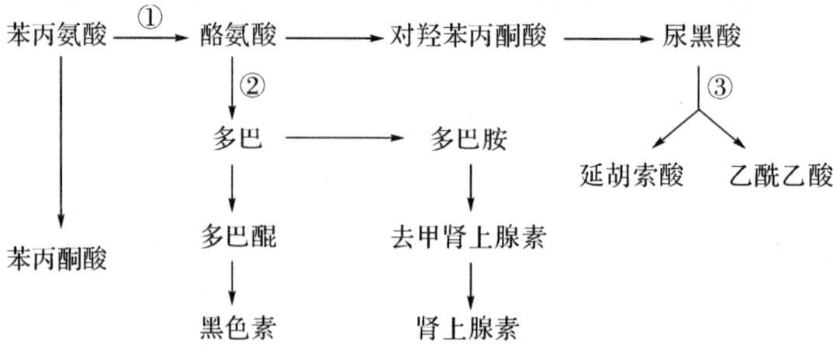

①苯丙氨酸羟化酶缺乏导致苯丙酮尿症;
②酪氨酸酶乏;
③尿黑酸氧化酶缺乏导致尿黑酸尿症

图 2-20　苯丙氨酸和酪氨酸的部分代谢途径

第四节　核苷酸代谢

核苷酸是核酸的基本组成单位。体内的核苷酸可来自食物中核酸的消化吸收,但主要来源于自身合成。核苷酸的主要生理功能是作为核酸合成的原料,此外还具有其他功能,如ATP是主要的供能物质,cAMP和cGMP参与细胞的信号传递等。

一、核苷酸的合成代谢

(一)嘌呤核苷酸的合成

1. 嘌呤核苷酸的从头合成　以5-磷酸核糖、甘氨酸、天冬氨酸、谷氨酰胺、一碳单位和CO_2等简单的化合物为原料,通过一系列酶促反应,合成嘌呤核苷酸的途径,称为嘌呤核苷酸的从头合成途径。从头合成途径是体内嘌呤核苷酸的主要来源,肝细胞及多数细胞以从头合成为主。

嘌呤核苷酸的从头合成在细胞质中进行,细胞首先利用5-磷酸核糖活化生成磷酸核糖焦磷酸(PRPP),再利用前述的小分子化合物合成次黄嘌呤核苷酸(IMP),然后IMP再转变成腺嘌呤核苷酸(AMP)和鸟嘌呤核苷酸(GMP)(图2-21)。

$$腺嘌呤 + PRPP \xrightarrow{APRT} AMP + PPi$$

$$次黄嘌呤 + PRPP \xrightarrow{HGPRT} IMP + PPi$$

$$鸟嘌呤 + PRPP \xrightarrow{HGPRT} GMP + PPi$$

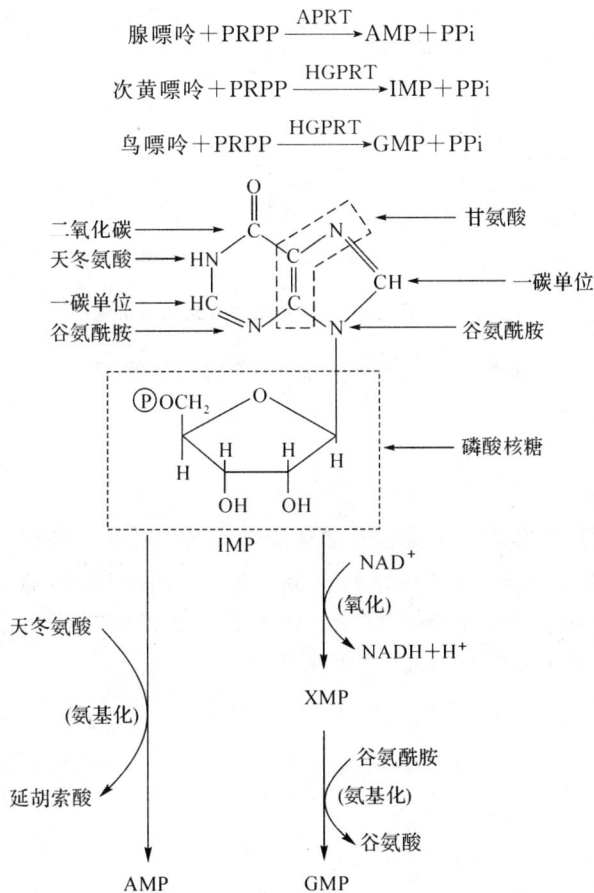

图 2-21　嘌呤核苷酸的合成与原料来源

2. 嘌呤核苷酸的补救合成 细胞利用体内游离的嘌呤或嘌呤核苷,经过简单的反应过程,合成嘌呤核苷酸,称为补救合成途径。此途径只能利用现成的嘌呤或嘌呤核苷来合成嘌呤核苷酸,较为简单,但消耗能量少。脑组织和骨髓由于缺乏从头合成酶系,只能进行补救合成。

反应由腺嘌呤磷酸核糖转移酶(APRT)和次黄嘌呤-鸟嘌呤磷酸核糖转移酶(HGPRT)来催化,由 PRPP 提供磷酸核糖。

3. 嘌呤核苷酸的抗代谢物 嘌呤核苷酸抗代谢物的结构类似于参与嘌呤核苷酸合成的物质,如嘌呤、氨基酸、叶酸等,从而可以通过竞争性抑制的方式干扰嘌呤核苷酸的合成,进而阻止核酸及蛋白质的合成。肿瘤细胞中核酸及蛋白质合成非常旺盛,所以这些抗代谢物在临床上可作为抗肿瘤药物。

(1)嘌呤类似物:常见的嘌呤类似物如 6-巯基嘌呤(6-MP),其结构与次黄嘌呤相似,可磷酸化生成 6-巯基嘌呤核苷酸,从而抑制 IMP 转变为 AMP 和 GMP 的反应酶类,使 AMP 和 GMP 生成减少。6-MP 还可通过竞争性抑制干扰嘌呤核苷酸的补救合成途径(图 2-22)。

(2)氨基酸类似物:如氮杂丝氨酸与谷氨酰胺结构相似,可干扰谷氨酰胺在嘌呤核苷酸合成中的作用,抑制嘌呤核苷酸的合成(图 2-22)。

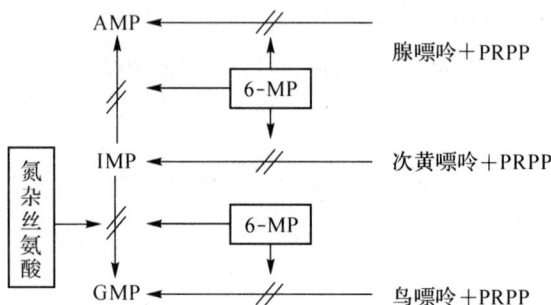

图 2-22 嘌呤核苷酸抗代谢物的作用机制

(3)叶酸类似物:如甲氨蝶呤(MTX)结构与叶酸类似,能竞争性抑制二氢叶酸还原酶,使叶酸不能转变为二氢叶酸及四氢叶酸,导致一碳单位代谢障碍,从而阻止嘌呤核苷酸的合成。

(二)嘧啶核苷酸的合成

1. 嘧啶核苷酸的从头合成 嘧啶核苷酸从头合成的原料是 5-磷酸核糖、天冬氨酸、谷氨酰胺和 CO_2 等。机体首先利用这些原料合成 UMP,然后在激酶催化下转变为 UDP 和 UTP,再在 CTP 合成酶的催化下合成 CTP。体内其他的脱氧核糖核苷酸都由相应的核糖核苷酸在二磷酸核苷水平上还原生成(图 2-23)。

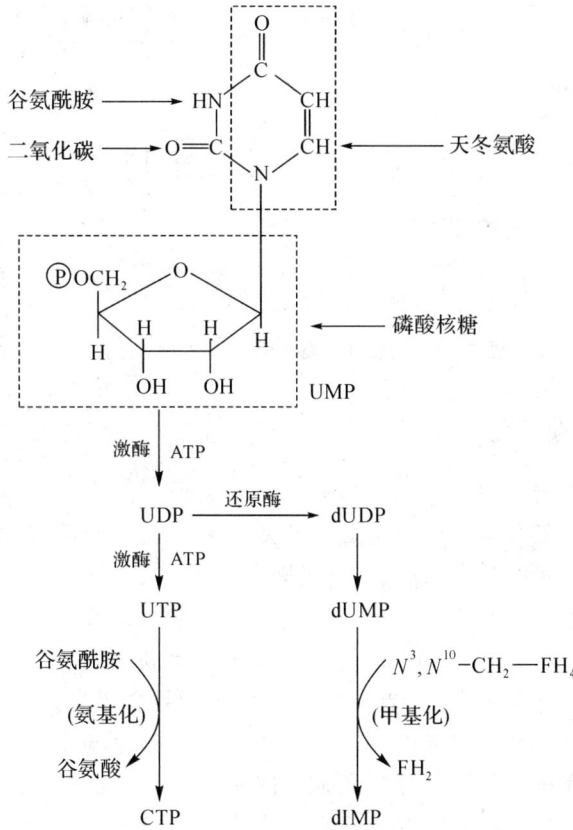

图 2-23　嘧啶核苷酸的合成与原料来源

2. 嘧啶核苷酸的补救合成　催化嘧啶核苷酸补救合成的酶主要是嘧啶磷酸核糖转移酶,除胞嘧啶外,其余的嘧啶核苷酸都可由此酶催化生成,反应通式如下:

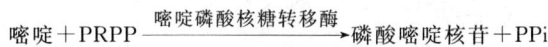

$$嘧啶 + PRPP \xrightarrow{\quad 嘧啶磷酸核糖转移酶 \quad} 磷酸嘧啶核苷 + PPi$$

3. 嘧啶核苷酸的抗代谢物　嘧啶核苷酸的抗代谢物是一些嘧啶、叶酸或氨基酸的类似物,以竞争性抑制的方式干扰嘧啶核苷酸的合成,进而阻止核酸及蛋白质的合成,在临床上也作为抗肿瘤药物。

如 5-氟尿嘧啶(5-FU)结构与胸腺嘧啶相似,在体内转变为一磷酸脱氧核糖氟尿嘧啶核苷(FdUMP),后者与一磷酸脱氧核糖尿嘧啶核苷(dUMP)的结构相似,是胸苷酸合成酶的抑制剂,可阻断一磷酸脱氧核糖胸腺嘧啶核苷(dTMP)的合成。

氮杂丝氨酸、甲氨蝶呤也可抑制嘧啶核苷酸的合成。氮杂丝氨酸与谷氨酰胺结构相似,可抑制 UTP 氨基化生成 CTP。甲氨蝶呤阻断二氢叶酸和四氢叶酸的合成,干扰一碳单位代谢,抑制 dUMP 甲基化生成 dTMP。有些核苷类似物也是重要的抗肿瘤药,如阿糖胞苷可抑制 CDP 还原成 dCDP(图 2-24)。

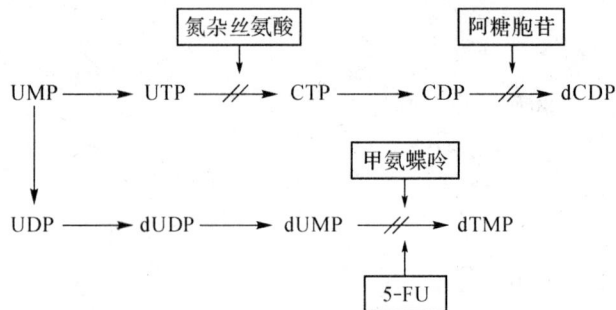

图 2-24　嘧啶核苷酸抗代谢物的作用机制

二、核苷酸的分解代谢

(一)嘌呤核苷酸的分解

嘌呤核苷酸首先在核苷酸酶的作用下水解成核苷,再经核苷磷酸化酶作用,生成 1-磷酸核糖和嘌呤碱。嘌呤碱最终分解为尿酸,随尿排出体外。

正常成人血中尿酸含量是 $0.12\sim0.36\,mmol/L$（$2\sim6\,mg/dl$）,男性略高于女性。尿酸的水溶性较差,若血中尿酸大于 $0.48\,mmol/L$ 时,就会出现尿酸盐晶体,可沉积在关节、软组织、软骨及肾等处,引起关节炎、尿路结石及肾疾病,而导致痛风症。

引起血中尿酸增高导致痛风症的原因目前还不完全清楚,可能与嘌呤核苷酸代谢酶的缺陷有关。临床上用别嘌呤醇来治疗痛风症。因别嘌呤醇的结构与次黄嘌呤结构相似,可抑制黄嘌呤氧化酶阻止次黄嘌呤转变为黄嘌呤,使尿酸生成减少。

(二)嘧啶核苷酸的分解

嘧啶核苷酸首先经核苷酸酶及核苷磷酸化酶的作用,脱去磷酸及核糖,生成嘧啶碱后再进一步分解。其中胞嘧啶、尿嘧啶分解的最终产物是 CO_2、NH_3 和 β-丙氨酸,胸腺嘧啶分解的终产物是 CO_2、NH_3 和 β-氨基异丁酸。

（柯海萍）

练·习·与·思·考·

(一)选择题

A1 型题

1. 正常生理条件下,人体所需能量的 60% 以上来源于　　　　　　　　（　　）

A. 糖　　　　　　　　　B. 脂肪　　　　　　　　　C. 蛋白质

D. DNA　　　　　　　　E. RNA

2. 糖最主要的生理功能是　　　　　　　　　　　　　　　　　　　（　　）

A. 氧化供能　　　　　　B. 支持作用　　　　　　　C. 免疫作用

D. 细胞的组成成分　　　E. 结缔组织的成分

3. 关于糖酵解,以下正确的描述是　　　　　　　　　　　　　　　（　　）

A. 在有氧条件下,葡萄糖生成乳酸的过程

B.在无氧条件下,葡萄糖分解为乳酸的过程

C.通过氧化磷酸化生成 ATP

D.是人类主要的供能途径

E.剧烈运动时糖酵解速度减慢

4.体内糖酵解途径的主要功能是　　　　　　　　　　　　　　　　　（　　）

A.进行糖酵解　　　　　　B.进行糖的有氧氧化以供能　　　C.提供磷酸戊糖

D.对抗糖异生　　　　　　E.提供合成脂肪酸、非必需氨基酸等所需原料

5.1 分子葡萄糖无氧酵解过程中,有几次底物水平磷酸化　　　　　　　（　　）

A.1　　　　　　　　　　　B.2　　　　　　　　　　　C.3

D.4　　　　　　　　　　　E.5

6.1 分子葡萄糖酵解生成 2 分子丙酮酸的同时,可净生成　　　　　　　（　　）

A.2ATP＋2NADH＋2H$^+$　　　B.2ATP＋NADH＋H$^+$　　　C.2ATP

D.ATP＋2NADH＋2H$^+$　　　E.ATP＋NADH＋H$^+$

7.1mol 葡萄糖酵解时净生成几摩尔 ATP　　　　　　　　　　　　　（　　）

A.1　　　　　　　　　　　B.2　　　　　　　　　　　C.3

D.4　　　　　　　　　　　E.5

8.有关三羧酸循环的错误叙述是　　　　　　　　　　　　　　　　　（　　）

A.是三大营养素分解的共同途径

B.可提供小分子原料参与其他代谢

C.生糖氨基酸都通过三羧酸循环的环节才能转变成糖

D.乙酰 CoA 经三羧酸循环氧化,可提供 4 对氢原子

E.乙酰 CoA 进入三羧酸循环后只能被氧化

F.乙酰 CoA 使糖、脂肪代谢途径相联系

9.1mol 乙酰 CoA 彻底氧化,能生成多少摩尔 ATP　　　　　　　　（　　）

A.7　　　　　　　　　　　B.9　　　　　　　　　　　C.12

D.18　　　　　　　　　　E.24

10.下面是一些能将不同代谢途径相联系的化合物,但除外的是　　　　（　　）

A.琥珀酸　　　　　　　　B.丙氨酸　　　　　　　　　C.乙酰 CoA

D.乳酸　　　　　　　　　E.α-酮戊二酸

11.1 分子乙酰 CoA 经三羧酸循环氧化后的产物是　　　　　　　　　（　　）

A.柠檬酸　　　　　　　　B.草酰乙酸　　　　　　　　C.CO_2＋H_2O

D.草酰乙酸＋CO_2　　　E.2CO_2＋4 分子还原当量

12.调节三羧酸循环运转最主要的酶是　　　　　　　　　　　　　　（　　）

A.丙酮酸脱氢酶　　　　　B.柠檬酸合成酶　　　　　　C.异柠檬酸脱氢酶

D.琥珀酸脱氢酶　　　　　E.苹果酸脱氢酶

13.糖酵解途径生成的丙酮酸,如要进行彻底氧化,必须进入线粒体,是因为（　　）

A.丙酮酸脱氢酶复合体在线粒体内　　B.NADH 氧化呼吸链在线粒体内膜

C.琥珀酸氧化呼吸链在线粒体内膜　　D.乳酸不能通过线粒体

E. 不需要氧

14. 糖酵解有许多生理意义,但不包括 （　　）

A. 缺氧需能时,迅速提供能量　　　　B. 可使葡萄糖中大部分能量释放出来

C. 是糖有氧氧化途径的胞液阶段　　　　D. 糖酵解产物乳酸可作为糖异生的原料

E. 为其他物质合成提供中间代谢物

15. 下列生化反应中,哪一个是错误的 （　　）

A. 葡萄糖→乙酰 CoA→脂肪酸　　　　B. 葡萄糖→乙酰 CoA→酮体

C. 葡萄糖→乙酰 CoA→胆固醇　　　　D. 葡萄糖→乙酰 CoA→$CO_2 + H_2O$

E. 葡萄糖→乙酰 CoA→乙酰化反应

16. 糖在体内的储存形式是 （　　）

A. 糖原　　　　　　B. 淀粉　　　　　　C. 葡萄糖

D. 蔗糖　　　　　　E. 乳糖

17. 肝糖原可以补充血糖,是因为肝脏有 （　　）

A. 葡萄糖激酶　　　　　B. 磷酸葡萄糖变位酶　　　　C. 磷酸葡萄糖异构酶

D. 6-磷酸葡萄糖脱氢酶　　　　E. 葡萄糖-6-磷酸酶

18. 糖原分解的第一个产物是 （　　）

A. 葡萄糖　　　　　　B. G-6-P　　　　　　C. F-6-P

D. G-1-P　　　　　　E. F-1-P

19. 糖异生最强的器官是 （　　）

A. 肾脏　　　　　　B. 小肠黏膜　　　　　　C. 心脏

D. 肝脏　　　　　　E. 肌肉

20. 下列哪种物质不是糖异生的原料 （　　）

A. 乙酰 CoA　　　　　　B. 乳酸　　　　　　C. 磷酸烯醇式丙酮酸

D. α-酮戊二酸　　　　　　E. α-磷酸甘油

21. 乳酸循环不经过下列哪条途径 （　　）

A. 糖酵解　　　　　　B. 糖异生　　　　　　C. 磷酸戊糖途径

D. 肝糖原合成　　　　　　E. 肝糖原分解

22. 位于糖酵解、糖异生、磷酸戊糖途径、糖原合成和糖原分解各条代谢途径交汇点上的化合物是 （　　）

A. F-6-P　　　　　　B. F-1,6-BP　　　　　　C. G-6-P

D. G-1-P　　　　　　E. 3-磷酸甘油醛

23. 磷酸戊糖途径产生的重要产物是 （　　）

A. 5-磷酸核糖,NADH　　　B. 6-磷酸葡萄糖,NADPH　　　C. 5-磷酸核糖,NADPH

D. 6-磷酸果糖,NADPH　　　E. 5-磷酸核糖,$FADH_2$

24. 下列哪条途径与核酸合成密切相关 （　　）

A. 糖酵解　　　　　　B. 糖异生　　　　　　C. 糖原合成

D. 三羧酸循环　　　　　　E. 磷酸戊糖途径

25. 磷酸戊糖途径进行的场所为 （　　）

A. 线粒体   B. 胞质   C. 微粒体

D. 氧化阶段在线粒体内,非氧化阶段在胞液

E. 氧化阶段在细胞内,非氧化阶段在细胞外

26. 6-磷酸葡萄糖脱氢酶缺乏时,易发生溶血性贫血,是因为   (   )

A. 缺乏 $NADH+H^+$,使红细胞 GSH 减少

B. 磷酸戊糖途径被抑制,导致磷酸戊糖缺乏

C. 缺乏 $NADPH+H^+$,使红细胞 GSH 减少

D. G-6-P 进入糖无氧分解途径,生成丙酮酸和乳酸

E. G-6-P 转变成 G-1-P,合成糖原

27. 磷酸戊糖途径   (   )

A. 是体内 CO_2 的主要来源

B. 可生成 NADPH,后者通过电子传递链可产生 ATP

C. 可生成 NADPH,供合成代谢需要

D. 是体内生成糖醛酸的途径

E. 饥饿时,葡萄糖经此途径代谢增加

28. 血糖通常指血中所含的   (   )

A. 葡萄糖   B. 果糖   C. 半乳糖

D. 甘露糖   E. 麦芽糖

29. 血糖水平相对恒定维持在   (   )

A. 3.0～5.5mmol/L   B. 3.9～6.1mmol/L   C. 4.0～6.5mmol/L

D. 3.0～6.0mmol/L   E. 4.5～7.0mmol/L

30. 饥饿时,血糖浓度的维持主要靠   (   )

A. 肝糖原分解   B. 肌糖原分解   C. 肝脏糖异生作用

D. 肾脏糖异生作用   E. 组织中葡萄糖的利用降低

31. 降低血糖浓度的激素是   (   )

A. 生长素   B. 肾上腺素   C. 胰岛素

D. 胰高血糖素   E. 糖皮质激素

32. 在正常静息状态下,大部分血糖被哪种器官作为燃料   (   )

A. 脑   B. 肝   C. 肾

D. 骨骼肌   E. 脂肪组织

33. 胰岛素降低血糖是多方面作用的结果,不包括   (   )

A. 促进葡萄糖的转运   B. 加强糖原合成   C. 加速糖的有氧氧化

D. 抑制糖原分解   E. 加强脂肪动员

34. 调节血糖浓度相对恒定的最主要器官是   (   )

A. 肾   B. 脾   C. 肌肉

D. 脂肪组织   E. 肝

35. 1分子软脂酸彻底氧化净生成几分子 ATP   (   )

A. 86   B. 96   C. 127

D. 129 E. 131

36. 下列磷脂中哪一种含有胆碱 （ ）

A. 脑磷脂 B. 卵磷脂 C. 磷脂酸

D. 脑苷脂 E. 心磷脂

37. 胆固醇的主要代谢去路是 （ ）

A. 转变为肾上腺皮质激素 B. 转变为性激素 C. 转变为维生素 D_3

D. 转变为胆汁酸 E. 分解为 CO_2 和 H_2O

38. 正常血浆脂蛋白按密度低→高顺序的排列为 （ ）

A. CM→VLDL→HDL→LDL B. CM→VLDL→LDL→HDL

C. VLDL→CM→LDL→HDL D. VLDL→LDL→CM→HDL

E. HDL→LDL→VLDL→CM

39. 外源性三酰甘油主要由哪一种血浆脂蛋白运输 （ ）

A. CM B. LDL C. VLDL

D. HDL E. 以上都不是

40. LDL 中含量最多的物质是 （ ）

A. 载脂蛋白 B. 甘油三酯 C. 胆固醇

D. 磷脂 E. 游离脂肪酸

41. 下列哪种脂蛋白具有抗动脉粥样硬化作用 （ ）

A. CM B. VLDL C. LDL

D. HDL E. FFA

42. 血清 ALT(GPT)活性显著升高可能为 （ ）

A. 急性肺炎 B. 急性肾炎 C. 急性肝炎

D. 急性心肌炎 E. 急性肠炎

43. 体内氨解毒的主要途径是 （ ）

A. 合成谷氨酰胺 B. 合成氨基酸 C. 合成含氮物质

D. 合成尿素 E. 合成铵盐

44. 生成尿素的主要器官是 （ ）

A. 肾 B. 肝 C. 脑

D. 肠道 E. 心脏

45. 脑中氨的主要去路是 （ ）

A. 合成尿素 B. 合成谷氨酰胺 C. 生成铵盐

D. 氧化供能 E. 合成非必需氨基酸

46. 对高血氨患者的处理错误的是 （ ）

A. 低蛋白饮食 B. 静脉补充葡萄糖 C. 静脉滴注谷氨酸钠

D. 口服抗生素,抑制肠道菌 E. 使用肥皂水灌肠

47. 体内转运一碳单位的载体是 （ ）

A. 叶酸 B. 维生素 B_{12} C. 生物素

D. SAM E. 四氢叶酸

48. 缺乏下列哪一种维生素可引起巨幼红细胞贫血 （ ）

A. 维生素 C B. 维生素 B_1 C. 维生素 B_2

D. 维生素 B_6 E. 维生素 B_{12}

49. 下列哪种氨基酸是必需氨基酸 （ ）

A. 苯丙氨酸 B. 丙氨酸 C. 脯氨酸

D. 谷氨酸 E. 酪氨酸

50. 人体营养必需氨基酸是指 （ ）

A. 在体内可由糖转变生成 B. 在体内能由其他氨基酸转变生成

C. 在体内不能合成,必须从食物获得 D. 在体内可由脂肪转变生成

E. 在体内可由固醇类物质转变生成

51. 血氨的主要来源是 （ ）

A. 蛋白质腐败产生的氨 B. 体内胺类物质分解释放出的氨

C. 尿素在肠道中脲酶作用下产生的氨 D. 氨基酸脱氨基生成的氨

E. 肾小管远端谷氨酰胺水解产生的氨

52. 血氨升高的主要原因是 （ ）

A. 蛋白质进食过多 B. 肝功能障碍 C. 肾功能障碍

D. 肥皂水(碱性)灌肠,肠道氨的吸收增多

E. 体内合成非必需氨基酸过多

53. ALT 活性最高的组织是 （ ）

A. 心肌 B. 脑 C. 骨骼肌

D. 肝 E. 肾

54. AST 活性最高的组织是 （ ）

A. 心肌 B. 骨骼肌 C. 肝

D. 脑 E. 肾

55. 蛋白质的互补作用是指 （ ）

A. 糖和蛋白质混合食用,以提高食物的生理价值

B. 脂肪和蛋白质混合食用,以提高食物的生理价值

C. 糖、脂、蛋白质及维生素混合食用,以提高食物的生理价值

D. 几种生理价值低的蛋白质混合食用,以提高食物的生理价值

E. 糖、脂代替蛋白质的作用

56. 下列哪种维生素与一碳单位代谢有关 （ ）

A. 维生素 C B. 维生素 B_1 C. 叶酸

D. 泛酸 E. 维生素 B_6

57. 下列哪种关于一碳单位代谢的叙述是正确的 （ ）

A. 一碳单位是含有一个碳原子的有机酸 B. CO_2 是一碳单位,可由氨基酸脱羧产生

C. 可在某些氨基酸分解代谢中产生 D. 所有氨基酸分解代谢中均可产生

E. 可使氨基酸代谢与糖代谢相联系

58. 下列对糖、脂肪、蛋白质三大物质互变的叙述,错误的是 （ ）

A. 葡萄糖可转变为脂肪　　　　　　B. 蛋白质可转变为糖

C. 脂肪中的甘油可转变成糖　　　　D. 脂肪可转变为蛋白质

E. 葡萄糖可以转变为蛋白质中非必需氨基酸的碳架部分

59. 体内 CO_2 来自　　　　　　　　　　　　　　　　　（　　）

A. 碳原子被氧分子氧化　　　B. 呼吸链的氧化还原过程

C. 有机酸的脱羧　　　　　　D. 糖的无氧酵解　　　　E. 以上都不是

60. 食物中最主要的必需脂肪酸是　　　　　　　　　　　（　　）

A. 软脂酸　　　　　　　　　B. 亚油酸　　　　　　　　C. 硬脂酸

D. 亚麻酸　　　　　　　　　E. 花生四烯酸

61. 人体内嘌呤核苷酸分解代谢的主要终产物是　　　　　（　　）

A. 尿素　　　　　　　　　　B. 尿酸　　　　　　　　　C. 肌酐

D. 尿苷酸　　　　　　　　　E. 肌酸

62. 治疗痛风有效的别嘌呤醇可以抑制　　　　　　　　　（　　）

A. 黄嘌呤氧化酶　　　　　　B. 腺苷脱氢酶　　　　　　C. 尿酸氧化酶

D. 鸟嘌呤氧化酶　　　　　　E. 以上都不是

63. 各种嘌呤核苷酸分解代谢中，其共同的中间产物是　　（　　）

A. 黄嘌呤　　　　　　　　　B. 次黄嘌呤　　　　　　　C. 尿酸

D. IMP　　　　　　　　　　E. XMP

A2 型题

64. 患儿，男，3 岁，1 天前使用新鲜蚕豆后，出现面色苍白、呕吐，排尿呈酱色入院。实验室检查红细胞和血红蛋白下降，未结合胆红素和尿胆素原明显升高，初步诊断为 6-磷酸葡萄糖脱氢酶缺乏症（蚕豆病）。易发生溶血是因为　　　　　　　　　　　　（　　）

A. 过多 $NADPH+H^+$，致使红细胞中 GSH 过少，产生过多过氧化氢，破坏红细胞

B. 缺乏 $NADPH+H^+$，致使红细胞中 GSH 过多，产生过多过氧化氢，破坏红细胞

C. 缺乏 $NADPH+H^+$，致使红细胞中 GSH 减少，产生过多过氧化氢，破坏红细胞

D. 磷酸戊糖途径被抑制，导致磷酸戊糖缺乏

E. 6-磷酸葡萄糖合成糖原储存

65. 王女士，66 岁，因行白内障手术入院。检查：血压 138/88mmHg，脉搏 80 次/min，呼吸 22 次/min，血糖 15mmol/L，尿糖（＋＋＋），初步诊断为糖尿病，决定暂缓手术。请问正常空腹血糖范围是　　　　　　　　　　　　　　　　　　　　（　　）

A. 3.0～7.5mmol/L　　　　B. 3.9～6.1 mmol/L　　　C. 4.0～7.0mmol/L

D. 3.0～6.0mmol/L　　　　E. 4.5～11.0mmol/L

66. 患者，男，6 岁，就诊时其母代述：患儿出生时未见异常，1 周岁后生长迟缓，随着年龄增大智力明显低于同龄人，多动，毛发色浅，身上可闻有特殊发霉味。初步诊断为苯丙酮尿症。请问患者先天性缺乏下列哪种酶　　　　　　　　　　　　　　　　　（　　）

A. 酪氨酸酶　　　　　　　　B. 尿黑酸氧化酶　　　　　C. 苯丙氨酸羟化酶

D. 酪氨酸羟化酶　　　　　　E. 多巴脱羧酶

67. 患者，女，47 岁，因反复发作性昏迷半年，一般在当地医院给予输液，约 4 小时后清

醒。12月10日,白天进食鸡蛋、烤鸭及猪肉,当晚再次昏迷入院。追问病史:有血吸虫性肝纤维化病史,每次发病前均有进食高蛋白食物但未重视。初步诊断肝性脑病。患者体内下列哪项大量进入脑组织 （ ）

A. 血糖   B. 血脂   C. 血氨

D. 尿素   E. 尿酸

68. 患者,男,50岁,5年前出现四肢关节肿痛,活动受损,无发热。当地医院以关节炎给予对症治疗,症状缓解。但觉双侧掌指关节处肿块增大,前来就诊。实验室检查尿酸值高,结合临床诊断痛风。请问尿酸是哪类物质的代谢产物 （ ）

A. 葡萄糖   B. 果糖   C. 氨基酸

D. 脂肪酸   E. 嘌呤核苷酸

(二)填空题

69. 体内葡萄糖的储存形式是_____。

70. 磷酸戊糖途径中 P 的主要生理意义是生成_____和_____。

71. 正常人空腹血糖浓度(葡萄糖氧化酶法)是_____ mmol/L,体内降低血糖的激素有_____,升高血糖的激素有_____、_____、_____和_____。

72. 糖原合成的限速酶是_____,糖原分解的限速酶是_____。

73. 肝糖原可以补充血糖是因为肝脏中含有_____。糖原合成时,葡萄糖的活性形式是_____。

74. 人体内储存糖原的主要器官是_____和_____。

75. _____是体内糖异生的主要器官。

76. 脂肪酸合成在细胞_____中进行,合成原料是_____和_____。

77. 酮体主要在_____中以_____为原料合成,而其分解是在_____进行。酮体包括_____、_____和_____。

78. 用超速离心法可将血浆脂蛋白分为_____、_____、_____和_____ 4 种。

79. 胆固醇合成的原料为_____、_____、_____。

80. 联合脱氨基作用是由_____和_____两种作用联合进行的。

81. 尿素循环的生理意义是_____。

82. 氨在体内的转运形式是_____ 和_____,氨在体内最主要的代谢去路是_____。

83. 体内重要的脱氨基方式有_____、_____和_____ 3 种。

(三)名词解释

84. 糖异生   85. 糖酵解   86. 酮体   87. 血脂

(四)简答题

88. 说明糖异生的生理意义。

89. 简述血糖的来源和去路。

90. 酮体的生成有何意义?

91. 试述血浆脂蛋白的分类(超速离心法)及其功能。

92. 简述血氨的来源与去路。

第三章　免疫系统

学习目标

1. 掌握免疫系统的组成和免疫器官的主要功能。
2. 了解 T 细胞、B 细胞的亚群和表面标志及主要功能。
3. 了解 NK 细胞、单核-巨噬细胞等的主要功能。

DAO RU QING JING

导入情景

情景描述：

患儿,女,7个月。1月前受凉后出现咳嗽,5天前头面部、躯干出现许多鲜红色丘疹(无明显诱因),皮疹很快波及全身,并形成水疱,病程进行性加重。胸部 CT 示两肺粟粒状阴影,胸腺缺如;诊断为先天性胸腺发育不良(DiGeorge 综合征)。

请问:1. 胸腺在免疫器官中的地位和作用是什么?

2. 除胸腺外,列举其他免疫器官。

免疫系统(immune system)是机体产生免疫应答的物质结构基础。免疫系统由免疫器官、免疫细胞和免疫分子 3 部分组成(图 3-1)。

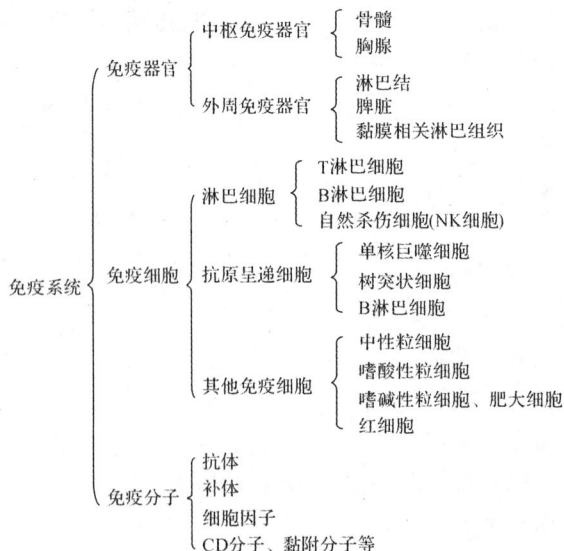

图 3-1　人类免疫系统的组成

第一节　免疫器官

一、中枢免疫器官

中枢免疫器官是免疫细胞发生、分化和成熟的场所,包括骨髓和胸腺。人类的 B 淋巴细胞在骨髓中发育成熟,T 淋巴细胞在胸腺中发育成熟。

(一)骨髓

骨髓(bone marrow)是人和其他哺乳动物的造血器官,也是各种免疫细胞的发源地。骨髓的多能干细胞经过增殖和分化成为髓样干细胞和淋巴样干细胞,前者是红细胞、粒细胞、血小板和单核细胞的前身,后者是淋巴细胞的前身。骨髓也是人类和其他哺乳动物 B 淋巴细胞分化成熟的场所,始祖 B 淋巴细胞在骨髓微环境和激素样物质作用下发育为成熟的 B 淋巴细胞。骨髓功能缺陷时,将严重损害机体的造血功能和免疫功能。

(二)胸腺

胸腺(thymus)是 T 淋巴细胞分化、成熟的器官。来自骨髓的始祖 T 淋巴细胞经血液进入胸腺,在胸腺素和胸腺微环境作用下,分化成熟为具有免疫活性的 T 淋巴细胞,成熟 T 淋巴细胞离开胸腺到外周免疫器官定居并产生免疫效应。胸腺发育不全或功能减退,均可导致机体的免疫功能尤其是细胞免疫功能障碍,易发生严重感染和肿瘤。

二、外周免疫器官

外周免疫器官是 T 淋巴细胞、B 淋巴细胞等成熟淋巴细胞定居和发生免疫应答的场所,包括淋巴结、脾和黏膜相关的淋巴组织。

(一)淋巴结

淋巴结(lymph nodes)的实质分为皮质区和髓质区。靠近被膜的皮质称为浅皮质区,浅皮质区和淋巴小结生发中心以及髓质的髓索为 B 淋巴细胞定居的部位,称为非胸腺依赖区。浅皮质区的内侧为深皮质区(也称副皮质区),主要是 T 淋巴细胞定居的部位,又称胸腺依赖区。淋巴结的髓质包括髓索和髓窦,聚集有 B 淋巴细胞、巨噬细胞等。

淋巴结具有过滤淋巴液作用,通过淋巴窦内吞噬细胞的吞噬作用,以及抗体和其他免疫分子的作用,杀伤清除进入淋巴液中的病原微生物及毒素;淋巴结中的免疫细胞接受抗原刺激后通过增殖分化,产生免疫应答;此外,淋巴结是进行淋巴细胞再循环的场所,有利于机体更好地捕捉抗原。

(二)脾脏

脾脏(spleen)是体内最大的免疫器官。由被膜和实质组成,实质分红髓和白髓。中央动脉周围的白髓是 T 淋巴细胞定居区。白髓的淋巴小结生发中心是 B 淋巴细胞定居的区域。红髓在白髓周围,分脾索和脾窦,脾索中含大量 B 淋巴细胞,脾窦含大量巨噬细胞和血细胞。脾脏除具有造血、储血和过滤作用外,也是淋巴细胞移居和进行免疫应答的场所。

(三)黏膜相关的淋巴组织

黏膜相关的淋巴组织主要包括扁桃体、阑尾、肠集合淋巴结及消化道、呼吸道和泌尿生殖道黏膜下层弥散的淋巴组织,是机体免疫防御的第一道防线,在局部抗感染中起重要作用。

第二节 免疫细胞

凡参与免疫应答或与免疫应答有关的细胞称为免疫细胞,包括造血干细胞、淋巴细胞、单核-巨噬细胞、肥大细胞和粒细胞等。淋巴细胞是体内唯一表达特异性抗原受体的一群免疫细胞,在介导获得性免疫应答中扮演着十分重要的角色,其中接受抗原刺激后能活化、增殖、分化,产生特异性免疫应答的淋巴细胞称为抗原特异性淋巴细胞或免疫活性细胞,主要包括 T 淋巴细胞和 B 淋巴细胞。

一、T 淋巴细胞和 B 淋巴细胞

T 淋巴细胞起源于骨髓的多能干细胞,在胸腺及胸腺素微环境影响下分化成熟,故称胸腺依赖性淋巴细胞(thymus dependent lymphocyte),简称 T 细胞。成熟 T 细胞经血液分布到外周免疫器官的胸腺依赖区定居,并通过淋巴细胞再循环游走于全身,具有介导细胞免疫和调节体液免疫的作用。正常人外周血中 T 细胞数占淋巴细胞总数的 70%~80%。

B 淋巴细胞也起源于骨髓的多能干细胞,哺乳类在骨髓中分化成熟,故称骨髓依赖性淋巴细胞(bone marrow dependent lymphocyte),简称 B 细胞。成熟 B 细胞随血液分布于外周免疫器官的非胸腺依赖区,主要功能是产生特异性抗体,执行体液免疫功能。外周血中 B 细胞占淋巴细胞总数的 20%~30%。

(一)T 细胞

1. T 细胞的主要表面标志

(1)T 细胞抗原受体(T-cell antigen receptor,TCR):TCR 是指 T 细胞表面能特异性识别和结合抗原的结构,它是 T 细胞特有的表面标志。通常 TCR 与 CD3 分子以共价键结合形成 TCR-CD3 复合物,当与抗原呈递细胞表面的抗原肽 MHC Ⅰ类或 MHC Ⅱ类分子结合,可启动 T 细胞活化,引起免疫应答。大多数成熟 T 细胞的 TCR 分子是由 α 和 β 二条肽链组成的异二聚体,少数 T 细胞的 TCR 是由 γ 链和 δ 链组成的。两条肽链都由膜外区、跨膜区及胞质区组成。胞外区与免疫球蛋白(Ig)结构有些相似,折叠形成可变区(variable region,V 区)和恒定区(constant region,C 区),其中 V 区是与特异性抗原结合的部位。不同 T 细胞可变区与抗原结合的特异性是不同的,从而决定了免疫应答的特异性。

(2)绵羊红细胞受体:在人类 T 细胞表面有能与绵羊红细胞结合的受体,简称 E 受体(即 CD2 分子)。在体外一定实验条件下,T 细胞能与多个绵羊红细胞结合形成玫瑰花样的花环,该实验称为 E 花环形成试验。临床上曾用于检测人外周血中的 T 细胞数量,以辅助判断机体的细胞免疫功能。

(3)促有丝分裂原受体:促有丝分裂原是指能非特异性地激活淋巴细胞发生有丝分裂的物质。T 细胞表面有植物血凝素(PHA)、刀豆蛋白 A(ConA)及美洲商陆(PWM)等促有丝分裂原的受体。受这些物质刺激后,T 细胞可以活化、增殖、分化为淋巴母细胞。据此,在体外进行淋巴细胞转化试验,可以反映 T 细胞的免疫功能。正常人 T 细胞转化率为60%～80%。

(4)细胞因子受体:T 细胞表面有多种细胞因子受体,如 IL-1R、IL-2R、IL-4R、IL-6R 等。这些受体与相应细胞因子结合,可促进或诱导 T 细胞活化、增殖、分化与成熟。

(5)T 细胞表面抗原:所有 T 细胞都表达 MHC Ⅰ类分子,人 T 细胞被激活后还表达MHC Ⅱ类分子。主要组织相容性复合体(MHC)分子参与 T 细胞对抗原肽的识别与免疫应答过程。T 细胞还表达多种 CD 分子,如 CD2、CD3、CD4、CD8、CD28、CD45L 等,它们在T 细胞特异性识别、激活过程中以及与其他免疫细胞相互作用中分别发挥不同的生物学作用。

2. T 细胞亚群　　T 细胞是一个极不均一的群体,根据其表面标志及功能特征,可以分为多个亚群。根据 T 细胞抗原受体的不同,可将 T 细胞分为 TCRαβT 细胞和 TCRγδT 细胞两大类。TCRαβT 细胞占 T 细胞总数的95%左右,是主要参与免疫应答的 T 细胞。

按 CD 分子不同可将 TCRαβT 细胞分成两个亚群,既 CD4$^+$ T 细胞和 CD8$^+$ T 细胞。CD4$^+$ T 细胞的抗原表型为 CD2$^+$、CD3$^+$、CD4$^+$ 和 CD8$^-$,CD8$^+$ T 细胞的抗原表型为CD2$^+$、CD3$^+$、CD4$^-$ 和 CD8$^+$。

(1)CD4$^+$ T 细胞:其识别的抗原是抗原肽 MHC Ⅱ类分子复合体,在识别抗原时受MHC Ⅱ类分子限制,它们主要是辅助性 T 细胞(Helper T cell,Th)。根据其产生的细胞因子种类的不同,Th 细胞又可分为 Th1 细胞和 Th2 细胞。Th1 细胞主要分泌 IL-2、IFN-γ、TNF-β 等细胞因子,辅助 CD8$^+$ T 细胞活化,介导炎症反应,参与细胞免疫;此外,Th1 细胞还是迟发型超敏反应的效应细胞,故又称为迟发型超敏反应性 T 细胞(TDTH);Th2 细胞主要通过分泌 IL-4、IL-5、IL-6、IL-10 等细胞因子诱导 B 细胞增殖分化和抗体生成,从而增强 B细胞介导的体液免疫应答。

(2)CD8$^+$ T 细胞:其识别的抗原是抗原肽 MHC Ⅰ类分子复合体,在识别抗原时受MHC Ⅰ类分子限制,主要包括两种 T 细胞,即细胞毒性 T 细胞(cytotoxic T cell,Tc 或CTL)和抑制性 T 细胞(suppressor T cell,Ts)。Tc 细胞具有杀伤带有特异性抗原的靶细胞的作用,其功能与抗病毒、抗肿瘤免疫以及对移植物的排斥反应有关。Ts 细胞能抑制抗体的产生和其他 T 细胞的分化成熟,这种调节作用主要靠其分泌抑制性 T 细胞因子(TSF)来介导。

(二)B 细胞

1. B 细胞的主要表面标志

(1)B 细胞抗原受体(B-cell antigen receptor,BCR):BCR 是镶嵌在 B 细胞膜上的免疫球蛋白,称为膜表面免疫球蛋白(surface membrane immunoglobulin,SmIg),是 B 细胞的特征性标志。BCR 的功能是特异性识别不同的抗原分子,使 B 细胞活化并增殖分化为浆细胞,产生抗体,发挥体液免疫功能。不同 B 细胞的 SmIg 与抗原结合的特异性是不同的,因而决定了免疫应答的特异性。

(2)IgG Fc 受体:B 细胞表面存在着 IgG Fc 段受体,能与免疫复合物中 IgG 的 Fc 段结合,有助于 B 细胞捕捉和结合抗原,促进 B 细胞活化、增殖、分化和抗体的产生。

(3)补体受体(CR):大多数 B 细胞表面存在有与补体 C3b 和 C3d 结合的受体,分别称为

CR1 和 CR2。B 细胞膜上的 CR1 与相应补体成分结合后,可促使 B 细胞活化;CR2 是 B 细胞活化辅助受体的一个组分,也是 EB 病毒受体,与 EB 病毒选择性感染 B 细胞有关。

(4)有丝分裂原受体:B 细胞表面有美洲商陆(PWM)、细菌脂多糖(LPS)和葡萄球菌 A 蛋白(SPA)等有丝分裂原受体,与相应有丝分裂原作用后,可非特异性多克隆激活,发生有丝分裂。

(5)细胞因子受体:活化的 B 细胞表面可表达多种细胞因子受体,如 IL-1、IL-2、IL-4、IL-5、IL-6 及 IFN-γ 等受体。细胞因子受体与相应的配体结合对 B 细胞活化、增殖和分化具有重要的调节作用。

(6)B 细胞表面抗原:B 细胞表达 MHC I 类分子和 MHC II 类分子,其中 MHC II 类分子可促进 B 细胞活化,还参与 B 细胞的抗原处理和提呈过程。B 细胞表面有多种 CD 分子,其中 CD19、CD20 是 B 细胞特有的标志;CD40 是 B 细胞表面的协同刺激分子受体,配体为 T 细胞表面的 CD40L,两者结合可促进 B 细胞活化;活化的 B 细胞还表达 CD80(B7),与 T 细胞表面的 CD28 分子结合后产生协同刺激信号,诱导 T 细胞活化。

2.B 细胞亚群 根据 B 细胞膜表面是否表达 CD5 分子,可将 B 细胞分为 B1(CD5$^+$)和 B2(CD5$^-$)细胞。B2 细胞即为通常所指的 B 细胞,是执行体液免疫功能的主要细胞,并具有抗原提呈和免疫调节功能。

二、自然杀伤细胞

自然杀伤细胞(natural killer cell,NK)来源于骨髓的造血干细胞,占外周血淋巴细胞总数的 5%～10%。其细胞表面不表达 TCR 或 BCR,CD56 是 NK 细胞表面特有的标志,其他表面标志主要有 IgG Fc 受体和 CD2 分子。

NK 细胞表面没有特异性抗原识别受体,杀伤靶细胞时不需要抗原预先致敏,也不受 MHC 限制,故称自然杀伤细胞。NK 细胞可直接与肿瘤细胞、病毒感染细胞等靶细胞接触,通过释放穿孔素等细胞毒因子破坏靶细胞;NK 细胞表面有 IgG Fc 受体,能定向杀伤与 IgG 结合的靶细胞,这种杀伤作用称为抗体依赖细胞介导的细胞毒作用(antibody dependent cell mediated cytotoxicity,ADCC)。NK 细胞在机体免疫监视和早期抗感染免疫过程中起重要作用。活化的 NK 细胞还可分泌 IL-1、IFN-γ、TNF 等因子,发挥免疫调节作用。此外,NK 细胞还参与移植排斥反应、自身免疫病和超敏反应的发生。

三、抗原提呈细胞

在免疫应答过程中,细胞摄取、加工和处理抗原,并将有效的抗原肽提呈给淋巴细胞的过程,称为抗原提呈。执行抗原提呈功能的细胞则称为抗原提呈细胞(antigen presenting cell,APC)。APC 分为专职和非专职 APC。专职 APC 主要有单核-巨噬细胞、树突状细胞和活化的 B 细胞等;非专职 APC 有成纤维细胞、血管内皮细胞等。

(一)单核-巨噬细胞

单核-巨噬细胞是指血液中的单核细胞(monocyte,MC)和组织中的巨噬细胞(macrophage,M∅)。单核-巨噬细胞来源于髓系干细胞,其表面有多种受体,如 IgG Fc 受体、C3b 受体及某些细胞因子受体。MC 表面表达 MHC I 类和 MHC II 类分子,与抗原提呈有关。

单核-巨噬细胞不仅参与非特异性免疫防御,而且是特异性免疫应答中的一类关键细胞,广泛参与免疫应答和免疫调节。主要功能有:①吞噬和杀伤作用。单核-巨噬细胞能吞噬和杀灭病原微生物及衰老、损伤和癌变的细胞,并且这种作用通过 M∅ 表面受体而增强。②提呈抗原作用。单核-巨噬细胞是重要的抗原提呈细胞,可以向 T 细胞提呈抗原和提供协同刺激。③免疫调节作用。M∅ 能合成和分泌多种细胞因子,如 IL-1、IL-6、IL-12、IFN-γ、TNF-α、白三烯、补体成分等,发挥其重要的免疫调节功能。

(二)树突状细胞

树突状细胞(dendritic cells,DC)是一大类重要的专职抗原呈递细胞,高度表达 MHC Ⅱ类分子,具有较强的激活 T 细胞的能力。DC 形状不规则,细胞质有许多突起呈触须状,分布于全身的上皮组织和实质性器官。DC 的主要功能是将其在外周捕获的抗原带入淋巴器官中并提呈给 T 细胞。

四、其他免疫细胞

中性粒细胞、嗜酸性粒细胞、嗜碱性粒细胞和肥大细胞、红细胞和血小板等均可作为免疫细胞,直接或间接参与免疫应答。

(柯海萍)

练·习·与·思·考

(一)选择题
A1 型题

1. 中枢免疫器官与外周免疫器官的区别是 （　）
A. 中枢免疫器官是 T 细胞分化成熟的部位
B. 外周免疫器官是 B 细胞分化成熟的场所
C. 中枢免疫器官是免疫细胞分化成熟的部位,而外周免疫器官是免疫细胞分布、定居及发生免疫应答的场所
D. 外周免疫器官是 T 细胞分化成熟的场所
E. 中枢免疫器官是 B 细胞分化成熟的场所

2. 人类的中枢免疫器官是 （　）
A. 淋巴结和脾脏　　　　B. 胸腺和骨髓　　　　C. 淋巴结和胸腺
D. 骨髓和黏膜相关淋巴组织　　　E. 淋巴结和骨髓

3. T 淋巴细胞分化成熟的场所是 （　）
A. 骨髓　　　　B. 黏膜相关淋巴组织　　　　C. 脾脏
D. 胸腺　　　　E. 淋巴结

4. 人类 B 淋巴细胞分化成熟的场所是 （　）
A. 骨髓　　　　B. 黏膜相关淋巴组织　　　　C. 脾脏
D. 胸腺　　　　E. 淋巴结

5. 人类最大的免疫器官是 （　）

A. 骨髓   B. 胰腺   C. 脾脏

D. 胸腺   E. 淋巴结

6. 实验动物新生期切除胸腺后   （　　）

A. 细胞免疫功能正常,体液免疫功能受损

B. 细胞免疫功能受损,体液免疫功能正常

C. 细胞免疫功能受损,体液免疫功能缺乏

D. 细胞免疫功能正常,体液免疫功能正常

E. 细胞免疫功能缺乏,体液免疫功能受损

7. 免疫系统的组成是   （　　）

A. 中枢免疫器官和外周免疫器官   B. 中枢免疫器官、免疫细胞和黏膜免疫系统

C. T 淋巴细胞和 B 淋巴细胞   D. 免疫器官、免疫细胞和免疫分子

E. 胸腺和骨髓

A3 型题/A4 型题

(8—9 题共用题干)

患儿,女,7 个月。1 月前受凉后出现咳嗽,5 天前头面部、躯干出现许多鲜红色丘疹(无明显诱因),皮疹很快波及全身,并形成水疱,病程进行性加重。胸部 CT 示两肺栗粒状阴影,胸腺缺如;诊断为先天性胸腺发育不良(DiGeorge 综合征)。

8. 免疫系统中,胸腺地位和作用是   （　　）

A. 属于中枢免疫器官,是 T 细胞分化、成熟的部位

B. 属于外周免疫器官,是 B 细胞分化、成熟的场所

C. 属于中枢免疫器官,是免疫细胞分布、定居及发生免疫应答的场所

D. 属于外周免疫器官,是免疫细胞分布、定居及发生免疫应答的场所

E. 属于中枢免疫器官,是 T 细胞和 B 细胞发生、分化和成熟的场所

9. 下列属于中枢免疫器官的是   （　　）

A. 淋巴结和骨髓   B. 脾脏和胸腺   C. 骨髓和胸腺

D. 淋巴结和脾脏   E. 骨髓、胸腺、淋巴结和脾脏

(二)填空题

10. 免疫系统的三大功能是_____、_____和_____。

11. B 细胞成熟的部位是_____,T 细胞成熟的部位是_____。

12. B 细胞经过抗原刺激,分化为_____,通过分泌_____执行免疫功能,因此由 B 细胞介导的免疫称为_____免疫。T 细胞经抗原刺激成为效应细胞而发挥免疫效应,所以由 T 细胞介导的免疫称为_____免疫。

(三)名词解释

13. 免疫细胞   14. ADCC 作用   15. APC

(四)简答题

16. 简述免疫器官的组成及其在免疫中的主要作用。

第四章　免疫物质

★ 学习目标

1. 掌握构成抗原的条件、抗原的特异性和医学上重要的抗原。
2. 熟悉抗原、半抗原、完全抗原、抗原决定簇的概念。
3. 掌握免疫球蛋白和抗体的概念及五类免疫球蛋白的主要特性与功能。
4. 了解免疫球蛋白的基本结构、水解片段和单克隆抗体概念。
5. 掌握补体的概念与生物学作用。
6. 了解补体组成、理化性质、激活途径、补体系统的异常与疾病。
7. 了解 MHC 和细胞因子的概念。

DAO RU QING JING

导入情景

情景描述：

　　患者，男，51 岁。诉一周前在工地被锐物深划伤左足背外侧，简单自行包扎。现乏力、头晕，疑似破伤风患者，应注射破伤风抗毒素（TAT），若皮试阳性可小剂量、短间隔、多次注射。

　　请问：

　　1. 注射破伤风抗毒素（TAT）前为什么须皮试？

　　2. 破伤风类毒素与破伤风抗毒素（TAT）的区别是什么？

第一节　抗　原

一、概念与特性

　　抗原（antigen，Ag）是指能刺激机体的免疫系统产生特异性免疫应答，并能与相应的应答产物在体内外发生特异性结合的物质。抗原具有两种基本特性：①免疫原性，即能刺激机体免疫系统产生免疫应答的能力，包括产生抗体和（或）效应淋巴细胞；②免疫反应性，即能与相应免疫应答产物（抗体或效应淋巴细胞）发生特异性结合的能力（图 4-1）。在某些情况下，抗原诱导机体对该抗原产生免疫耐受时，该抗原被称为耐受原（tolerogen）；刺激机体发

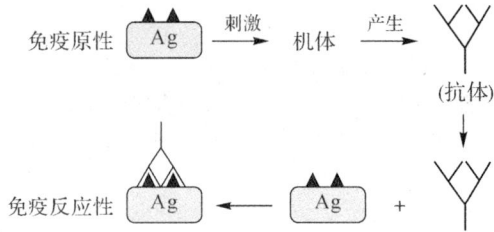

图 4-1　免疫原性与免疫反应性的示意图

生超敏反应时,称为变应原(allergen)。

二、构成抗原的条件

某种物质能否成为抗原及免疫原性强弱取决于多种因素。一方面取决于抗原物质本身的性质,另一方面取决于机体对该抗原物质的反应性和抗原物质进入机体的途径。

(一)异物性

异物性是指抗原与自身正常组织成分的差异程度,是构成抗原免疫原性的首要条件。通常认为,在胚胎期未与自身免疫活性细胞接触过的物质,均可视为异物。具备异物性的物质有三类:

1.异种物质　绝大多数抗原都是异种物质。病原微生物及其代谢产物、异种动物血清蛋白或组织细胞对人体来说均是良好的抗原性物质,可刺激机体产生免疫应答。通常抗原物质与宿主间的种系亲缘关系越远,其组织结构差异越大,免疫原性就越强。

2.同种异体物质　同一种属不同个体之间,由于遗传基因不同,其相同组织或细胞表面的化学组成或结构也有差异。因此,同种异体物质间也有免疫原性。例如,人类红细胞表面的 ABO 血型抗原和组织细胞表面存在的主要组织相容性抗原是医学上重要的同种异体物质。

3.改变和隐蔽的自身物质　自身组织成分通常对机体没有免疫原性,但在感染、外伤、电离辐射、药物和手术等因素作用下,可导致自身组织细胞结构的改变或某些隐蔽性的自身成分的释放,可被机体免疫系统视为"非己"物质,引起免疫系统对自身物质进行排斥而产生自身免疫性疾病。

(二)理化性状

1.分子的大小　抗原多为大分子物质,完全抗原的相对分子质量通常在 1×10^4 以上,小于 1×10^4 者免疫原性弱,低于 4×10^3 者一般不具有免疫原性。但相对分子质量大小不是决定抗原物质免疫原性的唯一因素,免疫原性的强弱还与其分子结构的复杂性密切相关,如明胶的相对分子质量虽高达 1×10^5,但结构简单,缺乏芳香族氨基酸,故其免疫原性很弱。

2.化学组成结构　通常,抗原分子的结构越复杂其免疫原性就越强。天然蛋白质结构都较为复杂,无论是单纯的蛋白质还是糖蛋白、核蛋白或脂蛋白,都是良好的抗原。当蛋白质分子中含有大量的芳香族氨基酸尤其是酪氨酸时,其免疫原性更强;复杂的多糖也具有免疫原性;核酸及脂类的免疫原性均很弱,但若与蛋白质结合,其免疫原性则明显增强。

3.分子构象和物理状态　抗原分子中一些特殊化学基团的立体构象是决定抗原分子与

免疫细胞表面的抗原受体结合,引起免疫应答的关键。若抗原分子的构象发生改变,则可导致其免疫原性改变或丧失。抗原的物理状态对免疫原性也有一定影响,通常聚合状态的蛋白质较其单体免疫原性强,颗粒性抗原较可溶性抗原免疫原性强。因此,对一些免疫原性弱的抗原,可采用聚合或吸附在某些大颗粒物质表面的方式,增强其免疫原性。

4. 免疫方式　抗原物质可因进入机体的途径、剂量的不同以及是否应用佐剂而产生不同的效果。通常情况下,多数抗原需经非胃肠道途径进入机体才能产生良好的免疫效果,经口服用则易被消化、降解而失去免疫原性。但刺激肠黏膜相关淋巴组织产生分泌型 IgA(secretory IgA,SIgA)的抗原物质,则需经适当处理后口服才能产生良好的免疫效果。每种抗原均有其最适剂量,太高或太低都会诱导免疫耐受。若将抗原与佐剂同时注入机体,可增强抗原的免疫原性。

5. 机体的应答能力　机体对某种物质的应答能力受其遗传基因(主要是 MHC)的控制。由于个体遗传因素的差异,机体对同一种抗原的应答能力也不同。此外,动物的年龄、性别和健康状态也会影响机体对抗原的应答能力。一般青壮年比幼年和老年的免疫应答强,如新生儿和婴儿对多糖类抗原不产生免疫应答,故易发生细菌感染。

三、抗原的特异性和交叉反应

(一)抗原的特异性

所谓特异性是指物质之间的相互吻合性或专一性。抗原的特异性是指某种抗原只能激活相应的淋巴细胞产生只针对该抗原的特异性抗体和(或)效应淋巴细胞,并且只能与相应的应答产物发生特异性结合而反映的特性。抗原特异性是免疫应答中最重要的特征,也是免疫学诊断、防治的理论依据。抗原特异性即表现免疫原性,也表现免疫反应性。

抗原的特异性是由抗原分子表面的抗原决定簇决定的。抗原决定簇是指存在抗原分子表面的决定抗原特异性的特殊化学基团,又称表位(epitope)。一般由 5~7 个氨基酸、单糖或核苷酸组成。一个抗原分子可具有一种或多种不同的抗原决定簇。抗原靠决定簇与相应的淋巴细胞表面的受体结合而激活淋巴细胞,引起免疫应答;抗原也依靠决定簇与相应抗体或致敏淋巴细胞发生特异性结合而发挥免疫效应。

(二)交叉反应

天然抗原分子结构复杂,具有多种抗原决定簇。两种不同的抗原分子所具有的相同或相似的抗原决定簇称为共同抗原(common antigen)。同一生物种属间存在的共同抗原称为类属抗原;不同生物种属间存在的共同抗原称为异嗜性抗原。由共同抗原刺激机体产生的抗体可以和两种抗原(共同抗原)结合发生反应,此反应称为交叉反应(图 4-2)。

四、抗原的种类及其医学意义

(一)完全抗原与半抗原

完全抗原与半抗原是根据抗原的两种基本特性来分类的。

1. 完全抗原　免疫学中将同时具有免疫原性和免疫反应性的物质称为完全抗原,如各种微生物和异种蛋白质等。

2. 半抗原　免疫学中将只有免疫反应性而无免疫原性的物质称为半抗原或不完全抗

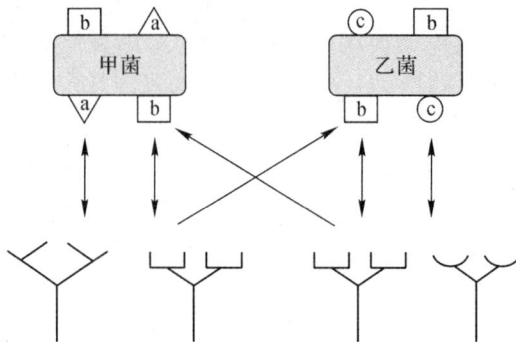

图 4-2　细菌共同抗原与交叉反应

原,如大多数多糖、类脂和某些药物等。半抗原是一些相对分子质量较小的物质,能与相应的抗体结合,但本身不能诱发免疫应答,只有与大分子蛋白载体结合后,才能获得免疫原性,刺激机体产生半抗原特异性抗体或半抗原特异性的效应 T 细胞。

(二)胸腺依赖性抗原与胸腺非依赖性抗原

1. 胸腺依赖性抗原(thymus dependent antigen,TD-Ag)　此类抗原需要在 T 细胞协助下才能刺激 B 细胞产生抗体。大多数天然抗原如病原微生物及其代谢产物、血细胞和血清蛋白质等均属 TD-Ag。

2. 胸腺非依赖性抗原(thymus independent antigen,TI-Ag)　与 TD-Ag 不同,此类抗原刺激 B 细胞产生抗体时不依赖 T 细胞的协助。天然 TI-Ag 种类较少,主要有细菌脂多糖,肺炎链球菌荚膜多糖和聚合鞭毛素等。

TD-Ag 与 TI-Ag 的特性比较见表 4-1。

表 4-1　TD-Ag 与 TI-Ag 的特性比较

项目	TD-Ag	TI-Ag
是否需要 T 细胞协助	需要	多数不需要
免疫应答类型	体液免疫、细胞免疫	体液免疫
抗体类型	IgG、IgM	IgM
免疫记忆	有	无
抗原类型	蛋白质	脂多糖

(三)根据抗原与机体的亲缘关系分类

1. 异种抗原

(1)病原微生物及其代谢产物:病原微生物如细菌、病毒、立克次体和螺旋体等均为良好的抗原。它们虽然结构简单,但其化学组成相当复杂,具有多种抗原成分,如某些细菌具有菌体抗原、荚膜抗原、鞭毛抗原及菌毛抗原等。

(2)细菌的外毒素和类毒素:某些细菌在生长代谢过程中,能产生一些毒性物质释放到菌体外,称为外毒素。外毒素多为蛋白质,有很强的抗原性,能刺激机体产生抗毒素。外毒素经 0.3%～0.4%甲醛处理后,可失去毒性而仍然保留抗原性,称为类毒素。类毒素用于人工自动免疫,可预防由外毒素引起的疾病。常用的类毒素有白喉类毒素、破伤风类毒素等。

(3)动物免疫血清:临床上用于防治某些疾病的抗毒素,通常是用类毒素免疫动物后(一般是马)获得的。这种动物免疫血清对人体具有双重性:一方面它是抗体,可以中和细菌外毒素,具有防治疾病的作用;另一方面它又是异种蛋白,具有抗原性,可刺激机体产生相应的抗体,引起超敏反应。因此,使用动物免疫血清(如破伤风抗毒素)之前,必须进行皮肤过敏试验。

2.同种异型抗原 由于遗传基因的差异,在同一种属的不同个体之间存在着不同的抗原成分,称为同种异型抗原。

(1)血型抗原:指存在于红细胞表面的同种异型抗原,如人类的ABO血型、Rh血型抗原等。若ABO血型不合的个体间相互输血,可引起严重输血反应;如母亲血型为Rh阴性,胎儿血型为Rh阳性,且为第二次妊娠时可引起流产或发生新生儿溶血症。

(2)组织相容性抗原:因首先在外周血白细胞表面发现,故又称人类白细胞抗原(human leukocyte antigen,HLA)。HLA是最复杂的同种异型抗原,存在于白细胞、血小板和一切有核细胞表面。除同卵双生外,不同个体的HLA不全相同,因此进行器官移植时可引起排斥反应。

3.异嗜性抗原 异嗜性抗原是一类与种属特异性无关,存在于人、动物、植物和微生物之间的共同抗原。某些病原微生物与人体组织之间存在的异嗜性抗原是引起免疫性疾病的原因之一。如溶血性链球菌与人的肾小球基底膜及心肌组织有异嗜性抗原存在,因此感染该菌可引起急性肾小球肾炎或风湿性心肌炎;大肠埃希菌O14的细胞壁脂多糖与人的结肠黏膜有异嗜性抗原,可导致溃疡性结肠炎的发生。

4.自身抗原

(1)隐蔽的自身抗原:正常情况下与血液循环和免疫系统相隔绝的自身组织成分称为隐蔽的自身抗原。外伤、感染或手术不慎等原因,使自身组织进入血液循环并成为自身抗原,就会引起自身免疫性疾病。如甲状腺球蛋白释放引起慢性淋巴细胞性甲状腺炎(即桥本甲状腺炎),眼葡萄膜色素蛋白释放引起交感性眼炎,精子抗原释放引起男性免疫性不育等。

(2)修饰的自身抗原:正常情况下,自身组织成分处于免疫耐受状态。当受到多种因素(如病原微生物感染、电离辐射或化学药物等)的作用,使自身组织成分及分子结构发生改变,形成新的抗原决定簇或暴露出内部的决定簇时,即可刺激机体产生免疫应答,严重时引起自身免疫疾病。如有的患者服用甲基多巴类药物后,可使红细胞抗原发生改变,从而引起自身溶血性贫血。

(四)肿瘤抗原

肿瘤抗原是细胞癌变过程中出现的新抗原及过度表达的抗原物质的总称。主要包括肿瘤特异性抗原和肿瘤相关抗原。

1.肿瘤特异性抗原(tumor specific antigen,TSA) 是指仅存在于某种肿瘤细胞表面,而不存在于正常细胞表面的新抗原。此类抗原可被机体的免疫系统识别,产生免疫应答。目前,应用单克隆抗体已在人类黑色素瘤、结肠癌和乳腺癌等肿瘤细胞表面检测到此类抗原。

2.肿瘤相关抗原(tumor associated antigen,TAA) 是指非肿瘤细胞所特有,正常细胞表面也存在的抗原,只是在细胞癌变过程中其含量明显增多。主要包括两类:①与肿瘤相关的病毒抗原,如鼻咽癌与 EB 病毒有关,宫颈癌与人类乳头瘤病毒有关,在患者血清中能检测到较高滴度的相关病毒抗体。②肿瘤胚胎性抗原,指在胚胎发育阶段产生的正常成分,出生后大多消失或含量极微,当细胞癌变时可重新大量生成。如原发性肝癌患者血清中出现高滴度的甲胎蛋白(alpha fetoprotein,AFP)。目前,AFP 检测已广泛用于原发性肝癌的诊断和普查。

(五)超抗原

超抗原(supper antigen,SAg)是一类主要由细菌和病毒所含成分及其代谢产物组成的,只需极低浓度(1~10ng/ml)即可多克隆激活大量 T 细胞或 B 细胞,并诱导强烈免疫应答的物质。如金黄色葡萄球菌肠毒素以及 A 族溶血性链球菌致热外毒素等均可作为 SAg,激活大量 T 细胞释放 IL-2、TNF 等细胞因子,产生生物学效应,引起毒素性休克等严重的临床症状。

(六)其他抗原

除上述抗原外还有许多与医学有关的抗原,如植物花粉、药物等,可作为变应原引起超敏反应。此外,根据抗原的来源可分为内源性抗原和外源性抗原;根据化学组成可分为蛋白抗原、多糖抗原和核蛋白抗原等;根据抗原获得方式把抗原分为天然抗原、人工抗原和基因工程抗原等。

第二节 免疫球蛋白

一、抗体与免疫球蛋白的概念

抗体(antibody,Ab)是 B 细胞识别抗原后增殖分化为浆细胞所产生的一类能与相应抗原特异性结合的,具有免疫功能的球蛋白。凡是具有抗体活性或化学结构与抗体相似的球蛋白统称为免疫球蛋白(immunoglobulin,Ig)。抗体具有免疫球蛋白的分子结构,但有些免疫球蛋白不具有和抗原结合的功能,如多发性骨髓瘤患者尿中的本周蛋白,为一种异常的免疫球蛋白,无抗体活性。因此,抗体是生物学功能上的概念,而免疫球蛋白是化学结构上的概念。所有的抗体均属于免疫球蛋白,但免疫球蛋白并非都是抗体。

免疫球蛋白分为分泌型和膜型。前者主要存在于体液中,具有抗体活性;后者是 B 细胞膜上特异性结合抗原的受体结构。多数免疫球蛋白分布在循环血的血浆中,占血浆蛋白的20%。在血浆球蛋白电泳图谱中的 γ 球蛋白又称丙种球蛋白,IgG 为其主要成分。

二、免疫球蛋白的结构

(一)免疫球蛋白的基本结构

Ig 的基本结构是由二硫键连接四条多肽链组成的单体结构(图 4-3)。其中两条相同的长链称为重链(heavy chain,H 链),每条重链约含 450~570 个氨基酸残基;两条相同的短链称为轻链(light chain,L 链),每条轻链约含 214 个氨基酸残基。

在 Ig 多肽链氨基端(N 端)轻链的 1/2 和重链的 1/4 或 1/5 区域内,氨基酸组成和排列

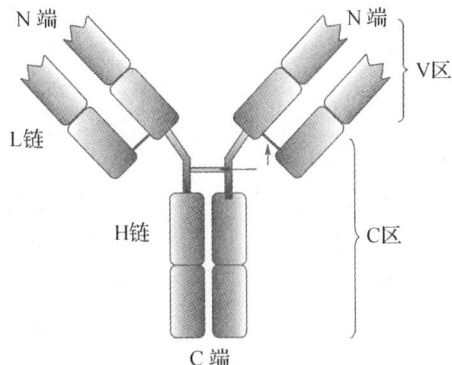

图 4-3　Ig 的基本结构

顺序多变,称为可变区(V 区);羧基端(C 端)轻链的 1/2 及重链的 3/4 或 4/5 区域内氨基酸的组成和排列较恒定,称为恒定区(C 区)。V 区可特异性结合抗原,重链和轻链的 V 区分别称为 V_H 和 V_L。V 区中某些位置的氨基酸残基变化更明显且变异性大,称为超变区或互补决定区。超变区是与抗原决定簇发生特异性结合的关键部位。V 区中变化较小的其他区域,称为骨架区,起着维持空间构象的作用。重链和轻链的 C 区分别称为 C_H 和 C_L。C 区不能结合抗原,但具有其他的生物学功能。

根据 Ig 重链的结构及抗原特异性的不同,将重链分为 5 类,分别以希腊字母 γ、α、μ、δ 及 ε 来表示,与之相应的 Ig 分别为 IgG、IgA、IgM、IgD 及 IgE。根据轻链的结构及抗原特异性不同可将轻链分为 2 型,即 κ 型和 λ 型。一个 Ig 分子中两条重链同类,两条轻链同型。

5 类 Ig 中,IgG、IgD、IgE 及血清型 IgA 均为单体,分泌型 IgA 为双体,IgM 为五聚体。

(二)免疫球蛋白的其他结构

1. 铰链区　铰链区是位于 Ig C_H1 和 C_H2 之间的区域,是重链间二硫键的连接部位。该区含有大量脯氨酸,富有弹性及展开性,转动自如,有利于 Ig 与不同距离的抗原决定簇更好地结合,也易使补体结合位点暴露,为补体的活化创造条件。铰链区对木瓜蛋白酶及胃蛋白酶敏感,具有酶切位点。IgM 和 IgE 无铰链区。

2. 连接链(joining chain,J 链)　是连接两个或两个以上 Ig 单体的一条多肽链,由浆细胞合成。5 个单体 IgM 由一条 J 链连接成五聚体,2 个单体 IgA 由 J 链连接成双聚体(图 4-4)。J 链以二硫键的形式共价结合到 Ig 的 H 链上,起稳定 Ig 多聚体的作用。

3. 分泌片(secretory piece,SP)　是分泌型 IgA 分子上的一个辅助成分,是一种由黏膜上皮细胞合成和分泌的含糖的肽链。SIgA 分布在上皮黏膜表面,SP 的作用是保护 SIgA 不被分泌液中的蛋白酶降解破坏,同时介导 SIgA 通过黏膜细胞等从黏膜下到黏膜表面的转运。

(三)免疫球蛋白的功能区

Ig 分子的每条肽链可折叠成几个球形结构,其结构靠链内二硫键连接而稳定。每个球形结构大约由 110 个氨基酸残基组成,具有一定的生理功能,称为功能区。Ig 的轻链有两个功能区,即 V_L 及 C_L;IgG、IgA、IgD 的重链有 V_H、C_H1、C_H2 和 C_H3 这 4 个功能区,IgM 和 IgE 的重链还有一个 C_H4,共 5 个功能区。

Ig 各功能区的作用分别是:①V_L、V_H 为抗原结合部位;②V_H、C_H1 为遗传标记所在部

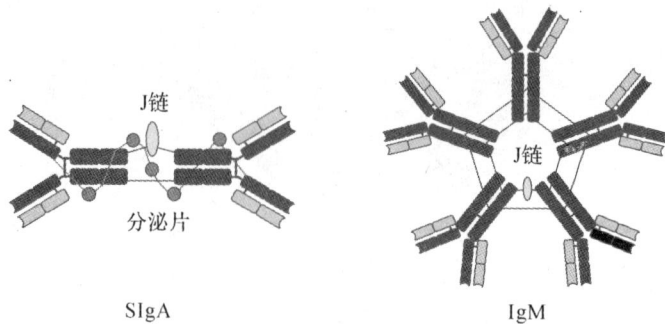

图 4-4 Ig 多聚体结构示意图

位,决定同种异型 Ig 的抗原特异性;③IgG 的 C_H2 和 IgM 的 C_H3 具有补体 C1q 结合位点,可通过传统途径激活补体;④C_H3 或 C_H4 能与组织细胞表面的 Fc 受体结合。

(四)免疫球蛋白的水解片段

在一定条件下,分别用木瓜蛋白酶和胃蛋白酶水解 IgG 形成水解片段(图 4-5)。通过对 Ig 水解片段的研究,有助于了解 Ig 的基本结构和功能特点。

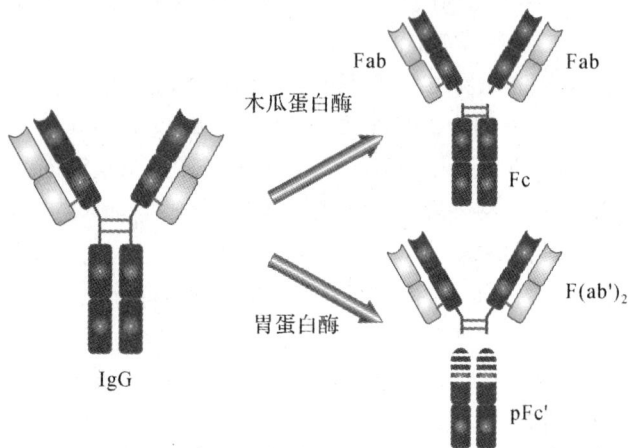

图 4-5 Ig 的酶解片段

用木瓜蛋白酶水解 IgG,可将其从重链铰链区二硫键的近 N 端切断,得到三个水解片段,即两个抗原结合片段(fragment of antigen binding,Fab)和一个可结晶片段(crystallizable fragment,Fc)。每一个 Fab 段含有一条完整的轻链和部分的重链,能与一个抗原决定簇结合;Fc 段含有两条重链的剩余部分,具有活化补体等其他生物学活性。

用胃蛋白酶水解 IgG 分子,可将其从重链铰链区二硫键的近羧基端切断,得到一个具有双价抗体活性的 F(ab')$_2$,其特性与功能和 Fab 相同;还有小分子多肽碎片称为 pFc',无任何生物学活性。胃蛋白酶水解 IgG 具有较大的应用价值,可用于一些以 IgG 为主要成分的生物制品的精制。如白喉或破伤风抗毒素血清经胃蛋白酶处理后,可除去大部分 Fc 段,降低了免疫原性,给人注射可减少血清过敏反应的发生;人丙种球蛋白经胃蛋白酶处理后,可供静脉注射。

三、免疫球蛋白的生物学功能

(一)特异性结合抗原

Ig通过其V区(尤其是V区中的高变区)与细菌、病毒、寄生虫、毒素、药物及其他异物等抗原发生特异性结合介导多种生物学功能:

1.中和毒素 抗毒素与外毒素的活性中心结合,能中和外毒素的毒性,使其失去毒害组织细胞的作用。

2.中和病毒 病毒抗体和病毒结合后阻止病毒吸附进入易感细胞。

3.阻止病原体吸附易感细胞 SIgA与相应细菌、病毒等结合,可抑制病原体吸附于宿主细胞。

此外,B细胞表面的mIg是B细胞识别抗原的受体,能特异识别抗原分子,引起免疫应答。抗体与相应抗原在体外发生特异性结合可用于鉴定病原微生物或检测抗体。

(二)激活补体

当IgG、IgM抗体分子与抗原结合后,其构型改变,暴露了补体C1q的结合点,从而启动了补体经典激活途径,使补体各成分依次活化,发挥补体各种生物学效应。

(三)与细胞表面Fc受体结合

不同Ig的Fc段能与多种细胞表面相应的Fc受体结合,产生不同的作用:①IgE的Fc段与肥大细胞和嗜碱性粒细胞表面的IgE Fc受体结合,引起Ⅰ型超敏反应;②IgG的Fc段与吞噬细胞表面的IgG Fc受体结合后,可产生调理吞噬作用;③IgG与带有相应抗原的靶细胞(如病毒感染细胞和肿瘤细胞)结合后,通过其Fc段与NK细胞表面的IgG Fc受体结合直接杀伤靶细胞,即抗体依赖性细胞介导的细胞毒作用(ADCC)。

(四)通过胎盘和黏膜

IgG是唯一能从母体通过胎盘转移到胎儿体内的Ig,这种母体特异性免疫力的获得,形成了婴儿的天然被动免疫。SIgA可通过呼吸道、消化道和泌尿生殖道等黏膜上皮细胞向外分泌,分布于黏膜表面发挥局部抗感染作用。

(五)具有免疫原性

Ig的本质为蛋白质,具有免疫原性,因此也能刺激机体产生免疫应答。

(六)与SPA结合

IgG Fc段能与葡萄球菌A蛋白(staphylococcal protein A,SPA)非特异性结合,这一特性已被应用在免疫学诊断的协同凝集反应中。

四、各类免疫球蛋白的特性和作用

(一)IgG

IgG于出生后3个月开始合成,3~5岁时接近成人水平。主要由脾和淋巴结中的浆细胞合成,通常以单体形式存在于血液与其他体液中,是血清中含量最高的Ig,占血清Ig总量的75%。人类IgG有IgG1、IgG2、IgG3、IgG4四个亚类。IgG是唯一能通过胎盘的抗体,对防止新生儿感染起重要作用,6个月后这些特异性抗体逐渐降解,婴儿此时尚未能建立良好的抗感染免疫,因此感染一些病原微生物的风险增大。IgG半衰期最长,为20~23d,故临床上使用丙种球蛋白(主要含 IgG)进行人工被动免疫时,以每隔 2~3 周注射 1 次为宜。

IgG 是主要的抗感染抗体,在中和毒素、抗菌、抗病毒方面起着重要作用;不少自身抗体如抗核抗体、抗甲状腺球蛋白抗体和引起 Ⅱ、Ⅲ 型超敏反应的抗体属于 IgG;IgG 还可经传统途径激活补体,发挥免疫效应;IgG Fc 段与具有 IgG Fc 受体的细胞结合产生各种生物学作用,如促进吞噬细胞的吞噬作用、促进 NK 细胞对靶细胞的杀伤作用等。

(二)IgM

IgM 为五聚体,相对分子质量最大,又称巨球蛋白,占血清 Ig 总量的 5%~10%。脾是 IgM 的主要合成部位。IgM 是个体发育中最早合成和分泌的抗体,在胚胎后期已能合成,临床上常把脐血中特异性 IgM 水平升高作为诊断宫内感染的依据;在免疫应答过程中最先产生的抗体也是 IgM,且其半衰期短,约为 5d,因此感染过程中血清特异性 IgM 水平升高,则表示有近期感染,以此作为早期诊断的依据。

IgM 分子量最大,主要分布于血管内,其对颗粒性抗原的凝聚作用、激活补体作用、促吞噬作用和杀菌作用均比 IgG 强,对防止菌血症、败血症的发生起重要作用,但中和病毒或毒素的能力低于 IgG。天然血型抗体、类风湿因子等均为 IgM。IgM 也参加 Ⅱ、Ⅲ 型超敏反应的发生。

(三)IgA

IgA 分为血清型和分泌型两种。血清型 IgA 主要为单体,在血清中含量较少,其免疫作用较弱。分泌型 IgA(SIgA)为双体,由两个 IgA 单体、一条 J 链和一个分泌片组成。新生儿出生 4~6 个月后开始合成 SIgA,至 12 岁左右达成人水平。

SIgA 主要存在于呼吸道、消化道和泌尿生殖道的黏膜及唾液、泪液、初乳等分泌液中,可抑制病原微生物吸附到黏膜细胞,发挥局部抗感染作用。新生儿可从母体初乳中获得 SIgA,这对婴儿抵抗呼吸道和消化道病原微生物感染具有重要作用,故应大力提倡用母乳喂养婴儿。易患呼吸道、胃肠道感染者(如新生儿)与 SIgA 合成不足有关。慢性支气管炎发作与 SIgA 的减少有一定的关系。

(四)IgD

IgD 以单体形式存在于血清中,正常人血清中含量极低,约占 Ig 总量的 1%。IgD 是 B 细胞的重要表面标志,成熟的 B 细胞膜上带有 mIgD,是 B 细胞表面的抗原识别受体,可接受相应抗原的刺激,并对 B 细胞的活化、增殖和分化产生调节作用。

(五)IgE

IgE 是人体血清中含量最少的一类 Ig,占血清总 Ig 的 0.002%。IgE 是亲细胞抗体,其 Fc 段易与肥大细胞和嗜碱性粒细胞膜上的 IgE Fc 受体结合,使机体处于致敏状态,而引发 Ⅰ 型超敏反应。IgE 主要由呼吸道(如鼻咽、扁桃体、支气管和消化道)黏膜固有层的浆细胞产生,这些部位正是变应原入侵和超敏反应的好发部位。此外,肠道寄生虫患者的血液及肠黏液中的 IgE 也可升高,这对机体抗寄生虫感染具有一定的意义。

五、人工制备抗体

(一)多克隆抗体

大多数天然抗原由多种抗原分子或多种抗原决定簇组成,免疫动物后可刺激多种具有相应抗原识别受体的 B 细胞克隆增殖而产生多种抗体,分泌到体液中,即多克隆抗体(polyclonal antibody,PcAb)。多克隆抗体特异性不高,易出现交叉反应,其应用受限。

(二)单克隆抗体

单克隆抗体(monoclonal antibody,McAb)是指由识别一种抗原决定簇的一个 B 细胞杂交瘤细胞克隆增殖分化产生的抗体。制备 McAb 应用杂交瘤技术,即把经抗原免疫后的小鼠脾细胞(B 细胞)与小鼠骨髓瘤细胞融合成杂交瘤细胞,再选育出单个杂交瘤细胞增殖形成单一细胞克隆,可产生针对单一抗原决定簇的抗体。杂交瘤细胞既具有 B 细胞合成、分泌抗体的能力,又具有骨髓瘤细胞无限增殖的特性。其产生的 McAb 具有高度特异性、高度均一性、高效价和高产量的特点,现已广泛应用于医学、生物学各领域,如对各种病原体的检测和分型,肿瘤抗原、免疫细胞的分化抗原及受体、激素、神经递质等物质的检测等。

(三)基因工程抗体

体外制备的鼠源性 McAb 对人类是异种抗原,可引起超敏反应,因而 McAb 在人体内的应用受到了严重限制。利用基因工程的方法制备的抗体称为基因工程抗体。研究者采用 DNA 重组技术,根据不同的需要在基因水平上对 Ig 分子进行切割、拼接或修饰,甚至是人工合成后导入受体细胞,表达产生新型抗体。基因工程抗体保留了天然抗体的特异性和主要生物学活性,并使其结构接近于人的 Ig,从而确保抗体应用于人的安全性,是新一代具有广阔应用前景的抗体制备技术。目前已获表达产物的基因工程抗体有嵌合抗体、人源化抗体、单链抗体等。

第三节 补体系统

一、概述

补体(complement,C)存在于正常人或动物血清及组织液中,是一组与免疫有关的、具有酶活性的球蛋白。补体并非单一物质,而是由 30 余种存在于血清、组织液和膜表面的蛋白质组成,故称为补体系统。补体系统是构成机体免疫系统的重要组成部分,受激活因子作用后可通过生物级联反应体系使整个补体系统活化,从而发挥溶菌、介导炎症反应和调节免疫应答等生物学功能。

(一)补体系统的组成和命名

1.补体系统的组成 补体系统按其功能可分为三组:①补体固有成分,即 C1~C9、B 因子和 D 因子等;②调节与控制补体活化的分子,如 C1 抑制物、I 因子、H 因子、P 因子等;③分布于多种细胞表面的补体受体分子。

2.补体系统的命名 补体系统的命名原则为:参与经典激活途径的固有成分,按其被发现的先后分别命名为 C1、C2…C9;补体系统的其他成分用英文大写字母表示,如 B 因子、D 因子、P 因子等;补体活化后的裂解片段另加英文小写字母表示,如 C3a 和 C3b 等,并以 a 表示相对分子质量较小的片段,b 表示相对分子质量较大的片段;具有酶活性的成分或复合物,则在符号上方加一横线表示,如活化的 C$\overline{1}$、C$\overline{3bBb}$等;灭活的补体片段在其符号前面加英文字母 i 表示,如 iC3b 等;补体调节成分多以其功能进行命名,如 C1 抑制物、C4 结合蛋白、衰变加速因子等。

(二)补体的理化性质

补体主要由巨噬细胞、肠道上皮细胞和肝细胞合成,其化学组成多为糖蛋白,约占血浆中球蛋白总量的 10%。大多数补体成分属 β 球蛋白,少数为 α 或 γ 球蛋白。补体中各成分含量相差很大,其中 C3 含量最高,D 因子含量最低。补体对许多理化因素敏感,加热 56℃、30min 即可使补体中大部分组分丧失活性,称为补体灭活。此外,如机械振荡、紫外线、乙醇、盐酸、胆汁等均可破坏补体。

二、补体系统的激活

在正常生理情况下,补体系统各组分在体液中通常以类似酶原的非活性状态存在,当其被激活物质作用或结合在特定固相载体上活化之后,才表现出各种生物学活性。补体系统激活的途径主要有经典途径(classical pathway)、旁路途径(alternative pathway)、甘露聚糖结合凝集素(mannan-binding lectin,MBL)途径。以上 3 条补体激活途径,具有共同的终末反应过程(图 4-6)。

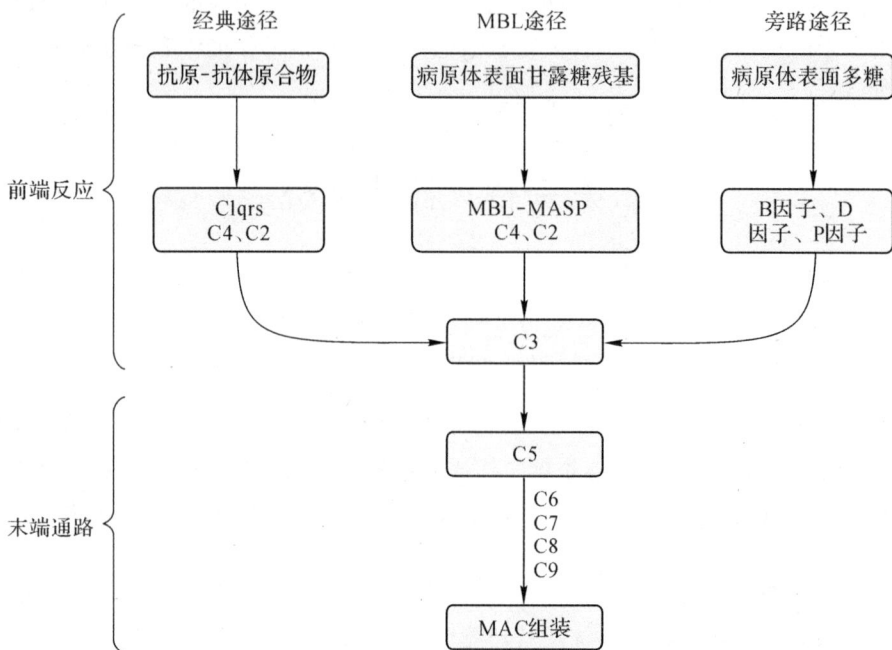

图 4-6　补体 3 条活化途径示意图

(一)经典激活途径

经典激活途径指主要由 C1q 与激活物结合,顺序活化 C1、C4、C2、C3,形成 C3 转化酶($C\overline{4b2a}$)与 C5 转化酶($C\overline{4b2a3b}$)的级联酶促反应过程,又称传统途径。经典途径的激活物质主要是抗原抗体复合物,抗体包括 IgG1、IgG2、IgG3 和 IgM 类抗体,补体成分包括 C1～C9。整个激活过程可分为识别、活化阶段(图 4-7)。

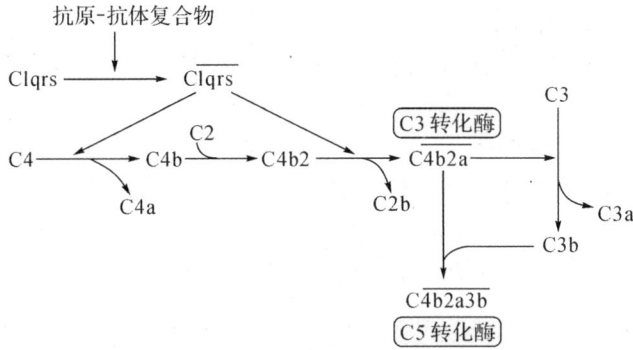

图 4-7 补体的经典激活途径

1. 识别阶段 形成 C$\overline{1}$ 酯酶阶段。经典激活途径从 C1 开始,当抗原与抗体结合形成抗原抗体复合物后,抗体发生构象改变,使 Fc 段上的补体结合位点暴露,C1q 识别并与之结合而被激活。C1q 为六聚体,呈球形,必须有两个以上的球形结构与 Ig 结合才能激活补体和后续成分。C1q 与 Ig 补体结合位点结合后发生变构,在 Ca^{2+} 参与下,相继激活 C1r 和 C1s,使 C1 成为具有酯酶活性的 C$\overline{1}$ 分子。

2. 活化阶段 形成 C3 转化酶和 C5 转化酶阶段。C$\overline{1}$ 酯酶在 Mg^{2+} 存在下依次裂解 C4、C2 分别为 a 片段和 b 片段。C4a 和 C2a 游离于液相,C4b 和 C2b 结合到靶细胞膜上,形成 C$\overline{4b2a}$ 复合物,即 C3 转化酶。该酶裂解 C3 为 C3a 和 C3b 两个片段,C3b 也具有与靶细胞结合的特性,能结合至 C4b2b 附着的邻近细胞膜上,形成 C$\overline{4b2a3b}$ 复合物,即 C5 转化酶。在补体活化过程中产生的小片段 C4a、C2a 和 C3a 游离在液相中发挥各自的生物学作用。

(二)旁路激活途径

旁路激活途径是指由 B 因子、D 因子和备解素(P 因子)参与,直接由微生物等物质激活 C3,形成 C3 与 C5 转化酶,激活补体级联酶促反应的活化途径,又称替代途径。主要激活物为细菌脂多糖(LPS)、酵母多糖以及聚合的 IgA、IgE 和 IgG4。

在生理情况下,体液中可有少量被蛋白酶裂解产生的或通过经典途径获得的 C3 裂解片段 C3b,C3b 可被补体调节蛋白迅速灭活。在有旁路途径激活物存在的情况下,C3b 可与 B 因子结合生成 C3bB,血清中的 D 因子可使 C3bB 中的 B 裂解为 Ba 和 Bb,形成 C$\overline{3bBb}$,即 C3 转化酶。P 因子与 C$\overline{3bBb}$ 结合可稳定 C3 转化酶,从而使更多的 C3 被活化,进一步形成多分子复合物 C$\overline{3bnBb}$(或 C$\overline{3bBb3b}$),此即旁路途径的 C5 转化酶,能裂解 C5 为 C5a 和 C5b。旁路激活途径的后续各步与经典激活途径相同(图 4-8)。

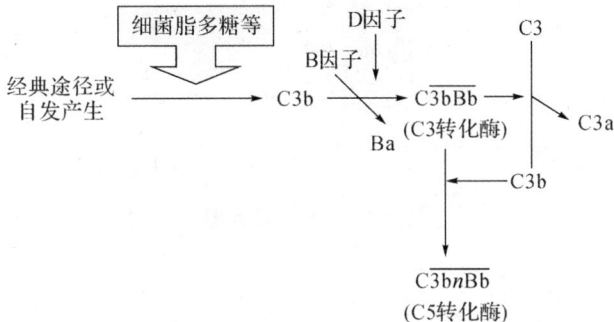

图 4-8 补体的旁路激活途径

(三)MBL 激活途径

MBL 激活途径是由细菌甘露糖残基与急性期蛋白 MBL 结合后启动的激活过程。

在病原生物感染的早期,体内的吞噬细胞可产生一些细胞因子,诱导肝细胞合成分泌急性期蛋白,其中参与补体激活的有甘露糖结合凝集素(MBL)和 C 反应蛋白。MBL 与 C1q 结构相似,它能与细菌表面甘露糖残基结合,然后与丝氨酸蛋白酶结合,形成 MBL-丝氨酸蛋白酶(MBL-associated serine protease,MASP)。MASP 与活化的 C1q 有同样的生物学活性,可裂解 C4 和 C2 分子,继而形成 C3 转化酶,其后的过程与经典途径相同(图 4-9)。

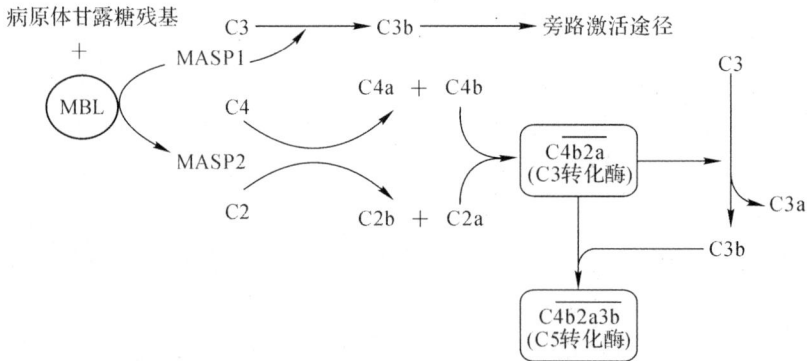

图 4-9 补体的 MBL 激活途径

(四)补体激活的共同终末过程

补体激活的共同终末过程是形成膜攻击复合物(membrane attack complex,MAC)(图 4-10),导致细胞溶解的阶段。C5 转化酶裂解 C5 为 C5a 和 C5b,C5a 游离于液相中,C5b 吸附于靶细胞表面,依次与 C6、C7、C8 结合成 C $\overline{5b678}$ 复合物。该复合物具有高度的亲脂性,可插入细胞膜的磷脂双分子层中,再与 12～15 个分子的 C9 结合,成为 C $\overline{5b6789}$ 的大分子 MAC。MAC 在靶细胞膜上形成多个中空的跨膜孔道,使细胞内容物外溢,大量水进入细胞内,细胞肿胀,最终导致靶细胞溶解。

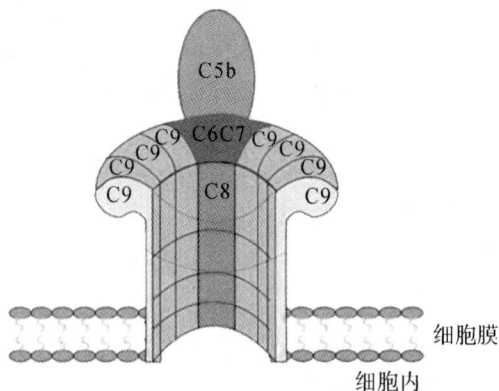

图 4-10 MAC 示意图

(五)3 条补体激活途径的特点及比较

补体激活的 3 条途径有共同之处,又有各自的特点(图 4-11)。在感染早期就能发挥抗感染作用的是不依赖特异性抗体的旁路途径和 MBL 途径,在感染后期依赖抗体的经典途径才发挥作用。补体 3 条激活途径的比较见表 4-2。

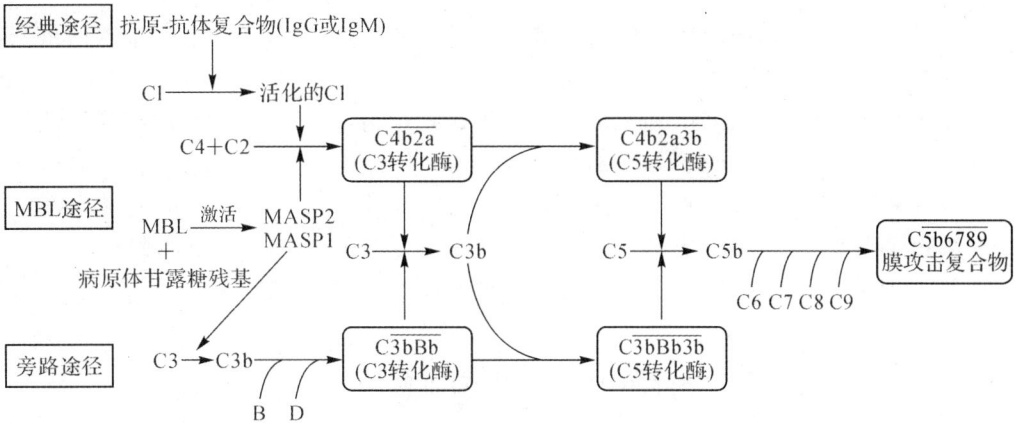

图 4-11　补体激活途径比较

表 4-2　补体 3 条激活途径的比较

	经典激活途径	旁路激活途径	MBL 途径
激活物质	抗原抗体复合物	脂多糖、酵母多糖、凝集的 IgA、IgG4	MBL、甘露糖
起始因子	C1q	C3	C4
参与的补体成分	C1~C9	C3、C5~C9、B 因子、D 因子	C2~C9
C3 转化酶	C$\overline{4b2a}$	C$\overline{3bBb}$	C$\overline{4b2a}$
C5 转化酶	C$\overline{4b2a3b}$	C$\overline{3bBb3b}$或 C$\overline{3bnBb}$	C$\overline{4b2a3b}$
生物学功能	参与特异性免疫,感染后期发挥作用	参与非特异性免疫,感染早期发挥作用	参与非特异性免疫,感染早期发挥作用

三、补体的生物学作用

(一)溶解靶细胞作用

补体 3 条途径激活后均可介导溶菌和溶细胞作用。当细菌感染机体时,一旦产生特异性抗体,就可通过激活补体经典途径形成 MAC,引起细菌细胞溶解死亡。在感染早期尚无特异性抗体产生时,则可通过激活补体旁路途径或 MBL 途径发挥溶菌作用。除溶菌作用以外,补体还能溶解多种靶细胞,如红细胞、粒细胞、血小板、病毒感染的靶细胞和肿瘤细胞等。在病理情况下,补体亦可导致自身组织细胞的溶解。

(二)调理作用和免疫黏附作用

补体的裂解产物 C3b 和 C4b 一端与细菌、靶细胞或免疫复合物结合,另一端与吞噬细胞表面相应的 C3b、C4b 受体结合,通过架桥作用,促进了吞噬细胞对靶细胞的吞噬,此为补体的调理作用。免疫复合物激活补体后,可通过 C3b 黏附到有 C3b 受体的红细胞、血小板或某些淋巴细胞上,形成较大的复合物,从而有利于被吞噬细胞吞噬与清除,此即免疫黏附作用。免疫黏附作用在抗感染免疫和免疫病理过程中具有重要意义。

(三)炎症介质作用

1.趋化作用　补体激活后产生的 C3a 和 C5a 具有趋化作用,能吸引吞噬细胞向组织损伤或炎症部位集中,对入侵的病原体进行吞噬清除。

2.过敏毒素作用　C3a、C4a 和 C5a 具有过敏毒素作用,它们与肥大细胞和嗜碱性粒细胞表面相应的受体结合,使细胞脱颗粒,释放组胺等血管活性物质,导致毛细血管通透性增加及平滑肌收缩,引起局部水肿、支气管痉挛等。

3.激肽样作用　C2a 能使小血管扩张、通透性增强,引起炎症性充血和水肿。

此外,补体还参与特异性免疫应答的调节,发挥广泛的生物学效应。

第四节　细胞因子

一、概述

细胞因子(cytokine,CK)是由活化的免疫细胞或某些非免疫细胞(如成纤维细胞、血管内皮细胞等)合成分泌的具有多种生物学活性的小分子多肽或糖蛋白。它们主要在细胞间发挥作用,作为细胞的刺激或抑制信号分子,在免疫应答及免疫调节中起重要作用。

细胞因子种类繁多,其生物学效应及作用机制各不相同,但它们具有以下共同特性:

1.多源性　一种细胞因子可由多种细胞在不同条件下产生,一种细胞也可产生多种细胞因子。

2.多效性和重叠性　一种细胞因子可作用于多种靶细胞,产生不同的生物学效应,此为多效性;几种不同的细胞因子可作用于同一靶细胞,产生相同或相似的生物学效应,此为重叠性。

3.高效性和速效性　细胞因子在极微量($pg,10^{-12}g$)的情况下就可发挥明显的生物学效应;细胞因子对激发因素的反应非常迅速,合成释放的速度也非常快。

4.自分泌或旁分泌特点　一种细胞产生的细胞因子作用于其本身,称为自分泌;若作用于邻近的细胞,称为旁分泌;在生理情况下,多数细胞因子仅在产生的局部发挥作用,但在一定条件下,某些细胞因子也可以以内分泌方式作用于远端靶细胞。

5.多样性和网络性　一种细胞因子可以抑制或增强其他细胞因子的作用,即表现为拮抗或协同作用效应,从而使众多细胞因子在体内相互调节,构成十分复杂的细胞因子网络。

二、主要的细胞因子

(一)白细胞介素

白细胞介素(interleukin,IL)是一组由淋巴细胞、单核-巨噬细胞等免疫细胞和其他非免疫细胞产生的,能在免疫细胞间发挥调节作用的细胞因子。其主要的生物学作用是调节细胞生长、分化,促进免疫应答和介导炎症反应。迄今已正式命名的有 23 种,几种主要 IL 的生物学活性见表 4-3。

表 4-3 主要的白细胞介素

名称	主要产生细胞	主要生物学作用
IL-1	单核-巨噬细胞、血管内皮细胞、成纤维细胞	促进 T、B 细胞活化、增殖和分化；刺激单核-巨噬细胞和 NK 细胞活化；协同刺激造血细胞增殖分化；介导发热、炎症反应
IL-2	活化 T 细胞、NK 细胞	刺激 T、B 细胞活化、增殖和分化；增强 NK 细胞、LAK 细胞、Tc 和巨噬细胞的杀伤活性
IL-3	活化 T 细胞	刺激多能造血干细胞增殖和分化；协同促进肥大细胞增殖和分化
IL-4	活化 T 细胞、肥大细胞	刺激 T、B 细胞增殖和分化；促进 B 细胞发生 Ig 类别转换，产生 IgG、IgE 类抗体；刺激造血干细胞的增殖和分化；促进肥大细胞的增殖；抑制 Th1 细胞，降低细胞免疫功能
IL-6	单核-巨噬细胞、活化 T 细胞、成纤维细胞	促进 B 细胞增殖和分化，促进浆细胞产生抗体；协同促进 T 细胞增殖分化和 Tc 细胞成熟；刺激肝细胞合成和分泌急性期蛋白，参与炎症反应
IL-8	单核-巨噬细胞、血管内皮细胞	对中性粒细胞、嗜碱性粒细胞和 T 细胞起趋化作用；活化中性粒细胞、嗜碱性粒细胞，引起炎症和 I 型超敏反应
IL-10	活化 T 细胞、单核-巨噬细胞	抑制 Th1 细胞合成及分泌，下调细胞免疫功能；促进 B 细胞增殖和抗体生成，上调体液免疫功能；抑制单核-巨噬细胞的功能
IL-12	B 细胞、单核-巨噬细胞	诱导 Th1 和 Tc 细胞的形成；促进 NK 和 LAK 细胞的增殖分化，增强其杀伤活性

（二）集落刺激因子

集落刺激因子（colony stimulating factor，CSF）是由活化 T 细胞、单核-巨噬细胞、血管内皮细胞和成纤维细胞等产生，可刺激不同的造血干细胞在半固体培养基中形成相应细胞集落的细胞因子。根据其作用范围可分为粒细胞 CSF（G-CSF）、巨噬细胞 CSF（M-CSF）、粒细胞-巨噬细胞 CSF（GM-CSF）、多集落刺激因子（Multi-CSF）、干细胞因子（SCF）和红细胞生成素（EPO）等。不同的 CSF 能特异性地促进和调节不同的造血干细胞的增殖、活化和分化，是血细胞生成必不可少的刺激因子。目前已有部分 CSF 试用于临床治疗多种血细胞减少症，并取得了一定的效果。

（三）肿瘤坏死因子

肿瘤坏死因子（tumor necrosis factor，TNF）是一类能特异性杀伤肿瘤细胞的细胞因子。根据其结构和来源分为两种，即由巨噬细胞产生的 TNF-α 和由 T 细胞产生的 TNF-β（又称淋巴毒素，LT）。TNF 具有杀伤肿瘤细胞、介导炎症反应和抗病毒作用，可引起发热反应，并有免疫调节作用。

（四）干扰素

干扰素（interferon，IFN）是由微生物或其他干扰素诱生剂刺激细胞产生的一种细胞因子。根据其细胞来源、生物学性质和活性不同，把人的 IFN 分为 IFN-α、IFN-β、IFN-γ 3 种类型，分别由白细胞、成纤维细胞和活化 T 细胞产生。其中 IFN-α 和 IFN-β 称为 I 型干扰素，

IFN-γ 称为Ⅱ型干扰素。

IFN 具有重要的生物学作用:①抗病毒作用。IFN 不直接杀伤病毒,而是诱导宿主细胞产生多种酶来干扰病毒复制的各个环节,包括抑制病毒蛋白质的合成。Ⅰ型干扰素的抗病毒作用比Ⅱ型干扰素强。②抗肿瘤作用。IFN 可以直接抑制肿瘤细胞生长,并增强机体的抗肿瘤免疫应答。③免疫调节作用。IFN 通过诱导 MHCⅠ类分子的表达,从而增强 NK 细胞和 CTL 的活性。目前,干扰素制剂已应用于乙型肝炎、急性病毒性脑炎、尖锐湿疣等病毒感染性疾病的临床治疗。

(五)生长因子

生长因子(growth factor,GF)是指一类可以促进相应细胞生长和分化的细胞因子,其种类较多,如血小板源生长因子(platelet-derived growth factor,PDGF)、表皮生长因子(epithelial growth factor,EGF)、转化生长因子 β(transforming growth factor-β,TGF-β)、成纤维细胞生长因子(fibroblast growth factor,FGF)、神经生长因子(nerve growth factor,NGF)等。

(六)趋化因子

趋化因子(chemokine)英文名来源于 chemoattractant cytokine,故也称为趋化性细胞因子,是一类对不同靶细胞具有趋化作用的细胞因子。趋化因子可由白细胞和某些组织细胞分泌,是一个包括 60 多个成员的蛋白质家族,相对分子质量多为 8000~10000。

趋化因子除介导免疫细胞迁移外,还参与调节血细胞发育、胚胎期器官发育、血管生成、细胞凋亡等,并在肿瘤发生、发展和转移,以及病原微生物感染和一致排斥反应等病理过程中发挥作用。

三、细胞因子的生物学活性

(一)抗细菌作用

细菌可刺激感染部位的巨噬细胞释放 IL-1、TNF-α、IL-6、IL-8 和 IL-12,这些细胞因子转而启动对细菌的攻击。IL-1 激活血管内皮细胞,促进免疫系统的效应细胞进入感染部位并激活淋巴细胞。TNF-α 增加血管的通透性,促进 IgG、补体和效应细胞进入感染部位,使淋巴液向淋巴结引流。IL-6 激活淋巴细胞,促进抗体的生成。IL-8 趋化中性粒细胞和 T 淋巴细胞进入感染部位。IL-12 激活自然杀伤细胞,诱导 CD4 细胞分化成 Th1 细胞。IL-1、TNF-α 和 IL-6 引起发热反应。上述错综复杂的细胞因子的协同作用构成一种重要的抗细菌防卫体系。

(二)抗病毒作用

病毒刺激机体的细胞产生 IFN-α 和 IFN-β。IFN-α 和 IFN-β 通过下述环节发挥抗病毒作用。IFN-α 和 IFN-β 通过作用于病毒感染细胞和其邻近的未感染细胞产生抗病毒蛋白酶而进入抗病毒状态。IFN-α/β 刺激病毒感染的细胞表达 MHCⅠ类分子,提高其抗原提呈能力,使其更容易被细胞毒性 T 细胞识别并杀伤。IFN-α 和 IFN-β 激活自然杀伤细胞,使其在病毒感染早期有效地杀伤病毒感染细胞。被病毒感染细胞激活的 CTL 分泌高水平的 IFN-γ,IFN-γ 刺激病毒感染细胞表达 MHCⅠ类分子,促进 CTL 杀伤病毒感染细胞。IFN-γ 也增强自然杀伤细胞的杀伤病毒感染细胞活性。趋化性细胞因子 MIP-1α、MIP-1β 可以与 HIV-1 竞争结合巨噬细胞趋化因子受体而表现抗 HIV 感染的活性。

(三）调节特异性免疫应答

在细胞因子的网络中,参与特异性免疫应答的免疫细胞的激活、生长、分化和发挥效应都受到细胞因子的精细调节。在免疫应答识别和激活阶段,有多种细胞因子可刺激免疫活性细胞的增殖,IL-2 和 IL-15 刺激 T 淋巴细胞的增生,IL-4、IL-6 和 IL-13 刺激 B 淋巴细胞增殖。也有多种细胞因子刺激免疫活性细胞的分化。IL-12 促进未致敏的 $CD4^+$ T 淋巴细胞分化成 Th1 细胞,IL-4 促进未致敏的 $CD4^+$ T 细胞分化成 Th2 细胞。在免疫应答的效应阶段,多种细胞因子刺激免疫细胞对抗原性物质进行清除。IFN-γ 激活 CTL,刺激有核细胞表达 MHC Ⅰ类分子,从而使感染胞内寄生物（如病毒）的细胞受到强力的杀伤。IL-2 刺激 CTL 的增殖与分化,并杀灭微生物,尤其是胞内寄生物。有些细胞因子,如 TGF-β,在一定条件下也可表现免疫抑制活性。它除可抑制巨噬细胞的激活外,还可抑制 CTL 的成熟。分泌 TGF-β 的 T 细胞表现抑制性 T 细胞的功能。

(四)刺激造血

在免疫应答和炎症反应过程中,白细胞、红细胞和血小板不断被消耗,因此机体需不断从骨髓造血干细胞补充这些血细胞。由骨髓基质细胞和 T 细胞等产生的刺激造血的细胞因子调控着血细胞的生成和补充。红细胞生成素（EPO）刺激红细胞的生成。粒细胞-巨噬细胞集落刺激因子（GM-CSF）、巨噬细胞集落刺激因子（M-CSF）和粒细胞集落刺激因子（G-CSF）刺激骨髓生成各类髓样细胞。GM-CSF 是树突状细胞的分化因子。IL-7 刺激未成熟 T 细胞前体细胞的生长与分化。IL-6、IL-11 和血小板生成素（TPO）均可刺激骨髓巨核细胞的分化、成熟和血小板的产生。

(五)促进血管的生成

多种趋化性细胞因子和成纤维细胞生长因子可促进血管的新生。这对组织的损伤修复有重要的病理生理意义。

四、与细胞因子及其受体相关的生物制品

采用现代生物技术研发的重组细胞因子、细胞因子抗体和细胞因子受体拮抗蛋白已获得了广泛的临床应用,创造了十分巨大的商业价值。美国国家食品和药品管理局（FDA）批准上市的部分细胞因子及其受体相关的生物制品和治疗的疾病见表 4-4。

表 4-4 美国 FDA 已批准生产和临床应用的部分细胞因子药物

药物名称	适应证	批准上市年份
IFN-α	白血病、Kaposi 肉瘤、肝炎、恶性肿瘤、AIDS	1986
IFN-β	多发性硬化症	1996
IFN-γ	慢性肉芽、生殖器疣、恶性肿瘤、过敏性皮炎	1990
G-CSF	自身骨髓移植、化疗导致的粒细胞减少症、白血病、再生障碍性贫血	1991
GM-CSF	自身骨髓移植、化疗导致的血细胞减少症、AIDS、再生障碍性贫血、MDS	1991
EPO	慢性肾功能衰竭导致的贫血、恶性肿瘤或化疗导致的贫血、失血后贫血	1989
IL-2	恶性肿瘤、免疫缺陷、疫苗制剂	1992
IL-11	恶性肿瘤或化疗导致的血小板减少症	1998
sTNF R1	类风湿关节炎	1999

第五节　主要组织相容性复合体

一、概述

在同种生物不同个体间进行组织或器官移植时,可发生免疫排斥现象,这是由细胞表面的同种异型抗原所诱导的。这种代表个体特异性的同种异型抗原称为组织相容性抗原或移植抗原。各种生物都具有复杂的组织相容性抗原,其中能引起迅速而强烈的排斥反应者称为主要组织相容性抗原(major histocompatibility antigen),在移植排斥中起决定作用;引起较弱排斥反应的抗原称为次要组织相容性抗原。编码主要组织相容性抗原的基因位于同一染色体上,是一组紧密连锁的基因群,称为主要组织相容性复合体(major histocompatibility complex,MHC)。

人类的主要组织相容性抗原(MHC)称为 HLA 复合体或 HLA 基因;小鼠的 MHC 称 H-2 复合体,H-2 复合体位于小鼠的第 17 号染色体上。

二、HLA 复合体的基因结构和遗传特征

(一)HLA 复合体的基因结构

HLA 复合体位于第 6 号染色体短臂上,由一群紧密连锁的基因组成。根据编码的分子结构和功能不同可将 HLA 复合体分为 3 个区域(图 4-12)。

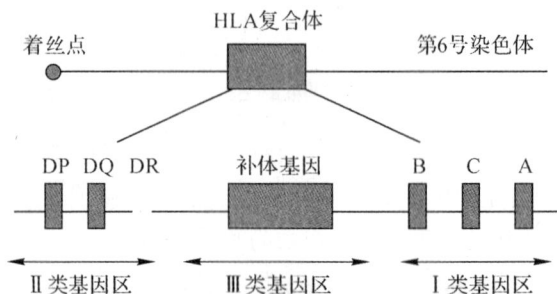

图 4-12　HLA 复合体结构示意图

1. HLA Ⅰ类基因区　位于着丝点远端,主要包括 HLA-A、B、C 3 个基因位点,分别编码经典的 HLA-A、B、C 抗原,即 HLA Ⅰ类分子或Ⅰ类抗原的重链(α 链)。

2. HLA Ⅱ类基因区　紧靠着丝点,亦称 D 区基因,主要包括 HLA-DP、DQ 和 DR 亚区基因,分别编码 HLA-DP、DQ、DR 等 D 抗原,即 HLA Ⅱ类分子或Ⅱ类抗原。

3. HLA Ⅲ类基因区　位于Ⅰ类与Ⅱ类基因区之间,主要包括编码补体 C4、C2 和 B 因子的基因,肿瘤坏死因子(TNF)基因及热休克蛋白 70(HSP70)基因。

(二)HLA 复合体的遗传特征

1. 单倍型遗传　同一染色体上 HLA 不同座位等位基因的组成和排列,称为一个单倍

型。单倍型由于各基因紧密连锁,很少发生同源染色体间的交换。在遗传过程中,HLA 单倍型作为一个完整的遗传单位由亲代传给子代,故子女的 HLA 单倍型一个来自父方,一个来自母方。在同一个家庭的兄弟姐妹间,两个单倍型完全相同的概率为 25%,一个单倍型相同的概率为 50%,两个单倍型不同的概率为 25%(图 4-13)。这一遗传特点可应用于器官移植时供者的选择以及法医的亲子鉴定。

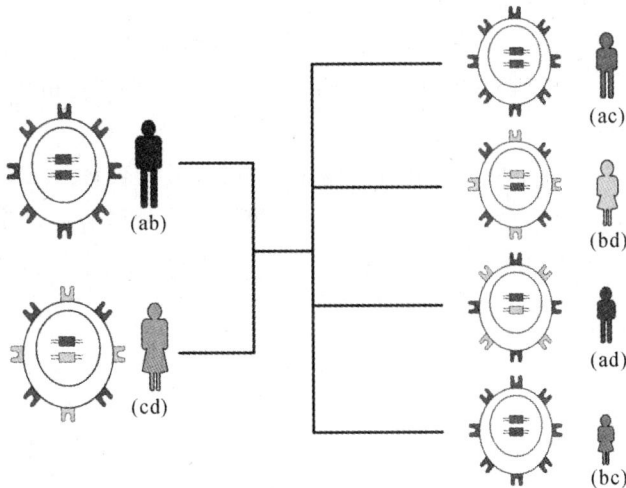

图 4-13 HLA 的单倍型遗传

2. 高度多态性 多态性是指一个基因座位上存在多个等位基因。同一基因座位,如存在 3 个或 3 个以上的等位基因,即具有复等位性,可造成群体中不同个体在等位基因拥有状态上的差别,其编码的产物呈现高度多态性,即人群中个体间 HLA 抗原存在很大差异。但对同一个体,每一基因座位最多只能有两个等位基因,分别来自父母方的同源染色体。所以,等位基因占有状态的多态性属于群体概念。根据目前已知的各位点上的复等位基因来计算,组成的基因型在 1 亿以上,而且 HLA 复合体中每个等位基因均为共显性。因此,人群 HLA 的表现型十分复杂,除了同卵双生以外,要在无血缘关系的人群中寻找 HLA 抗原型别相同者十分困难。

3. 连锁不平衡 HLA 不同基因座位上的各个等位基因在人群中有各自的出现频率。所谓连锁不平衡是指两个基因座位上的某些等位基因,同时出现在一条染色体上的概率高于随机出现的频率。由于存在连锁不平衡,某些单倍型在群体中有很高的频率,并显示出比单一 HLA 基因更为明显的人种特点和地理特点,其发生机制可能与进化过程中的自然选择有关。

三、HLA 分子的结构、分布和功能

(一)HLA Ⅰ类分子

1. 结构 HLA Ⅰ类分子由 α 链和 β_2 微球蛋白组成。α 链为重链,由第 6 号染色体的 HLA Ⅰ类基因编码,分为胞外区、跨膜区和胞内区,胞外区可进一步分为 α1、α2 和 α3 功能区。α1 和 α2 功能区具有高度多态性,共同构成抗原结合部位;α3 区的氨基酸组成相对恒

定,为 Tc 细胞表面 CD8 分子的结合部位。β_2 微球蛋白(β_2m)由第 15 号染色体的基因编码,通过非共价键附着于 $\alpha 3$ 功能区上,其功能与 I 类分子的表达和稳定有关(图 4-14)。

2.分布和功能 HLA I 类分子广泛分布于体内各种有核细胞表面,包括血小板和网织红细胞。不同的组织细胞表达的 I 类分子的密度差异很大。以淋巴细胞表面密度最高,其次为肾、肝、肺、心及皮肤肌肉组织等,神经组织、成熟红细胞一般不表达 I 类分子,初乳、血清、尿液中的 HLA I 类分子以可溶性方式存在。

HLA I 类分子对 $CD8^+$ T 淋巴细胞的抗原识别起限制作用,并参与内源性抗原向 $CD8^+$ T 淋巴细胞的提呈过程;参与早期 T 细胞的分化成熟,并与移植排斥反应有关。

(二)HLA II 类分子

1.结构 HLA II 类分子由 α 链和 β 链组成,由第 6 号染色体的 HLA II 类基因编码。两链的基本结构相似,都分为胞外区、跨膜区和胞内区。胞外区各有两个功能区,即 $\alpha 1$、$\alpha 2$ 和 $\beta 1$、$\beta 2$。$\alpha 1$ 和 $\beta 1$ 区构成抗原结合部位,决定了 II 类分子的多态性;$\alpha 2$ 和 $\beta 2$ 区为恒定区,是 Th 细胞表面 CD4 分子的结合部位(图 4-15)。

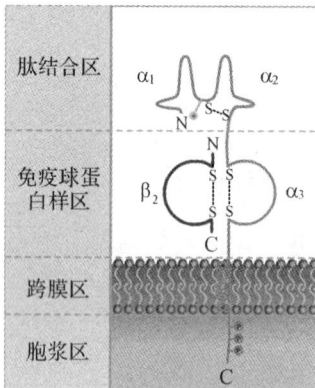

图 4-14 HLA I 分子结构   图 4-15 HLA II 分子结构

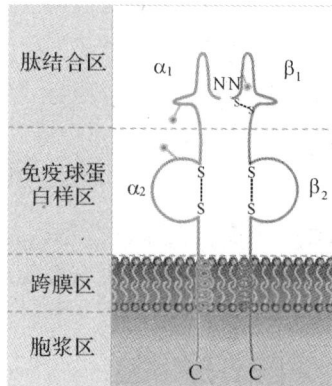

2.分布和功能 HLA II 类分子主要分布在 B 细胞、巨噬细胞和其他抗原提呈细胞、胸腺上皮细胞以及活化的 T 细胞表面,血管内皮细胞及精细胞上亦有少量 II 类分子。

HLA II 类分子对 $CD4^+$ T 淋巴细胞的抗原识别起限制作用,并主要参与外源性抗原向 $CD4^+$ T 淋巴细胞的提呈过程;与 HLA I 类分子共同参与早期 T 细胞的分化成熟,并与移植排斥反应有关。

四、HLA 与医学

(一)HLA 与移植排斥反应

HLA 是导致移植排斥反应的主要抗原。同种异体器官移植物存活率的高低,主要取决于供者与受者之间的组织相容性,其中 HLA 等位基因的匹配程度起关键作用。因此,器官移植前的 HLA 组织配型检测十分重要,选择 HLA 抗原与受者尽量相同的供者,以避免或减轻移植排斥反应的发生。

(二)HLA 与疾病的关联

HLA 与疾病的关联主要是指带有某些特定 HLA 型别的个体易患某一疾病(阳性关联)。如强直性脊柱炎患者中 HLA-B27 抗原阳性率高达 58％～97％,而健康对照人群中仅为 9％。迄今已发现 500 余种疾病与 HLA 有关联,多属自身免疫病。此外,某些疾病的发生与 HLA 分子的表达异常有关。如细胞癌变时表面 HLA Ⅰ类分子表达缺失或显著减少,导致 CD8⁺T 细胞不能与其有效识别结合和破坏,而使癌变细胞逃避免疫监视发展成肿瘤;1 型糖尿病患者的胰岛 β 细胞有 HLA Ⅱ类分子异常表达,从而启动自身免疫反应。

(三)HLA 与输血反应

多次接受输血的患者,有时会发生非溶血性输血反应。其原因主要与患者血液中存在的抗白细胞、抗血小板 HLA 抗体有关。

(四)HLA 与法医

根据 HLA 复合体具有单倍型遗传和高度多态性的特征,在无关个体间 HLA 表型完全相同的机会几乎为零,而且 HLA 终生不变,是伴随个体的特异性遗传标记。故 HLA 分型目前已在法医学上被广泛用于亲子鉴定和确定死者身份。

(柯海萍)

练习与思考

(一)选择题

A1 型题

1.属于抗原提呈细胞的是　　　　　( )
A.T 淋巴细胞　　B.红细胞　　C.浆细胞
D.巨噬细胞　　E.NK 细胞

2.能释放淋巴因子的细胞是　　　　( )
A.Th 细胞　　B.Ts 细胞　　C.Tc 细胞
D.TDTH 细胞　　E.T 细胞

3.不属于免疫细胞的是　　　　　( )
A.淋巴细胞　　B.肥大细胞　　C.NK 细胞
D.嗜酸性粒细胞　　E.靶细胞

4.NK 细胞表面具有　　　　　( )
A.绵羊红细胞受体　　B.植物血凝素受体　　C.IgG Fc 受体
D.补体 C3 受体　　E.抗原受体

5.CD3 主要分布在　　　　　( )
A.DC　　B.APC　　C.胸腺细胞
D.浆细胞　　E.成熟 T 细胞

6.树突状细胞(DC)的主要功能是　　　　( )
A.参与免疫记忆　　B.参与免疫激活　　C.抗原提呈
D.诱导免疫耐受　　E.吞噬杀菌

7. 下列哪种物质没有免疫原性 （　）

A. 异嗜性抗原　　　　　B. 抗体　　　　　　　C. 补体

D. 半抗原　　　　　E. 细菌多糖

8. 交叉反应是由于两种不同的抗原分子中具有 （　）

A. 构象决定簇　　　　　B. 不同的抗原决定簇　　　C. 功能性决定簇

D. 共同抗原决定簇　　　E. 连续性决定簇

9. 有的抗原称为 TI-Ag,这是因为 （　）

A. 抗原来源于非胸腺组织　　　　B. 它诱生的抗体是在骨髓中产生的

C. 它诱生的抗体属于 IgG 类抗体　　　D. 抗原往往具有复杂和不相同的抗原决定簇

E. 它能直接刺激 B 细胞产生抗体,无须 T 细胞辅助

10. 存在于不同种属之间的共同抗原称为 （　）

A. 异种抗原　　　　　B. 交叉抗原　　　　　C. 超抗原

D. 异嗜性抗原　　　　E. 异型抗原

11. 动物来源的破伤风抗毒素对人而言是 （　）

A. 半抗原　　　　　B. 抗体　　　　　　　C. 抗原

D. 既是抗原又是抗体　　　E. 超抗原

12. 仅有反应原性而无免疫原性的物质是 （　）

A. 超抗原　　　　　B. 半抗原　　　　　　C. 完全抗原

D. 异嗜性抗原　　　　E. 自身抗原

13. 免疫原性最强的物质是 （　）

A. 蛋白质　　　　　B. 脂质　　　　　　　C. 多糖

D. 核酸　　　　　E. 脂多糖

14. 许多抗原称为胸腺依赖性抗原,是因为 （　）

A. 在胸腺中产生的　　　　B. 相应抗体是在胸腺中产生的

C. 对此抗原不产生体液性免疫　　　D. 仅在 T 细胞上

E. 只有在 T 细胞辅助下才能产生针对这种抗原的抗体

15. 属于自身抗原的是 （　）

A. ABO 血型抗原　　　B. 肺炎球菌荚膜多糖　　　C. 类脂

D. 眼晶体蛋白　　　　E. 破伤风类毒素

16. 属于同种异型抗原的是 （　）

A. ABO 血型抗原　　　B. 肺炎球菌荚膜多糖　　　C. 类脂

D. 眼晶体蛋白　　　　E. 破伤风类毒素

17. 属于异嗜性抗原的是 （　）

A. Rh 抗原与人的 RBC　　　B. AFP 与乙肝病毒　　　C. 马血清与破伤风杆菌

D. 大肠杆菌 O14 型的多糖抗原与人结肠黏膜　　　E. 类毒素

18. 抗原的特异性取决于 （　）

A. 抗原的大小　　　　B. 抗原的物理性状　　　C. 抗原结构的复杂性

D. 抗原的种类　　　　E. 抗原表面的特殊化学基团

19. 下列哪种物质不是 TD-Ag　　　　　　　　　　　　　　　　　　　　（　　）

A. 血清蛋白 　　　　　　　B. 细菌外毒素 　　　　　　　C. 类毒素

D. IgM 　　　　　　　E. 细菌脂多糖

20. 下列哪个部位的浆细胞一般情况下不能产生 IgE　　　　　　　　　　（　　）

A. 脾脏 　　　　　　　B. 扁桃体 　　　　　　　C. 支气管

D. 鼻咽 　　　　　　　E. 胃肠道黏膜

21. 在局部黏膜抗感染免疫中起重要作用的 Ig 是　　　　　　　　　　　（　　）

A. IgG 　　　　　　　B. IgM 　　　　　　　C. IgA

D. SIgA 　　　　　　　E. IgE

22. 可将 IgG 分解成 F(ab')2 和 pFC' 的酶是　　　　　　　　　　　　（　　）

A. 木瓜蛋白酶 　　　　　　　B. 胰酶 　　　　　　　C. 胃蛋白酶

D. 激肽原酶 　　　　　　　E. 脂氧化酶

23. 能与肥大细胞和嗜碱性粒细胞结合的 Ig 是　　　　　　　　　　　　（　　）

A. IgG 　　　　　　　B. IgM 　　　　　　　C. IgA

D. IgD 　　　　　　　E. IgE

24. 人类 IgG 的合成开始于　　　　　　　　　　　　　　　　　　　　（　　）

A. 胚胎期 15 周 　　　　　　　B. 胚胎期 30 周 　　　　　　　C. 新生儿

D. 出生后 3 个月 　　　　　　　E. 出生后 6 个月

25. 激活补体能力最强的 Ig 是　　　　　　　　　　　　　　　　　　　（　　）

A. IgM 　　　　　　　B. IgG 　　　　　　　C. IgA

D. IgD 　　　　　　　E. IgE

26. 用木瓜蛋白酶水解 IgG 可得到　　　　　　　　　　　　　　　　　（　　）

A. 1 个 F(ab')2 　　　　　　　B. 1 个 Fc 　　　　　　　C. 2 个 Fab 和 1 个 Fc

D. 1 个 Fab 　　　　　　　E. pFc'

27. 合成 IgA J 链的细胞是　　　　　　　　　　　　　　　　　　　　（　　）

A. 单核细胞 　　　　　　　B. 巨噬细胞 　　　　　　　C. 黏膜固有层浆细胞

D. 中性粒细胞 　　　　　　　E. NK 细胞

28. 血清中含量最高的 Ig 是　　　　　　　　　　　　　　　　　　　　（　　）

A. IgM 　　　　　　　B. IgG 　　　　　　　C. IgA

D. IgE 　　　　　　　E. IgD

29. 补体系统 3 种激活途径均必须有下列哪种成分参加　　　　　　　　　（　　）

A. C1q 　　　　　　　B. C4 和 C2 　　　　　　　C. C3

D. B 因子 　　　　　　　E. D 因子

30. 在经典激活途径中,补体的识别单位是　　　　　　　　　　　　　　（　　）

A. C1 　　　　　　　B. C2 　　　　　　　C. C3

D. C5 　　　　　　　E. C9

31. 既有趋化作用又可激发肥大细胞释放组胺的补体裂解产物是　　　　　（　　）

A. C3b 　　　　　　　B. C4b 　　　　　　　C. C4a

  D. C5a   E. C2a

32. 3 条补体激活途径的共同点是   (   )

  A. 参与的补体成分相同   B. 所需离子相同

  C. C3 转化酶的组成相同   D. 激活物质相同

  E. 膜攻击复合物的形成及其溶解细胞效应相同

33. 具有刺激肥大细胞脱颗粒、释放组胺的补体裂解产物是   (   )

  A. C3a   B. C3b   C. C5b

  D. C4b   E. C2a

34. 经典途径中各补体成分激活的顺序是   (   )

  A. C143256789   B. C124536789   C. C142356789

  D. C124356789   E. C123456789

35. 关于补体激活途径的叙述,下列哪项叙述是错误的?   (   )

  A. 3 条途径的膜攻击复合物相同   B. 旁路途径在感染后期发挥作用

  C. 经典途径从 C1 激活开始   D. 旁路途径从 C3 激活开始

  E. MBL 途径中形成的 C3 转化酶是 C4b2a

36. 全身性细菌感染时,补体活性片段主要通过什么途径发挥免疫效应作用? (   )

  A. 清除免疫复合物   B. ADCC   C. 调理作用

  D. 溶解细胞作用   E. 引起炎症反应

37. 构成膜攻击复合物(MAC)的补体成分是   (   )

  A. C5b～9   B. C6b～9   C. C5b～7

  D. C5b～8   E. C6b～8

38. 在抗感染过程中,补体发挥作用依次出现的途径是   (   )

  A. 经典途径→MBL 途径→旁路途径   B. 旁路途径→经典途径→MBL 途径

  C. 旁路途径→MBL 途径→经典途径   D. 经典途径→旁路途径→MBL 途径

  E. MBL 途径→经典途径→旁路途径

39. 能够激活补体旁路途径的免疫球蛋白是   (   )

  A. IgG 1   B. IgG 2   C. IgG 3

  D. IgM   E. 凝聚的 IgA

40. 下列哪类细胞不能分泌细胞因子   (   )

  A. T 淋巴细胞   B. B 淋巴细胞   C. 浆细胞

  D. 单核细胞   E. 成纤维细胞

41. 细胞因子不包括   (   )

  A. 淋巴毒素   B. 过敏毒素   C. IL-2

  D. 集落刺激因子   E. 干扰素

42. MHC 是指   (   )

  A. 染色体上编码组织相容性抗原的一组紧密连锁的基因群

  B. 染色体上编码移植抗原的一组紧密连锁的基因群

  C. 染色体上编码主要组织相容性抗原的一组紧密连锁的基因群

D. 染色体上编码次要组织相容性抗原的一组紧密连锁的基因群

E. 染色体上编码组织特异性抗原的一组紧密连锁的基因群

43. 对人而言 HLA 分子属于 （　　）

A. 异嗜性抗原　　　　　B. 同种异型抗原　　　　C. 异种抗原

D. 组织特异性抗原　　　E. 隐蔽的自身抗原

44. 能与 HLA Ⅰ类分子结合的是 （　　）

A. CD1　　　　　　　　B. CD2　　　　　　　　C. CD3

D. CD4　　　　　　　　E. CD8

45. HLA Ⅰ类分子分布于 （　　）

A. 专职性 APC 和活化 T 细胞表面　　B. 所有有核细胞表面

C. 所有白细胞表面　　　　　　　　　D. 所有血细胞表面

E. 专职性和非专职性 APC 表面

46. 能与 HLA Ⅱ类分子结合的是 （　　）

A. CD1 分子　　　　　　B. CD2 分子　　　　　　C. CD3 分子

D. CD4 分子　　　　　　E. CD8 分子

47. 器官移植中的最佳供者是 （　　）

A. 受者父母　　　　　　B. 受者同胞兄弟姐妹　　C. 受者妻子

D. 受者单卵孪生同胞兄弟姐妹　　　　E. 受者子女

(二)填空题

48. 完全抗原具有两种特性,即_____性和_____性,而半抗原只具有_____性,而无_____性。

49. 抗原分子免疫原性的本质是_____。

50. 血清中含量最高的 Ig 是_____,能通过胎盘的是_____,机体在黏膜局部防御感染的 Ig 主要为_____,相对分子质量最大的 Ig 为_____,最早合成的 Ig 为_____,表示近期感染的 Ig 为_____,参与Ⅰ型变态反应的 Ig 为_____。

(三)名词解释

51. 抗原决定簇(表位)　　52. 免疫球蛋白　　53. 补体

(四)简答题

54. 简述补体的生物学作用。

55. 以 IgG 为例,简述 Ig 的生物学作用。

第五章 免疫应答

学习目标

1. 熟悉免疫应答的概念、免疫应答的类型和基本过程。
2. 掌握 B 细胞介导的体液免疫应答的一般规律。
3. 掌握 T 细胞介导的细胞免疫应答的生物学效应。

DAO RU QING JING
导入情景

情景描述：

新生儿出生后需接种疫苗以获得预防相关传染病的能力，按照免疫程序需多次接种，如乙肝疫苗接种 3 次(0,1,6 个月)。

请问：

乙肝疫苗为什么需要多次接种？

第一节 概 述

一、免疫应答的概念

免疫应答(immune response，Ir)是机体免疫系统识别和清除抗原性异物的全过程。机体免疫应答有两种类型：固有性免疫应答和适应性免疫应答。固有性免疫应答是由屏障结构、非特异性免疫细胞和体液中天然的抗感染分子构成的防御功能，因其对抗原性物质的作用无选择性，故又称为非特异性免疫。适应性免疫应答只有在接受某种抗原刺激后，才能对该抗原产生免疫功能，故又称为特异性免疫应答。本节主要讨论适应性免疫应答。

二、免疫应答的类型

根据参与免疫应答的细胞类型和效应机制，特异性免疫应答可分为由 B 细胞介导的体液免疫应答和由 T 细胞介导的细胞免疫应答。

三、免疫应答的场所

淋巴结、脾脏等外周性免疫器官是免疫应答的主要场所。当病原微生物等抗原物质经皮肤和黏膜进入机体后,抗原随淋巴循环到达外周免疫器官;存在于外周血中的成熟 T 细胞和 B 细胞受到相应抗原刺激后开始活化、增殖、分化成为效应细胞和浆细胞,最终产生免疫效应。

四、免疫应答的基本过程

免疫应答的基本过程可人为地分为 3 个阶段:

1. 识别阶段　这是抗原提呈细胞(APC)捕获、加工、处理抗原并提呈抗原及抗原特异性淋巴细胞对其识别的阶段。这一阶段分别由 APC、T 细胞和 B 细胞完成。

2. 活化阶段　这是 T、B 细胞识别并接受相应抗原刺激后,活化、增殖和分化的阶段。该过程通过免疫细胞间的相互作用及细胞因子的影响而完成,并有部分 T 细胞和 B 细胞分化成为记忆细胞(memory cells)。记忆细胞可参加淋巴细胞再循环,再次遇到相同抗原时迅速发生增殖,分化为效应 T 细胞或浆细胞,扩大免疫效应。

3. 效应阶段　这是指浆细胞分泌抗体所发挥的体液免疫效应阶段和致敏淋巴细胞通过释放淋巴因子或直接杀伤抗原靶细胞所发挥的细胞免疫效应阶段。

免疫应答的前两个阶段主要在外周免疫器官中进行,产生的抗体和(或)效应 T 细胞经血液运至抗原所在部位发挥免疫效应。

五、抗原提呈

在特异性免疫应答中,T 细胞不能直接识别 TD 抗原,抗原分子只能通过 APC 加工处理,降解为多肽片段,并与 MHC 分子结合为多肽-MHC 分子复合物,转运到 APC 表面,才能被 T 细胞识别,这一过程称为抗原提呈。

1. 对外源性抗原的加工处理和提呈　APC 通过吞噬、胞饮等方式吞噬细胞外感染的微生物和其他蛋白质等外源性抗原,在吞噬溶酶体中将其降解成小分子的抗原肽,与 APC 细胞内新合成的 MHC Ⅱ类分子结合,以抗原肽-MHC Ⅱ类分子复合物的形式表达于 APC 表面,提呈给 CD4$^+$ T 细胞识别。

2. 对内源性抗原的加工处理和提呈　细胞内病毒编码合成的蛋白分子,肿瘤蛋白等内源性抗原,在细胞内蛋白酶体的作用下被降解成小分子的抗原肽,然后转移到内质网腔中,与细胞内新合成的 MHC Ⅰ类分子结合,形成抗原肽-MHC Ⅰ类分子复合物并表达于细胞表面,提呈给 CD8$^+$ T 细胞识别。几乎所有能表达 MHC Ⅰ类分子的细胞都具有将抗原肽结合到 MHC Ⅰ类分子上,并表达于细胞表面的作用。

第二节　B 细胞介导的体液免疫应答

体液免疫应答指在抗原刺激下,B 细胞活化、增殖分化为浆细胞并合成、分泌抗体,发挥特异性免疫效应的过程。由于抗体主要存在于体液中,故将抗体参加的免疫称为体液免疫。根据刺激 B 细胞产生抗体的抗原性质的不同,分为 TD 抗原和 TI 抗原诱发的免疫应答,其中 TD 抗原诱导的免疫应答需要 Th 细胞辅助,而 TI 抗原则不需要 Th 细胞辅助,直接诱导

B细胞产生免疫应答。以下主要介绍 TD 抗原诱导的体液免疫应答。

一、B 细胞对 TD 抗原的免疫应答

(一)抗原的提呈和识别阶段

进入机体的 TD 抗原可以随淋巴循环或血循环到达淋巴结或脾,被 APC 摄取,经加工和处理后,与 APC 内新合成的 MHC Ⅱ类分子形成抗原肽-MHC Ⅱ类分子复合物,表达于 APC 表面,提供给 CD4$^+$ Th 细胞识别。

(二)活化、增殖和分化阶段

1. Th 细胞的活化、增殖与分化 TD 抗原诱导 B 细胞产生抗体需要活化的 Th 细胞的辅助,而 Th 细胞的活化需要双信号刺激(图 5-1)。第一信号为双识别,即 Th 细胞以 TCR 识别 APC 提呈的抗原肽-MHC Ⅱ类分子复合物中的抗原肽,CD4 分子识别其复合物中的 MHC Ⅱ类分子;第二信号为协同刺激信号,即 Th 细胞表面表达的相应受体(CD28 等)与 APC 上表达的多个协同刺激分子(如 B7 分子等)配对结合,相互作用。在双信号的刺激下,Th 细胞活化,活化的 Th 细胞开始增殖分化,表达细胞因子受体,并分泌多种细胞因子与之结合。在以 IL-2 为主的细胞因子作用下,活化的 Th 细胞分化为 Th2 细胞,分泌更多的细胞因子,如 IL-2、IL-4、IL-6、TNF、IFN 等,作用于 B 细胞,辅助 B 细胞产生抗体。

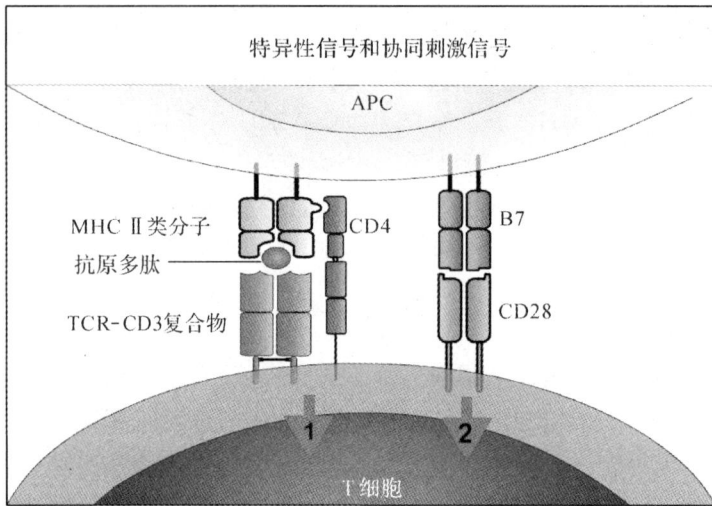

图 5-1 CD4$^+$ Th 细胞活化双信号示意图

2. B 细胞的活化、增殖与分化 B 细胞既是体液免疫应答的效应细胞,也是抗原提呈细胞。B 细胞的活化也需要双信号刺激。第一信号为 B 细胞的 BCR 与抗原肽的结合;第二信号为 B 细胞表达的协同刺激分子(CD40 等)与 Th2 细胞表面的相应配基(CD40L 等)的结合。在双信号的刺激下,B 细胞活化,活化的 B 细胞可表达多种细胞因子受体,在 Th2 细胞释放的 IL-2、IL-4、IL-5、IL-6 等细胞因子作用下发生类别转换,增殖分化为能合成、分泌不同类别 Ig 的浆细胞。部分 B 细胞分化形成记忆细胞。

(三)效应阶段

浆细胞分泌的抗体存在于血清及外分泌液中,当抗体与相应抗原结合后,在机体其他因素的参与下清除抗原,发挥体液免疫的效应作用(图5-2)。

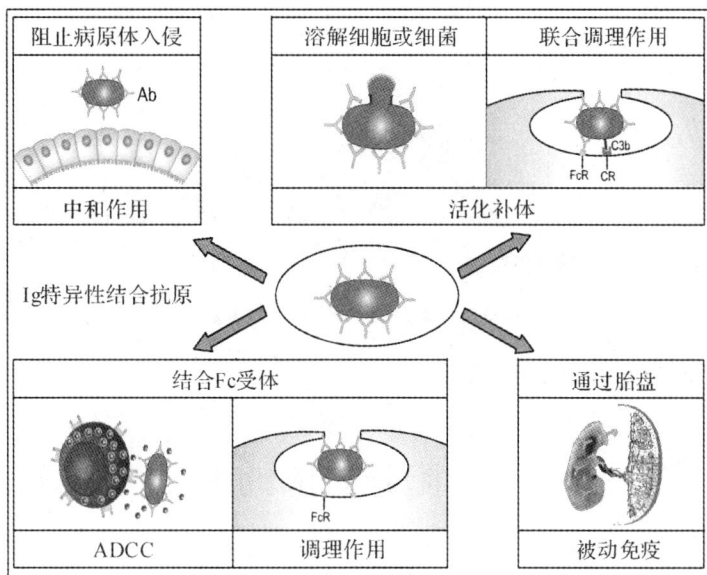

图5-2 体液免疫应答的效应

1. 中和作用 针对细菌外毒素或类毒素产生的抗体(抗毒素),能与外毒素结合并中和其毒性;针对病毒产生的中和抗体与相应病毒结合可以阻止病毒吸附穿入易感细胞;SIgA可阻止细菌等病原微生物黏附于黏膜上皮细胞,从而阻止感染的发生。

2. 调理作用 促进吞噬细胞的吞噬作用,包括IgG Fc和补体的调理作用。

3. ADCC 杀伤肿瘤细胞及被病毒感染的靶细胞。

4. 激活补体 溶解靶细胞,并通过补体的调理、免疫黏附、炎症趋化等作用调动吞噬细胞清除抗原。

5. 免疫病理损伤 在某些情况下,抗体可介导Ⅰ、Ⅱ、Ⅲ型超敏反应。

二、体液免疫应答的一般规律

1. 初次免疫应答 指某种抗原物质首次进入机体时引起的免疫应答。其特点是:①潜伏期长,需7~10d后才能产生抗体;②抗体效价低;③抗体以IgM类为主;④抗体在体内维持时间短;⑤抗体结合抗原的亲和力低。

2. 再次免疫应答 同一抗原再次进入机体时发生的免疫应答。其特点是:①潜伏期短,一般1~3d,甚至数小时即可有抗体产生;②抗体的效价高,约为初次应答的几倍到几十倍;③抗体以IgG类为主;④抗体在体内维持时间长;⑤抗体的亲和力高(图5-3)。

掌握体液免疫应答的一般规律具有重要的临床意义。预防接种疫苗时常需要重复注射2~3次以加强免疫,产生高滴度、高亲和力的抗体,以提高免疫效果;IgM是最早出现的抗体,故临床上将检测特异性IgM作为传染性疾病早期诊断的指标之一;此外也可根据抗体

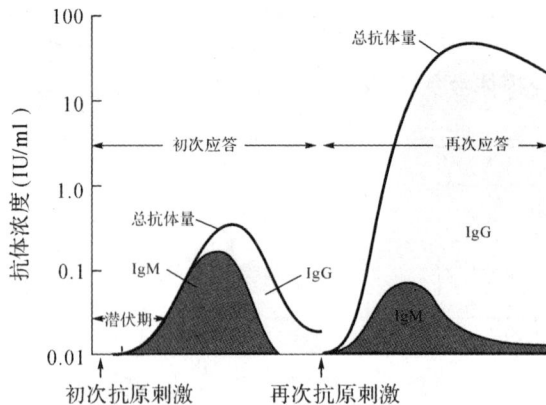

图 5-3 初次应答和再次应答示意图

效价的变化了解病程和评估疾病的转归。

第三节　T 细胞介导的细胞免疫应答

细胞免疫应答是指在抗原刺激下,T 细胞活化、增殖和分化为效应 T 细胞而发挥免疫效应的过程。与体液免疫相比,细胞免疫的特点是:发生缓慢,反应多局限于抗原所在部位,局部炎症以淋巴细胞和单核-巨噬细胞浸润为主。效应 T 细胞通过两条途径发挥作用:①CD4$^+$ Th1 细胞介导的炎症反应;②CD8$^+$ Tc 细胞对靶细胞的特异性杀伤作用。其应答过程与 B 细胞介导的体液免疫应答过程基本相似(图 5-4)。

一、抗原的提呈和识别阶段

此阶段包括 APC 对抗原的摄取、加工处理和提呈过程。APC 提呈抗原肽-MHC Ⅱ类分子复合物给 CD4$^+$ Th 细胞,提呈抗原肽-MHC Ⅰ类分子复合物给 CD8$^+$ Tc 细胞。

二、活化、增殖和分化阶段

(一)CD4$^+$ Th1 细胞的形成

成熟 Th 细胞在受到抗原刺激前被称为初始 Th 细胞。初始 Th 细胞的活化需要双信号刺激。CD4$^+$ Th 细胞在接受双信号刺激后活化,活化的 Th 细胞表达 IL-2、IL-4、IL-12 等多种细胞因子及其受体,在以 IL-12 为主的细胞因子作用下,其中一部分增殖、分化为具有介导炎症反应功能的 CD4$^+$ Th1 细胞,部分活化的 Th 细胞分化为记忆性 T 细胞。

(二)CD8$^+$ Tc 细胞的形成

Tc 细胞的活化也需要抗原提呈和 Th 细胞的辅助,才能增殖分化为 CD8$^+$ 效应 Tc 细胞。初始 Th 细胞和静止的 Tc 细胞可结合到同一个 APC 上,分别接受双信号的刺激而活化。Th 细胞活化后所分化的 Th1 细胞释放细胞因子(IL-2、IL-6 等)作用于相邻的 Tc 细胞,使活化的 Tc 细胞进一步分化为 CD8$^+$ 效应 Tc 细胞。

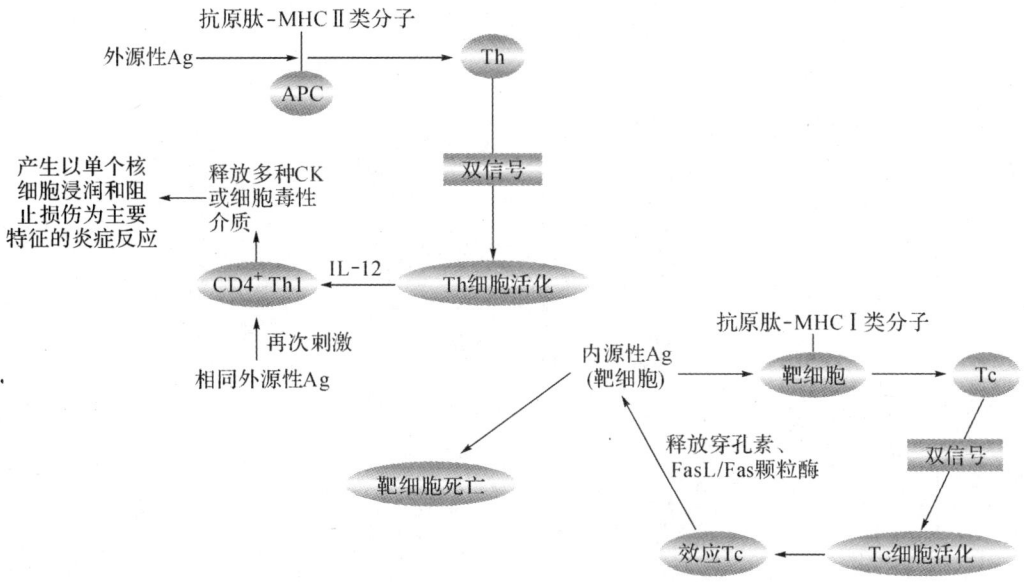

图 5-4 TD-Ag(分外源性和内源性)诱导的细胞免疫应答

三、效应阶段

(一)CD4+ Th1 细胞介导的细胞免疫应答

CD4+ Th1 细胞再次接受相同抗原刺激时释放多种细胞因子,在局部组织引起以单个核细胞(淋巴细胞和巨噬细胞)浸润为主的慢性炎症反应。CD4+ Th1 细胞释放的主要细胞因子及其作用见表 5-1。

表 5-1 主要细胞因子及其作用

细胞因子	主要作用
巨噬细胞活化因子(MAF)	活化巨噬细胞,加强吞噬和杀伤能力
巨噬细胞移动抑制因子(MIF)	抑制吞噬细胞移动并聚集在炎症所在部位,加强吞噬作用
巨噬细胞趋化因子(MCF)	吸引吞噬细胞朝炎症方向移动
白细胞介素-2(IL-2)	促进 T 细胞增殖分化,增强 NK 细胞、M∅ 的杀伤活性
γ-干扰素(IFN-γ)	激活巨噬细胞、增强抗病毒和杀伤肿瘤细胞作用
淋巴毒素(TNF-β、LT)	直接杀伤靶细胞

(二)CD8+ Tc 细胞介导的细胞免疫应答

CD8+ Tc 细胞是介导机体细胞免疫的主要效应细胞。当 CD8+ Tc 细胞再次遇到相同靶细胞时,通过双信号识别后触发活性,通过以下机制杀伤靶细胞:①释放穿孔素,使靶细胞形成穿膜通道,大量离子和水分进入细胞,导致靶细胞溶解;②分泌颗粒酶,并经穿孔素形成的孔道进入靶细胞,损伤细胞 DNA,引起细胞凋亡;③Tc 细胞表达细胞凋亡配基 Fas 配体(FasL),通过与靶细胞表面的 Fas 结合,转导死亡信号,引起靶细胞凋亡(图 5-5)。

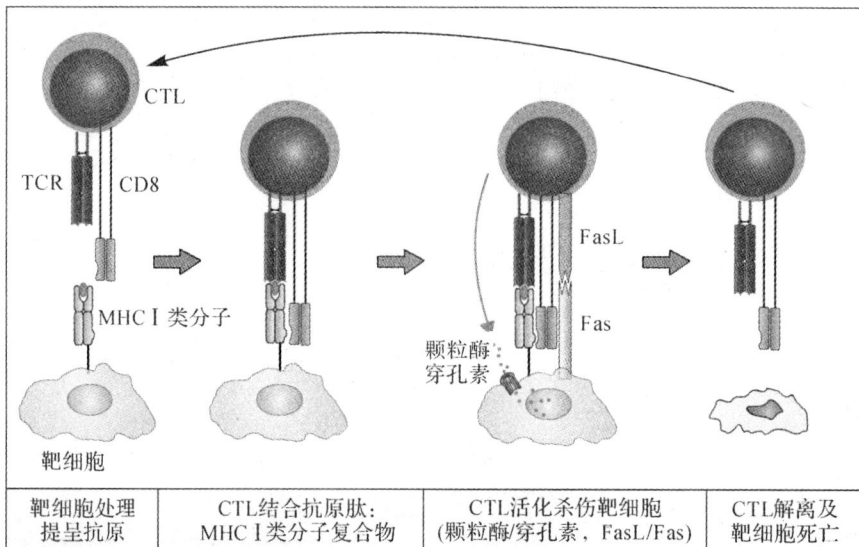

图 5-5　CTL 杀伤靶细胞的过程

　　效应 T 细胞对靶细胞的杀伤作用是有抗原特异性的,且受 MHC Ⅰ类分子的限制。Tc 细胞对靶细胞的杀伤具有高效性,一个 Tc 细胞可以连续杀伤多个靶细胞。

四、细胞免疫应答的生物学效应

(一)抗感染作用
　　主要针对胞内寄生菌(结核杆菌、麻风杆菌、伤寒沙门菌等)、病毒、真菌、寄生虫等的感染。

(二)抗肿瘤作用
　　CD8[+] 效应 Tc 细胞可直接杀伤带有特异性抗原的肿瘤细胞,也可通过释放多种细胞因子,如 TNF、IFN、IL-2 等活化 MØ、NK 细胞发挥抗肿瘤作用。

(三)参与移植排斥反应
　　器官移植时由于供者与受者之间的组织相容性抗原不同,常引起排斥反应,CD4[+] Th 细胞和 CD8[+] Tc 细胞是主要的效应细胞。

(四)引起免疫损伤
　　引起迟发型超敏反应或造成某些自身免疫性疾病。

(柯海萍)

练·习·与·思·考

(一)选择题

A1 型题

1. 免疫应答过程包括　　　　　　　　　　　　　　　　　　　　　( )

A. 免疫细胞对抗原分子的识别过程　　　B. 免疫活性细胞活化过程

C. 免疫活性细胞分化、增殖过程　　　　D. 免疫效应细胞和效应分子发挥效应

E. 以上都是

2. 受抗原刺激后,机体发生免疫应答的部位是　　　　　　　　　　( )

A. 骨髓　　　　　　　　B. 淋巴结　　　　　　　C. 胸腺

D. 血液　　　　　　　　E. 骨髓和胸腺

3. 能特异性杀伤靶细胞的免疫细胞是　　　　　　　　　　　　　　( )

A. Tc 细胞　　　　　　　B. NK 细胞　　　　　　　C. 巨噬细胞

D. Ts 细胞　　　　　　　E. 浆细胞

4. 抗体初次应答的特点是　　　　　　　　　　　　　　　　　　　( )

A. 抗体以 IgG 类为主　　B. 抗体亲和力较高　　　C. 抗体浓度上升较快

D. 抗体浓度上升较慢　　E. 抗体产生潜伏期较短

5. 下列哪种细胞可形成免疫记忆细胞　　　　　　　　　　　　　　( )

A. 巨噬细胞　　　　　　B. 中性粒细胞　　　　　　C. T 细胞和 B 细胞

D. 肥大细胞　　　　　　E. NK 细胞

6. 体液免疫清除外毒素的方式称为　　　　　　　　　　　　　　　( )

A. 中和作用　　　　　　B. 调理作用　　　　　　　C. ADCC 作用

D. 激活补体　　　　　　E. 趋化作用

7. 再次应答时,抗体的产生具有下列哪个特点　　　　　　　　　　( )

A. 以 IgM 为主　　　　　B. 抗体含量较低　　　　　C. 为低亲和力抗体

D. 抗体维持时间较长　　E. 潜伏期长

8. 没有抗体存在时,下列哪种免疫作用仍然可以发生　　　　　　　( )

A. ADCC 作用　　　　　B. 中和毒素作用　　　　　C. 巨噬细胞的杀伤作用

D. 补体的经典激活途径　E. 中和病毒作用

9. 发挥体液免疫效应的物质是　　　　　　　　　　　　　　　　　( )

A. 溶菌酶　　　　　　　B. 补体　　　　　　　　　C. 干扰素

D. 抗体　　　　　　　　E. 细胞因子

10. 在再次免疫应答中产生的抗体主要是　　　　　　　　　　　　( )

A. IgG　　　　　　　　　B. IgM　　　　　　　　　C. IgA

D. IgD　　　　　　　　　E. IgE

11. 体液免疫的效应包括　　　　　　　　　　　　　　　　　　　( )

A. 中和作用　　　　　　B. 调理作用　　　　　　　C. 补体介导的细胞溶解作用

D. ADCC 作用　　　　　　　　E. 以上都是

12. 下列何种抗原的清除依赖细胞免疫　　　　　　　　　　　　　　　（　　）

A. 外毒素　　　　　　　　　　　B. 胞外寄生病原生物

C. 胞内寄生病原生物和内毒素　　　D. 胞内寄生病原生物和肿瘤细胞

E. 胞外寄生病原生物和外毒素

13. T 细胞识别抗原的受体是　　　　　　　　　　　　　　　　　　　（　　）

A. TCR　　　　　　　　　　B. CD3　　　　　　　　　　C. CD4

D. MHC Ⅰ类分子　　　　　　E. SmIg

14. 既是抗原提呈细胞,又是免疫活性细胞的是　　　　　　　　　　　（　　）

A. 红细胞　　　　　　　　　　B. 中性粒细胞　　　　　　　C. NK 细胞

D. B 细胞　　　　　　　　　　E. T 细胞

15. 可以发挥 ADCC 效应的细胞是　　　　　　　　　　　　　　　　　（　　）

A. 巨噬细胞和 B 细胞　　　　B. B 细胞和 T 细胞　　　　C. NK 细胞和巨噬细胞

D. NK 细胞和 T 细胞　　　　E. 巨噬细胞和 T 细胞

(二)填空题

16. 免疫应答可分为 B 细胞介导的_____和 T 细胞介导的_____两种类型。

17. 免疫应答发生的主要场所是_____、_____等外周免疫器官。

18. 免疫应答的基本过程大致可分为 3 个阶段,即_____、_____和_____。

19. 抗原提呈细胞与 CD4$^+$ T 细胞之间的相互作用受_____限制。

20. 细胞免疫的重要效应细胞有两类,即_____和_____。

21. 细胞免疫应答的功能包括_____、_____、_____等。

(三)名词解释

22. 免疫应答

(四)简答题

23. 试述抗体产生的一般规律及其意义。

第六章　超敏反应

学习目标

1. 掌握Ⅰ型超敏反应的特点与发生机制。
2. 熟悉Ⅰ～Ⅳ型超敏反应的临床常见病例及Ⅰ型超敏反应的防治原则。

DAO RU QING JING
导入情景

情景描述：

　　患者，女，21岁，因感冒发热、扁桃体炎，到医院就诊。医嘱给予青霉素等抗感染治疗。常规皮试阴性后，以0.9％氯化钠注射液250ml加青霉素粉针剂480万单位静脉滴注。当静脉滴注约15min时，患者突然出现胸闷、气促、面色苍白、大汗淋漓、烦躁不安和濒死感等症状。检查：脉搏细弱，血压下降至60/45mmHg。诊断为青霉素过敏性休克。立即给予患者吸氧、肾上腺素1mg皮下注射、地塞米松20mg静脉注射、苯海拉明20mg肌内注射以及其他对症支持治疗。20min后症状缓解，1h后症状消失。

　　讨论：

　　1.如何解释患者出现的临床症状？

　　2.该类患者急救、治疗和预防的原则是什么？

　　超敏反应（hypersensitivity）也称变态反应（allergy）或过敏反应，是指被抗原致敏的机体再次接触相同抗原时，因产生过强的特异性免疫应答，导致机体的组织损伤或生理功能紊乱。引起超敏反应的抗原称为变应原，又叫过敏原，可以是完全抗原或半抗原。变应原并非对每一个体均能引起超敏反应，易发生超敏反应的人临床上称为过敏体质，往往具有遗传倾向。

　　根据超敏反应的发生机制和临床特点，将其分为Ⅰ、Ⅱ、Ⅲ和Ⅳ型超敏反应。

第一节　Ⅰ型超敏反应

　　Ⅰ型超敏反应又称速发型超敏反应或过敏反应型超敏反应，其特点为：①再次接触变应原后反应发生快，消退亦快；②一般以生理功能紊乱为主，不发生严重的组织细胞损伤；③主要由特异性抗体 IgE 介导和肥大细胞、嗜碱性粒细胞等参加;④具有明显的个体差异及遗传倾向,即多发生于易产生 IgE 抗体的过敏患者。

一、发生机制

Ⅰ型超敏反应的发生可分为致敏阶段和发敏阶段(图 6-1):

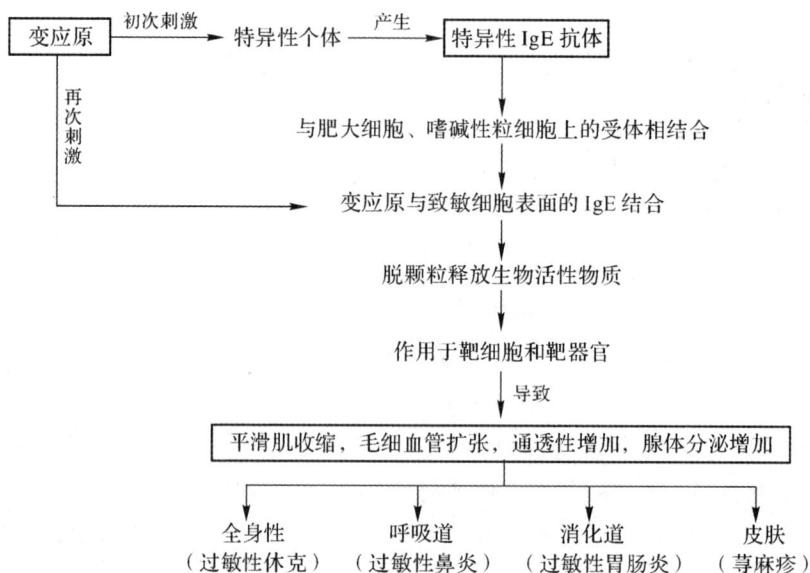

变应原 ——初次刺激→ 特异性个体 ——产生→ 特异性 IgE 抗体

再次刺激

与肥大细胞、嗜碱性粒细胞上的受体相结合

变应原与致敏细胞表面的 IgE 结合

脱颗粒释放生物活性物质

作用于靶细胞和靶器官

↓导致

平滑肌收缩,毛细血管扩张,通透性增加,腺体分泌增加

全身性(过敏性休克)　呼吸道(过敏性鼻炎)　消化道(过敏性胃肠炎)　皮肤(荨麻疹)

图 6-1　Ⅰ型超敏反应发生机制示意图

(一)致敏阶段

当变应原通过呼吸道、消化道、皮肤接触及注射等途径进入机体后,引起机体的免疫应答,选择性地诱导 B 细胞产生特异性 IgE 抗体。IgE 的 Fc 段与组织中的肥大细胞和血液中的嗜碱性粒细胞膜上的 IgE Fc 受体结合,形成致敏细胞,使机体处于致敏状态。致敏状态一般可维持半年至数年之久,如长期不接触相同变应原,致敏状态可逐步消失。

(二)发敏阶段

相同变应原再次进入机体时,则与组织中的肥大细胞和血液中的嗜碱性粒细胞膜上的 IgE Fab 段结合。当二价或多价变应原与致敏细胞上两个以上相邻的 IgE 分子结合后,IgE Fc 受体发生桥联,引起细胞膜通透性改变、细胞脱颗粒而释放多种生物活性物质。

生物活性物质大致可分为两类:一类是预先合成并储存于细胞颗粒内的介质(原发介质),如组胺、肝素、激肽原酶和嗜酸性粒细胞趋化因子等;另一类是新合成的介质(继发介质),如前列腺素、白三烯、血小板活化因子和 IL-4 等。所释放的生物活性物质作用于组织器官,引起一系列生物学效应:①小血管扩张和毛细血管通透性增强;②平滑肌痉挛,以气管、支气管和胃肠道平滑肌尤为明显;③黏膜腺体分泌增多。但不同介质的作用各具特点。例如:组胺释放快、作用迅速(数分钟内),但失活也快,组胺也是唯一引起痒感的介质;白三烯的作用特点是释放和作用慢(4～6h),但效力持久(1～2d),并可导致支气管平滑肌强烈而持久的收缩,是引起支气管哮喘的主要介质。以上生物活性介质的效应可发生在局部,也可出现全身反应而表现出相应的临床症状。嗜酸性粒细胞是Ⅰ型超敏反应发生过程中重要的负反馈调节细胞,可通过吞噬过敏颗粒和释放组胺酶、芳香基硫酸酯酶等水解酶类灭活相应的介质。

二、临床常见疾病

(一)过敏性休克

过敏性休克是一种最严重的Ⅰ型超敏反应。患者通常在接触变应原后数分钟即出现症状,若抢救不及时可导致死亡。

1. 药物过敏性休克 以青霉素引起者最为常见,普鲁卡因、链霉素、磺胺、氨基比林、先锋霉素和有机碘等也可引起。青霉素是半抗原,其降解产物青霉噻唑醛酸或青霉烯酸与体内组织蛋白结合成完全抗原,刺激机体产生IgE使机体致敏,当再次注射青霉素后,则触发超敏反应。患者可在几分钟至几十分钟内出现胸闷、气急、呼吸困难、出冷汗、面色苍白、血压下降等休克症状,严重者导致死亡。青霉素在弱碱性溶液中易形成青霉烯酸,故使用青霉素时应新鲜配制,放置后不可使用。此外,临床有时发生初次注射青霉素也发生过敏性休克的情况,可能是机体曾以其他途径接触过青霉素或青霉素的降解产物,从而使机体处于致敏状态,如注射过含有青霉素的生物制品、皮肤和黏膜接触过青霉素、吸入空气中青霉菌孢子等。

2. 血清过敏性休克 常发生在注射异种动物血清,如注射破伤风抗毒素、白喉抗毒素作为紧急预防或治疗时,其临床表现与药物过敏性休克类同。

(二)呼吸道过敏反应

最常见的为支气管哮喘,多为吸入花粉、尘螨、真菌孢子或动物皮毛等变应原后,引起支气管平滑肌痉挛,黏膜腺体分泌增加,导致呼吸困难和哮喘。过敏性哮喘有早期反应相和晚期反应相两种类型。前者发生快,消失也快;后者发生慢,持续时间长。吸入变应原后亦可导致过敏性鼻炎,引起鼻黏膜水肿,局部腺体分泌增加,致患者出现鼻塞、流涕、打喷嚏等症状。

(三)消化道过敏反应

少数人食入鱼、虾、蛋等异种动物蛋白质后可引起口周红斑、舌咽肿、恶心、呕吐、腹痛、腹泻等过敏性胃肠炎的症状。该类患者胃肠道SIgA防御功能低下,常伴有蛋白水解酶缺乏,食物中的异种蛋白未完全分解就被吸收而诱发过敏反应。

(四)皮肤过敏反应

主要表现为皮肤荨麻疹、湿疹和血管神经性水肿。可由食物、药物、花粉、化妆品、染料、油漆、乳胶制品、肠道寄生虫或冷热刺激等引起。

三、Ⅰ型超敏反应的防治原则

(一)寻找过敏原、避免接触

通过详细询问病史和皮肤过敏试验找出变应原,避免再次接触。临床检测变应原的最常用方法是直接皮肤试验。

皮肤试验通常是将容易引起过敏反应的药物、生物制品或其他可疑变应原稀释后(青霉素 25U、抗毒素血清 1 : 100),取 0.1ml 在受试者前臂内侧做皮内注射,15～20min 后观察结果,若注射局部出现红晕、水肿超过 1cm,或无红肿但注射处有痒感,或全身有不适反应者均为阳性反应,应避免使用。

(二)脱敏疗法

抗毒素皮试阳性但又必须使用者,可采用小剂量、短间隔(20～30min)、多次注射抗毒素的方法使其脱敏,然后再注射大剂量的异种动物血清对患者进行被动免疫治疗。

(三)减敏疗法

对已查明而难以避免接触的过敏原,可以采用过敏原制剂少量多次皮下注射,然后剂量逐渐加大,持续数月甚至数年的方法,达到减敏的目的。其作用机制可能是通过变应原的反复注射,诱导机体产生特异性 IgG 类循环抗体,该抗体能够与再次进入的变应原结合,阻断其与 IgE 的结合,因而可减轻 I 型超敏反应的发生程度。这种特异性 IgG 类抗体被称为封闭型抗体。

(四)药物治疗

是针对 I 型超敏反应发生、发展的过程,利用药物切断或干预超敏反应的某个环节,以达到防止或减轻超敏反应发生的目的。

1. 抑制生物活性介质合成和释放的药物　色甘酸钠能稳定肥大细胞膜,防止脱颗粒,抑制介质释放。肾上腺素、异丙肾上腺素和麻黄碱能活化腺苷酸环化酶,增加细胞内 cAMP 的合成;氨茶碱能抑制磷酸二酯酶的活性,阻止 cAMP 的分解。上述药物能提高细胞内 cAMP 的浓度,从而抑制活性介质的释放。

2. 活性介质拮抗药　苯海拉明、氯苯那敏、异丙嗪等抗组胺药可与组胺竞争细胞膜上的组胺受体而发挥抗组胺作用,解除支气管痉挛,减少腺体分泌。

3. 改善效应器官反应性药物　肾上腺素可收缩小血管、毛细血管并解除支气管平滑肌痉挛,用于过敏性休克的抢救;葡萄糖酸钙、氯化钙、维生素 C 等除解除痉挛外,还能降低毛细血管通透性,从而减轻皮肤、黏膜的过敏反应。

第二节　II 型超敏反应

II 型超敏反应是由 IgG 或 IgM 类抗体与靶细胞表面相应抗原结合后,在补体、巨噬细胞和 NK 细胞的参与下,引起以细胞溶解或组织损伤为主的病理性免疫反应,又称为细胞溶解型或细胞毒型超敏反应。

一、发生机制

(一)靶细胞及其表面抗原

1. 组织细胞上固有的抗原　有如下几种。

(1)同种异型抗原:存在于红细胞表面的 ABO 血型抗原和 Rh 血型抗原。

(2)修饰的自身抗原:因感染或理化因素的作用导致自身组织细胞表面成分改变而产生的自身抗原。

(3)异嗜性抗原:是与某些病原微生物等有共同抗原的自身组织成分。

2. 外来的抗原、半抗原吸附在组织细胞表面 某些化学成分,如药物在易感机体内与体内组织、细胞结合成为完全抗原,刺激机体产生相应抗体。

(二)组织细胞损伤机制

参与Ⅱ型超敏反应的抗体主要为 IgG 和 IgM,可以是机体产生或外源性输入的。这些抗体与吸附在靶细胞表面的抗原、半抗原或靶细胞表面的固有抗原结合,有时以抗原抗体复合物黏附于细胞表面,继而通过下列 3 条途径杀伤靶细胞:①可通过激活补体系统溶解靶细胞;②通过抗体、补体介导的调理和免疫黏附作用促进巨噬细胞吞噬靶细胞;③NK 细胞通过 ADCC 破坏靶细胞(图 6-2)。

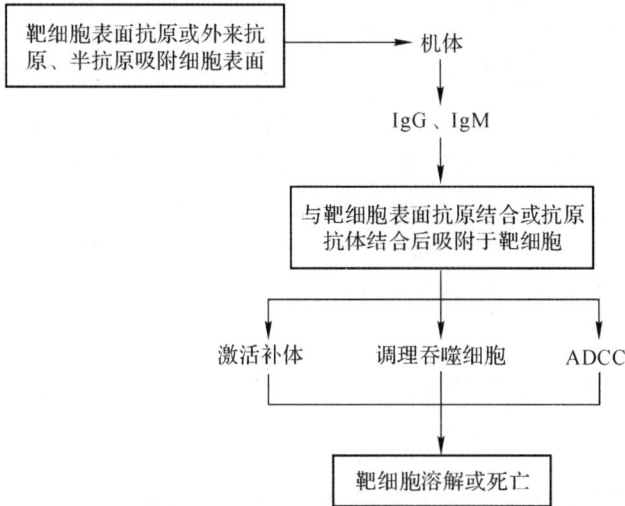

图 6-2　Ⅱ型超敏反应发生机制示意图

二、临床常见疾病

(一)输血反应

多发生于 ABO 血型不合的输血。如将 A 型供血者的血误输给 B 型受血者,由于 A 型血红细胞表面有 A 抗原,受者血清中有天然抗 A 抗体,两者结合后激活补体可使红细胞溶解破坏,引起溶血反应。另外,临床上反复多次接受输血治疗的人还可发生非溶血性输血反应,其原因为反复输入异型 HLA 的血液后,在受者体内诱发抗白细胞和血小板抗体,在补体参与下导致白细胞和血小板破坏。

(二)新生儿溶血症

多由于母亲为 Rh^- 而胎儿为 Rh^+,母胎间 Rh 血型不符引起。当母亲分娩、流产时,胎儿的 Rh^+ 红细胞进入母体,刺激母体产生抗 Rh 抗体,此类血型抗体为 IgG 类,可通过胎盘。如果已产生 Rh 抗体的母亲再次妊娠,且胎儿血型仍是 Rh^+ 时,母亲的 IgG 类抗 Rh 抗体就可通过胎盘进入胎儿体内,与胎儿 Rh^+ 红细胞结合,激活补体,导致胎儿红细胞溶解。

母胎之间 ABO 血型不符(母亲是 O 型,胎儿为 A、B 型或 AB 型)通过以上机制也可导致新生儿溶血症,但由于胎儿血清及其组织液中存在的 A、B 型抗原物质能吸附抗体,所以病情较轻。

(三)免疫性血细胞减少症

1. 药物性血细胞减少症 某些药物如青霉素、磺胺、安替比林等以半抗原或免疫复合物形式与血细胞结合,通过 Ⅱ 型超敏反应机制造成血细胞破坏,引起药物性溶血性贫血、药物性粒细胞减少症和血小板减少性紫癜。

2. 自身免疫性溶血性贫血 某些敏感机体反复使用某种药物或感染病毒,导致红细胞抗原发生改变,诱导机体产生抗自身红细胞的抗体,在补体的参与下导致溶血性贫血。

(四)异嗜性抗原引发的肾小球肾炎或心肌炎

乙型溶血型链球菌某些菌株的 M 蛋白与少数人肾小球基底膜及心肌组织有共同抗原。链球菌感染机体后,刺激机体产生的抗 M 蛋白抗体可与人的肾小球基底膜及心肌组织结合,引起交叉反应,由此导致肾小球肾炎或心肌炎的发生。

(五)甲状腺功能亢进

弥漫性毒性甲状腺肿(Graves 病)是一种特殊的 Ⅱ 型超敏反应,又称为抗体刺激型超敏反应。该病患者血清中出现一种自身抗体,能与甲状腺表面的促甲状腺激素受体结合,刺激甲状腺分泌甲状腺素,导致甲状腺功能亢进。此种自身免疫性抗体为 IgG,其半衰期比甲状腺刺激素长,所以被称为长效甲状腺刺激素,它不引起细胞损伤而是引起细胞功能亢进。

第三节　Ⅲ 型超敏反应

Ⅲ 型超敏反应又称免疫复合物型或血管炎型超敏反应,是抗原、抗体形成的中等大小免疫复合物沉积于局部或全身毛细血管基底膜后,活化补体与血小板,吸引中性粒细胞,引起的血管及其周围炎症和组织损伤。

一、发生机制

(一)免疫复合物(immune complex,IC)的形成与沉积

Ⅲ 型超敏反应的抗原是游离存在的可溶性抗原,如异种动物血清、微生物代谢产物、变性的 IgG、核抗原等。抗体主要是 IgG 或 IgM。中等大小可溶性 IC 形成并沉积于血管壁基底膜是导致 Ⅲ 型超敏反应的关键,而 IC 形成的大小主要和抗原的性质、抗原抗体的比例等因素有关:①颗粒性抗原或抗原与抗体的比例适当时形成大分子、不溶性 IC,易被吞噬细胞所吞噬;②可溶性抗原或抗体高度过剩时形成小分子 IC,可通过肾脏滤过排出体外;③在可溶性抗原量略多于抗体时,形成中等大小可溶性 IC,既不易被吞噬细胞吞噬,也不易经肾小球滤过,可长期存在于循环中,极易沉积于血管壁基底膜或其他组织间隙而引起 Ⅲ 型超敏反应。此外,中等大小可溶性 IC 的沉积和致病还与血管活性物质的作用、血管壁通透性及血流动力学等因素有关。

(二)免疫复合物的致病机制

IC 最常见的沉积部位是肾小球、关节、心肌和其他部位的毛细血管或抗原进入部位。

IC 沉积后通过激活补体经典途径,产生过敏毒素(C3a、C5a)和趋化因子,使肥大细胞、嗜碱性粒细胞释放血管活性物质,导致血管壁通透性增加和局部充血水肿;并吸引大量中性粒细胞在局部浸润,释放溶酶体酶,造成血管壁基底膜和周围组织的炎症反应;由于血小板聚集活化,可激活内源性凝血系统,形成微血栓,导致局部组织缺血和坏死,加重组织损伤(图 6-3)。

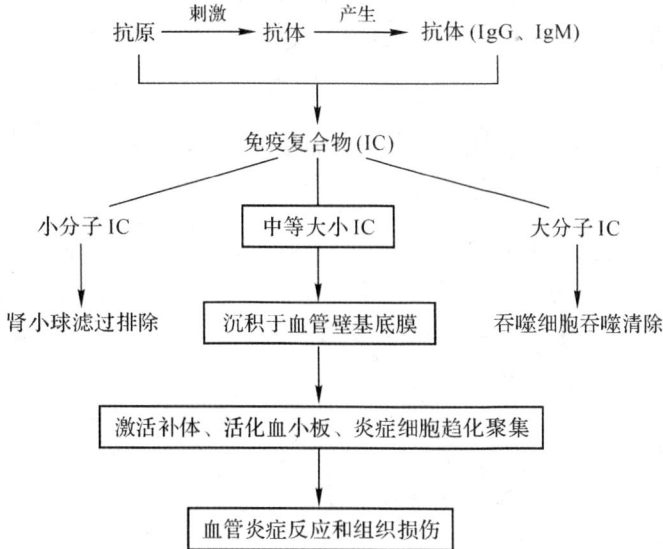

图 6-3　Ⅲ型超敏反应发生机制示意图

二、临床常见疾病

(一)局部免疫复合物病

临床上反复注射胰岛素、生长素、狂犬疫苗和动物源性抗毒素时,其注射局部可出现红肿、出血和坏死。这是由于抗原与相应抗体形成 IC,沉积在注射局部,引起免疫炎症反应所致。此外,反复吸入动植物蛋白质粉尘、真菌孢子等抗原,也可与相应抗体在肺泡或其间质内形成 IC,引起局部过敏性肺泡炎。

(二)全身免疫复合物病

1.血清病　通常在初次大量注射抗毒素(马血清)后 1～2 周发生,主要症状有发热、皮疹、淋巴结肿大、关节肿痛和蛋白尿等,病程较短,多能自愈。这是由于患者产生的抗异种血清抗体与大量注射后尚未完全清除的异种动物血清结合,形成 IC 并沉积所致。

2.感染后肾小球肾炎　一般多发生在链球菌感染后 2～3 周。由体内产生的抗链球菌抗体与链球菌可溶性抗原结合形成循环 IC,沉积在肾小球基底膜上所致。其他微生物如葡萄球菌、肺炎球菌、乙型肝炎病毒感染,也可引起类似损伤。

3.系统性红斑狼疮(systemic lupus erythematosus,SLE)　该病是侵犯全身结缔组织的自身免疫病,多见于青年女性,病变累及多种组织和器官,包括皮肤、关节、心血管、肝、肾、神经组织等部位。该病患者血清中出现多种自身抗体,如抗核抗体(抗 DNA 抗体等)、抗血细胞抗体、抗凝血因子抗体等。DNA-抗 DNA 复合物在体内持续出现,反复沉积在肾小球基底膜、关节、皮肤和其他组织器官，引起多部位的血管壁炎症，造成多组织器官的损伤。

4.类风湿关节炎(rheumatoid arthritis，RA) 这是一种以关节病变为主的全身性结缔组织炎症，多发于青壮年，女性多于男性。本病的特征是关节及周围组织呈对称性、多发性损害，部分病例可有心、肺及血管受累。该患者体内产生抗自身变性 IgG 的抗体，这种抗体以 IgM 为主，临床上称为类风湿因子(rheumatoid factor，RF)。RF 与变性的 IgG 结合形成免疫复合物，沉积于小关节滑膜引起进行性关节炎。RF 的检测有助于该病的辅助诊断。

第四节 Ⅳ型超敏反应

Ⅳ型超敏反应又称迟发型超敏反应，是由效应 T 细胞与相应抗原结合后，引起以单个核细胞浸润和细胞变性坏死为特征的局部超敏反应性炎症。此型超敏反应发生较慢，一般在再次接触抗原后 $48\sim72h$ 才出现明显反应，其发生过程无抗体和补体的参与。

一、发生机制

Ⅳ型超敏反应的发生过程及其机制与细胞免疫应答基本一致，其本质是以细胞免疫为基础而导致的免疫病理损伤。诱发此型超敏反应的抗原主要有病毒、胞内寄生菌、寄生虫、真菌、细胞抗原(如肿瘤抗原、移植细胞等)、某些化学物质(如油漆、染料等)等。

(一)T 细胞的致敏

参与 Ⅳ型超敏反应的 T 细胞主要是 $CD4^+$ Th 细胞和 $CD8^+$ Tc 细胞。抗原经 APC 处理后，以抗原肽-MHC Ⅱ或Ⅰ类分子复合物的形式表达在 APC 细胞膜表面，分别被具有相应抗原受体的 $CD4^+$ Th 细胞和 $CD8^+$ Tc 细胞识别，使两者活化，并增殖、分化为效应型 $CD4^+$ Th1 细胞和 $CD8^+$ 效应 Tc 细胞。

(二)效应阶段

当相同抗原再次进入机体，$CD4^+$ Th1 细胞释放趋化因子、TNF-β、IFN-γ、IL-2 等多种细胞因子，在抗原存在部位形成以单个核细胞浸润和组织损伤为主的炎症反应；$CD8^+$ 效应 Tc细胞与靶细胞表面抗原结合，通过释放穿孔素、丝氨酸蛋白酶使靶细胞溶解破坏；还可诱导靶细胞表达细胞凋亡配基 Fas，与 T 细胞表面 Fas 配体(FasL)结合，引起靶细胞凋亡(图6-4)。

二、临床常见疾病

(一)传染性超敏反应

胞内寄生菌、病毒、真菌和某些寄生虫在感染过程中引起以细胞免疫为基础的Ⅳ型超敏反应。由于该反应是在传染过程中发生的，故又称为传染性超敏反应。临床上可以发现当机体再次感染结核分枝杆菌时，病灶容易局限而不易扩散，这是细胞免疫效应的结果；而局部组织的强烈反应，如坏死、液化，以至空洞的形成则归之为超敏反应的结果。

(二)接触性皮炎

油漆、塑料、染料、化妆品、农药或某些药物等小分子半抗原能与表皮细胞的角质蛋白结

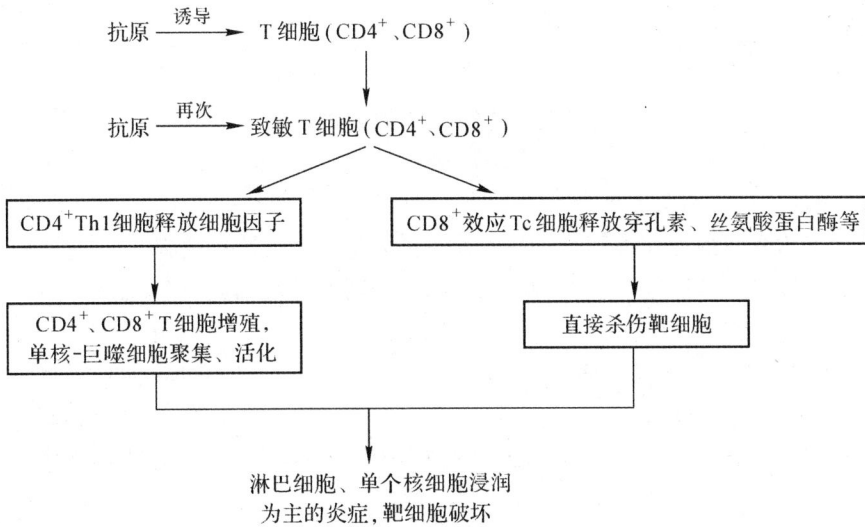

图 6-4 Ⅳ型超敏反应发生机制示意图

合成完全抗原,并使机体致敏。当机体再次接触相同抗原经 24h 后,接触抗原的局部出现症状,48~96h 达高峰,呈现红肿、硬结、水疱等皮炎症状,严重者出现剥脱性皮炎。

(三)移植排斥反应

同种异体组织或脏器移植时,由于供者与受者之间的组织相容性抗原不同,移植物被排斥,主要是Ⅳ型超敏反应所致。

四种类型超敏反应各具特征,但临床实际情况往往错综复杂,常可见几种类型超敏反应混合并存。同一变应原可引起不同的反应类型,而相似的临床表现也可由不同的变应原引起。如青霉素,可引起Ⅰ型过敏性休克,当其结合于血细胞表面时可引起Ⅱ型超敏反应溶血性贫血,若与血清蛋白结合则可出现Ⅲ型超敏反应药物热,而反复多次局部涂抹可引起Ⅳ型超敏反应接触性皮炎。

(柯海萍)

练习与思考

(一)选择题

A1 型题

1.下列哪种类型超敏反应又称为速发型超敏反应 （　　）

A.Ⅰ型　　　B.Ⅱ型　　　C.Ⅲ型　　　D.Ⅳ型　　　E.Ⅵ型

2.下列哪种类型超敏反应又称为细胞毒型超敏反应 （　　）

A.Ⅰ型　　　B.Ⅱ型　　　C.Ⅲ型　　　D.Ⅳ型　　　E.Ⅵ型

3.下列哪种类型超敏反应又称免疫复合物型或血管炎型超敏反应 （　　）

A.Ⅰ型　　　B.Ⅱ型　　　C.Ⅲ型　　　D.Ⅳ型　　　E.Ⅵ型

4.下列哪种类型超敏反应又称为迟发型超敏反应 （　　）

A. Ⅰ 型　　　　B. Ⅱ 型　　　　　C. Ⅲ 型　　　　　D. Ⅳ 型　　　　　E. Ⅵ 型

5. 溶血反应属于哪一类型超敏反应　　　　　　　　　　　　　　　　（　　）

A. Ⅰ 型　　　　B. Ⅱ 型　　　　　C. Ⅲ 型　　　　　D. Ⅳ 型　　　　　E. Ⅵ 型

6. 下列哪种抗体的产生是引起 Ⅰ 型超敏反应的重要因素　　　　　　（　　）

A. IgG　　　　B. IgM　　　　　C. IgE　　　　　D. IgD　　　　　E. IgA

7. IgE 吸附于什么细胞表面　　　　　　　　　　　　　　　　　　　（　　）

A. 肥大细胞和嗜酸性粒细胞　　　　B. 嗜碱性粒细胞和嗜酸性粒细胞

C. 肥大细胞和淋巴细胞　　　　　　D. 肥大细胞和嗜碱性粒细胞

E. 嗜碱性粒细胞和淋巴细胞

8. Ⅱ 型超敏反应是由哪几种抗体引起的　　　　　　　　　　　　　（　　）

A. IgG、IgA　　B. IgM、IgA　　　C. IgM、IgE　　　D. IgG、IgE　　　E. IgM、IgG

9. 如对 Rh 阴性的产妇,产后多少小时内注射 Rh 抗体,及时清除进入母体内的 Rh 阳性红细胞,可有效预防再次妊娠时发生的新生儿溶血　　　　　　　　　　　（　　）

A. 72　　　　　B. 84　　　　　　C. 96　　　　　　D. 24　　　　　　E. 48

10. 目前根据超敏反应发生的机制和所致疾病的临床特点将超敏反应分为几型　（　　）

A. 2　　　　　B. 3　　　　　　C. 5　　　　　　D. 4　　　　　　E. 6

11. 易发哪一类型超敏反应性疾病的人多有遗传趋向　　　　　　　　（　　）

A. Ⅰ 型　　　　B. Ⅱ 型　　　　　C. Ⅲ 型　　　　　D. Ⅳ 型　　　　　E. Ⅵ 型

12. 结核菌素皮试是检测哪种类型超敏反应的典型例子　　　　　　　（　　）

A. Ⅰ 型　　　　B. Ⅱ 型　　　　　C. Ⅲ 型　　　　　D. Ⅳ 型　　　　　E. Ⅵ 型

13. Ⅱ 型超敏反应靶细胞上抗原与相应抗体接合后,可通过几条途径破坏靶细胞（　　）

A. 1　　　　　B. 2　　　　　　C. 3　　　　　　D. 4　　　　　　E. 5

14. 青霉素可引起几种类型的超敏反应　　　　　　　　　　　　　　（　　）

A. 5　　　　　B. 4　　　　　　C. 3　　　　　　D. 2　　　　　　E. 1

15. 在哪种类型超敏反应的防治中,避免接触变应原是其重要手段之一　　（　　）

A. Ⅰ 型　　　　B. Ⅱ 型　　　　　C. Ⅲ 型　　　　　D. Ⅳ 型　　　　　E. Ⅵ 型

16. 下列属于呼吸道过敏反应的是　　　　　　　　　　　　　　　　（　　）

A. 鼻窦炎和过敏性哮喘　　　B. 鼻窦炎和鼻息肉　　　C. 过敏性鼻炎和鼻窦炎

D. 过敏性哮喘和过敏性鼻炎　　E. 过敏性鼻炎和鼻息肉

17. 可引起机体发生 Ⅳ 型超敏反应的物质是　　　　　　　　　　　（　　）

A. 花粉　　　　B. 真菌　　　　　C. 病毒　　　　　D. 毛屑　　　　　E. 尘螨

18. Ⅲ 型超敏反应当抗体远多于抗原时易形成何种免疫复合物,它能通过肾小球滤过膜被排出体外　　　　　　　　　　　　　　　　　　　　　　　　　（　　）

A. 大分子可溶性　　　　　B. 小分子可溶性　　　　　C. 大分子不溶性

D. 小分子不溶性　　　　　E. 大分子和小分子

19. Ⅲ 型超敏反应的特征是局部造成以什么为主的炎症　　　　　　　（　　）

A. 嗜酸性粒细胞　　　　　B. 嗜碱性粒细胞　　　　　C. 中性粒细胞

D. 肥大细胞　　　　　　　E. 浆细胞

20.阿蒂斯反应是一种什么样的超敏反应 （ ）

A.局部的Ⅲ型　　　　　　B.全身的Ⅲ型　　　　C.局部的Ⅱ型

D.全身的Ⅱ型　　　　　　E.局部的Ⅳ型

21.血清病通常发生在一次大量注射抗毒素（马血清）后几周 （ ）

A.0～1周　　B.1～2周　　C.2～3周　　D.3～4周　　E.4～5周

22.下列哪种疾病不属于Ⅰ型超敏反应 （ ）

A.过敏性休克　　　　　　B.皮肤过敏反应　　　　C.接触过敏性皮炎

D.消化道过敏反应　　　　E.呼吸道过敏反应

23.IgM、IgG参与的超敏反应有 （ ）

A.Ⅰ型和Ⅱ型　　　　　　B.Ⅱ型和Ⅲ型　　　　C.Ⅲ型和Ⅳ型

D.Ⅰ型和Ⅲ型　　　　　　E.Ⅰ型、Ⅱ型和Ⅲ型

24.不属于Ⅰ型超敏反应特点的是 （ ）

A.由抗体IgE引起　　　　B.发生快,消失也快

C.引起效应器官的功能紊乱,无实质性病理损害

D.具有明显的个体差异和遗传趋向　　　　E.由抗体IgM引起

25.下列哪项不属于Ⅱ型超敏反应的特点 （ ）

A.抗原抗体复合物存在于细胞膜上　　B.后果是靶细胞溶解破坏

C.介导的抗体是IgG和IgM　　　　D.有补体、吞噬细胞和NK细胞参与

E.具有明显的个体差异和遗传趋向

26.超敏反应属于 （ ）

A.正常免疫反应　　　　　B.病理性免疫反应　　　C.不是免疫反应

D.正常生理反应　　　　　E.以上都不是

A2型题

27.患儿,男,7天,黄疸3天,就诊入院。入院查体,全身皮肤严重黄染,肝脾无肿大。化验检查:血型为B型,Rh阳性;其母血型O型,Rh阴性;其父血型B型,Rh阳性。该患儿为第一胎,其母自述2年前曾因手术接受过输血。该新生儿出现严重持续黄疸的可能与哪一类型超敏反应疾病最相关 （ ）

A.Ⅰ型　　B.Ⅱ型　　C.Ⅲ型　　D.Ⅳ型　　E.Ⅵ型

28.患者,女,20岁,因发热、咳嗽就诊,经医生检查后诊断为感冒、急性支气管炎,给予抗感冒药和青霉素治疗。但该患者青霉素皮试阳性,你认为应如何处理 （ ）

A.青霉素脱敏疗法　　　　B.减敏注射　　　　　　C.换用其他抗生素

D.继续使用青霉素　　　　E.以上都不是

29.患者,男,17岁,脚底不小心被生锈利器刺伤就诊,因紧急预防需要注射破伤风抗毒素（TAT）,但该患者TAT皮试阳性,你认为应如何处理 （ ）

A.脱敏疗法　　　　　　　B.减敏注射　　　　　　C.换用其他抗生素

D.继续使用TAT　　　　　E.以上都不是

30.患者,男,20岁,因治疗需要注射大量破伤风抗毒素（TAT）后10d出现疲乏、头痛、肌肉和关节痛。实验室检查:尿蛋白阳性,血清中免疫球蛋白水平正常。你认为产生此临床

症状最可能的原因是 （　　）

A.由破伤风抗毒素与外毒素结合形成的免疫复合物沉积引起

B.由破伤风外毒素引起的Ⅰ型超敏反应

C.由抗毒素与相应的抗体结合形成的免疫复合物沉积引起

D.由破伤风抗毒素引起的迟发型超敏反应

E.以上都不对

31.刘某,男,42岁,腰部扭伤疼痛,2周前贴伤湿止痛膏,1周前开始局部有痒感,以后痒感加重。4天前去掉伤湿止痛膏,检查发现局部有红肿,表面有密集的针尖大小的丘疹,全身其他部位无类似损害。该患者最有可能诊断为哪种疾病 （　　）

A.过敏性血管炎　　　　　B.皮肤过敏反应　　　　　C.接触性皮炎

D.消化道过敏反应　　　　E.血细胞减少症

32.患者,男,50岁,行人工股骨头置换手术,血型B型。术前备血400ml,交叉配血凝集试验为阴性。既往史:2年前曾因胃大部切除手术输过200ml B型血,无输血反应史。本次术中输入200ml B型血后,患者出现寒战、发热、血红蛋白尿,立即停止输血。判断为急性溶血输血反应。血型检查:受血者B,Rh阴性;献血者B,Rh阳性。此病例与哪一类型超敏反应最相关 （　　）

A.Ⅰ型　　　B.Ⅱ型　　　C.Ⅲ型　　　D.Ⅳ型　　　E.Ⅵ型

33.患者,女,16岁,面部蝶形红斑3月,发热伴关节痛2周。三月前患者因晒太阳后面部出现红斑,无瘙痒,疼痛。几天后红斑未消退,就诊后擦氢化可的松软膏,部分皮疹消退,但双颊及鼻翼部的红斑消退不明显。检查:抗核抗体阳性。可能与哪一类型超敏反应疾病最相关 （　　）

A.Ⅰ型　　　B.Ⅱ型　　　C.Ⅲ型　　　D.Ⅳ型　　　E.Ⅵ型

34.患者,女,36岁,因患感冒近来疲乏头晕。就诊时面色苍白,自述服用药物期间曾发现尿色呈酱油色,后恢复正常。可能诊断是药物溶血性贫血。此病属于哪一类型超敏反应疾病 （　　）

A.Ⅰ型　　　B.Ⅱ型　　　C.Ⅲ型　　　D.Ⅳ型　　　E.Ⅵ型

35.患者,男,18岁,上呼吸道感染后2周,因颜面浮肿、肉眼、血尿就诊。查尿蛋白(＋＋＋),抗链球菌溶血素O试验值为800IU/L(正常值:<200U),肝功能及乙肝两对半抗原抗体检验结果正常。临床诊断:急性链球菌感染后肾小球肾炎。请问:引起临床症状的相关抗原是 （　　）

A.异嗜性抗原　　　　　B.异种抗原　　　　　C.自身抗原

D.同种异型抗原　　　　E.超抗原

A3型题/ A4型题

(36—37题共用题干)

患儿,7岁,3周前曾有上呼吸道感染,近3日眼睑水肿,尿少,有肉眼血尿。体检:尿蛋白(＋＋＋),红细胞(＋＋),抗链球菌溶血素O试验值为600U。

36.患儿最可能诊断的疾病是 （　　）

A.急性链球菌感染后肾小球肾炎　　B.血清病　　　C.过敏性哮喘

D. 慢性肾炎　　　　　　　　　E. 血细胞减少症

37. 该病的发病机制最有可能与下列哪几种抗体有关　　　　　　　　　　（　　）

A. IgG、IgA　　B. IgM、IgA　　C. IgM、IgE　　D. IgM、IgG　　E. IgG、IgE

（38—40 题共用题干）

患者，女，25 岁，近 3 年常发生阵发性鼻阻、流清涕，以季节性变化，接触冷空气、花粉、粉尘后加重。其母亲有鼻炎史。

38. 患者最可能诊断的疾病是　　　　　　　　　　　　　　　　　　　（　　）

A. 过敏性鼻炎　　　　　　　B. 大叶性肺炎　　　　　　C. 支气管哮喘

D. 鼻窦炎　　　　　　　　　E. 慢性支气管炎

39. 若发作期间查患者血清，哪类 Ig 水平会升高　　　　　　　　　　　（　　）

A. IgG　　　　B. IgM　　　　C. IgE　　　　D. IgA　　　　E. IgD

40. 此病属于哪种类型超敏反应疾病　　　　　　　　　　　　　　　　（　　）

A. Ⅰ型　　　B. Ⅱ型　　　C. Ⅲ型　　　D. Ⅳ型　　　E. Ⅵ型

（二）填空题

41. 抗 ABO 血型物质的天然抗体属_____类免疫球蛋白，抗 Rh 血型物质属_____类免疫球蛋白。

42. 表面具有 IgE FcⅠ型受体的细胞主要有_____和_____。

43. 在注射_____时，如果遇到皮肤反应（＋）者，可采用小剂量、短时间、连续多次注射的方法，称为_____。

44. Ⅱ型超敏反应引起的以细胞溶解或组织损伤为主的病理性免疫反应，其机制是主要通过_____、_____和_____。

（三）名词解释

45. 超敏反应

（四）简答题

46. 以青霉素引起的Ⅰ型过敏性休克为例，阐述其发生的机制及防治原则。

47. 简述超敏反应与正常免疫应答的异同点。

（五）病例分析

48. 患者，女，21 岁，因感冒发热、扁桃体炎到医院就诊，医嘱给予青霉素等抗感染治疗。常规皮试阴性后，行静脉滴注。当静脉滴注约 15min 时，患者突然出现胸闷、气促、面色苍白、大汗淋漓、烦躁不安和濒死感等症状。检查：脉搏细弱，血压下降至 60/45mmHg。诊断为青霉素过敏性休克。立即给予患者吸氧、肾上腺素 1mg 皮下注射、地塞米松 20mg 静脉注射、苯海拉明 20mg 肌内注射及其他对症支持治疗。20min 后症状缓解，1h 后症状消失。

讨论：如何解释患者出现的临床症状？简述对该类病例的防治原则。

49. 患儿，男，9 岁，右膝关节疼痛伴高热 2d，行开窗减压术后，医嘱为青霉素肌内注射 3 周。（1）注射前，患者做青霉素皮试，3min 后立感不适，脉搏细弱，烦躁不安，口吐白沫，经注射肾上腺素、人工呼吸等措施转危为安。此症状发生属于哪一类型超敏反应，与哪类免疫球蛋白最相关？（2）若皮试阴性，青霉素注射 2 周后，出现注射部位局部红肿、痒痛和皮疹、一过性蛋白尿。此症状发生属于哪一类型超敏反应，与哪类免疫球蛋白最相关？

第七章　免疫学应用

📖 **学习目标**

1. 掌握人工主动免疫和人工被动免疫的概念、特点和应用。
2. 熟悉抗原与抗体的主要检测方法及人工免疫常用的生物制剂。
3. 了解细胞免疫及其功能的检测方法。

DAO RU QING JING

导入情景

情景描述：

　　某男，40 岁，未曾接种卡介苗，结核菌素试验阳性，提示曾有结核菌感染，对结核菌有一定的免疫力。

　　请问：

　　1. 此类免疫力的建立是如何获得的？

　　2. 该男主要表现为哪类免疫功能正常？

第一节　免疫防治

　　免疫预防和治疗是应用免疫制剂或免疫调节剂来调节机体的免疫功能，以达到预防和治疗某些疾病的目的。

　　特异性免疫可分为主动免疫和被动免疫，它们可以自然获得，亦可通过人工的方法获得。

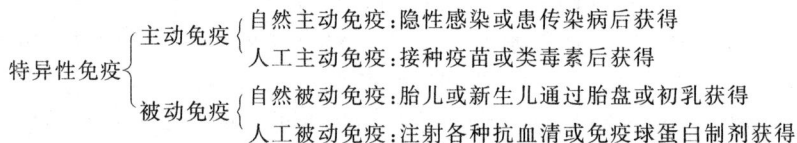

$$
特异性免疫
\begin{cases}
主动免疫
\begin{cases}
自然主动免疫：隐性感染或患传染病后获得 \\
人工主动免疫：接种疫苗或类毒素后获得
\end{cases} \\
被动免疫
\begin{cases}
自然被动免疫：胎儿或新生儿通过胎盘或初乳获得 \\
人工被动免疫：注射各种抗血清或免疫球蛋白制剂获得
\end{cases}
\end{cases}
$$

　　人工免疫指人为地给机体输入特异性抗原或抗体，使机体获得特异性免疫力，从而有目的地预防某些疾病。人工免疫在传染病的控制上作出了巨大的贡献，天花的消灭、脊髓灰质炎、麻疹等传染性疾病的有效控制应归功于免疫接种的推广。目前，人工免疫已扩展到肿瘤、超敏反应等其他非传染病领域。

　　人工免疫所使用的制剂统称为生物制品。

根据给机体输入物质的不同,可将人工免疫分为人工主动免疫和人工被动免疫。两者的特点及应用见表 7-1。

表 7-1 人工主动免疫与人工被动免疫的比较

项目	人工主动免疫	人工被动免疫
接种物质	抗原(疫苗、类毒素等)	抗体、活化的淋巴细胞、细胞因子等
免疫力产生时间	慢、2~3 周	输入后立即生效
免疫力维持时间	长、数月~数年	短、2~3 周
应用	特异性预防	紧急预防或治疗

一、人工主动免疫

人工主动免疫是给人体接种疫苗、类毒素等抗原物质,刺激机体产生免疫应答而建立特异性免疫力的方法,也称为预防接种。其免疫力出现较慢,但维持时间较长,主要用于疾病的特异性预防,近年来已逐渐作为病毒性疾病、自身免疫病和肿瘤的辅助治疗手段。人工主动免疫常用的生物制品有广泛应用的传统疫苗和基因工程疫苗等新型疫苗。

(一)传统疫苗

1.灭活疫苗(死疫苗) 是选用免疫原性强的病原体,经人工大量培养后,用物理或化学的方法将其杀灭制成。灭活疫苗主要诱导产生特异性抗体,由于其进入机体后不能生长繁殖,需多次接种且需接种量大,可引起较重的局部和全身反应。灭活的疫苗不能进入宿主细胞内增殖,较难诱导有效的细胞免疫效应。但灭活疫苗稳定,易保存,无毒力回复突变的危险。常用的灭活疫苗有伤寒、霍乱、流行性乙型脑炎、百日咳、狂犬病及钩端螺旋体疫苗等。

2.减毒活疫苗 是将病原生物经过长期人工传代,使其发生毒力减弱变异,从而获得的减毒或无毒株。活疫苗在体内有一定的生长繁殖能力,接种后如同隐性感染或轻症感染,一般只需接种一次,其免疫效果良好且持久。除诱导机体产生体液免疫外,还可产生细胞免疫。其不足之处是稳定性较差,保存期较短,有毒力回复突变的可能,故对免疫缺陷者和孕妇,一般不宜采用活疫苗接种。常用的制剂有卡介苗、麻疹、脊髓灰质炎活疫苗等。死疫苗与活疫苗的比较见表 7-2。

表 7-2 死疫苗与活疫苗的比较

项目	死疫苗	活疫苗
接种剂量	较大	较少
接种次数	2 次或多次	多数只需一次
副作用	反应较大	反应较小
免疫效果	较差,维持数月~数年	较好,维持 3~5 年
疫苗保存	较易保存	不易保存

3.类毒素 是细菌外毒素经 0.3%~0.4% 甲醛处理制成。其特点是失去毒性,但保留免疫原性,接种后能诱导机体产生抗毒素,从而中和外毒素的毒性。类毒素一般接种 2 次,

因其吸收慢,免疫力出现也慢,故每次接种需间隔 4～6 周。常用的制剂有破伤风类毒素和白喉类毒素。这两种类毒素常与百日咳死疫苗混合制成百、白、破三联疫苗。

(二)新型疫苗

1. 亚单位疫苗及基因工程疫苗 亚单位疫苗为提取病原微生物的有效抗原成分制成,例如,用流感病毒包膜上的血凝素和神经氨酸酶制备的流感疫苗。基因工程疫苗是将编码有效抗原成分的目的基因与载体重组后导入宿主细胞,使目的基因随着宿主细胞的增殖大量表达有效抗原成分,对之提取并纯化而制成,如酵母菌表达的 DNA 重组乙型肝炎疫苗等。

2. DNA 疫苗 又称核酸疫苗。将编号有效抗原成分的 DNA 片段与质粒(载体)DNA 结合而制成的疫苗,尚未进入临床应用阶段。如 HIV、结核分枝杆菌以及甲型流感病毒的 DNA 疫苗是当前研制的热点。

二、人工被动免疫

人工被动免疫是给机体输入含有特异性抗体的免疫血清或细胞因子等,使机体获得特异性免疫力的方法。其特点是免疫力出现快,但维持时间短暂(2～3 周),而且无免疫记忆,故常用于治疗和紧急预防。人工被动免疫常用的生物制品有:

1. 抗毒素 通常是用类毒素多次免疫马匹,待马体内产生高效价抗毒素后,取其血清分离纯化而制成。主要用于某些外毒素所致疾病的治疗和紧急预防。常用的有破伤风抗毒素、白喉抗毒素、气性坏疽抗毒素等。由于该制剂是动物免疫血清,为异种蛋白,使用时必须进行皮肤试验以防超敏反应的发生。

2. 人免疫球蛋白制剂 是从正常人血浆或健康产妇胎盘血中分离制成的免疫球蛋白浓缩剂,分别称为人血浆丙种球蛋白和胎盘球蛋白。因成年人多数显性或隐性感染过麻疹、脊髓灰质炎、甲型肝炎等传染病,血清中具有相应抗体,所以可用于这些疾病的紧急预防和治疗。静脉注射用免疫球蛋白还可以用于免疫缺陷病的治疗。

特异性人血清免疫球蛋白是由恢复期患者血清或经疫苗高度免疫的人血清提取制备而成,用于特定病原微生物感染的预防,如抗乙型肝炎病毒免疫球蛋白。

三、计划免疫

计划免疫(planed immunization)是根据特定传染病的疫情监测和人群免疫状况分析结果,按照规定的免疫程序有计划地进行人群预防接种,以提高人群免疫水平,控制以至最终消灭相应传染病的重要措施。

1. 计划免疫程序 包括儿童基础免疫及成人和特殊职业、特殊地区人群的免疫程序。儿童基础免疫程序包括每一个儿童需要接种的疫苗、初次免疫月龄、接种次数、间隔时间等。我国卫生部 1985 年推荐的儿童免疫程序规定儿童需接种卡介苗、百日咳-白喉-破伤风混合制剂、三价脊髓灰质炎活疫苗和麻疹疫苗,以控制相关传染病流行(表 7-3)。成人免疫程序尚在规划中。

表 7-3　我国目前计划免疫程序表

出生后时间	接种疫苗	出生后时间	接种疫苗
1d	乙型肝炎疫苗	6 个月	乙型肝炎疫苗
2～3d	卡介苗	8 个月	麻疹疫苗
1 个月	乙型肝炎疫苗	1.5～2 岁	白百破混合制剂
2 个月	脊髓灰质炎三价混合疫苗	4 岁	脊髓灰质炎三价混合疫苗
3 个月	脊髓灰质炎三价混合疫苗、白百破混合制剂	7 岁	卡介苗、麻疹疫苗精制吸附白喉、破伤风二联炎霉素
4 个月	脊髓灰质炎三价混合疫苗、白百破混合制剂	12 岁	卡介苗
5 个月	白百破混合制剂		

2. 预防接种注意事项　预防接种时要严格按照生物制品的使用说明进行,并注意制品的有效期。预防接种后有时会发生不同程度的局部或全身反应,常见的症状为接种后 24h 左右局部出现红肿、疼痛、淋巴结肿大,或全身可出现短时间发热、头痛、恶心等。一般症状较轻,1～2d 后即恢复正常。个别反应剧烈,甚至出现过敏性休克、接种后脑炎等,应特别注意。

为避免异常反应或使原有疾病恶化,下列情况不宜进行免疫接种:①高热、急性传染病、严重心血管或肝肾疾病、活动性结核病等患者;②免疫缺陷病或正在进行免疫抑制治疗的患者;③孕妇。

四、免疫治疗

免疫治疗是依据免疫学原理和疾病的发生机制,人为地调整机体的免疫功能,从而达到治疗疾病目的所采取的治疗方法。根据对机体免疫应答的影响,可将免疫治疗分为免疫增强疗法和免疫抑制疗法等。

免疫增强疗法主要用于治疗感染、肿瘤、免疫缺陷病等免疫功能低下的疾病。具有增强免疫、促进和调节机体免疫功能作用的制剂称为免疫增强剂。目前应用于临床,具有免疫增强作用的制剂主要有:①化学制剂,如左旋咪唑、西咪替丁等,可通过促进 T 细胞产生细胞因子、增强 NK 细胞活性等增强机体的免疫功能;②微生物制剂,如卡介苗(BCG)可诱导细胞免疫应答,活化巨噬细胞释放多种细胞因子的产生,增强 NK 细胞和 T 细胞的活性;③细胞因子制剂,如 ILN-γ 用于病毒感染性疾病和肿瘤的治疗;④过继免疫治疗,将免疫效应细胞输给受者,使其在受者体内繁殖,产生免疫力,以治疗细胞免疫缺陷病。此外,转移因子、免疫核糖核酸、胸腺素的使用均有提高受者免疫功能的作用。

免疫抑制疗法通过抑制机体的免疫功能,从而治疗某些疾病。现已广泛用于各种自身免疫性疾病、移植排斥反应、超敏反应等的治疗。如抗肿瘤药物环磷酰胺、糖皮质激素、环孢素 A 和雷公藤多苷对细胞免疫和体液免疫应答有较强的选择性抑制作用,能降低移植排斥反应的强度,对临床治疗肾炎、系统性红斑狼疮、类风湿关节炎等也有明显的疗效。

第二节　免疫诊断

免疫诊断是运用免疫技术来检测抗原、多种免疫分子(抗体、补体、细胞因子和黏附分子等)及免疫细胞的实验过程,用以辅助诊断疾病、监测疾病过程和判断治疗效果。

一、抗原或抗体的检测

(一)抗原抗体检测的原理

在体外一定条件下,抗原和相应抗体结合并出现肉眼可见的反应现象,根据此原理,试验时可用已知的抗原或抗体来检测相应的抗体或抗原,并可进行定性、定量和定位的分析。体外抗原抗体反应分特异性结合阶段和可见反应阶段,其可见反应的出现需抗原抗体比例适当,有合适电解质参与,且温度与酸碱度适宜。

在抗原抗体的定量检测中,常把抗原或抗体一方浓度固定,另一方做一系列稀释,以出现明显可见反应的最高稀释倍数作为效价。效价越高反应标本中所含待检成分越多。

(二)常用的抗原抗体检测方法

1. 凝集反应(agglutination)　细菌、细胞等颗粒性抗原与相应抗体结合,在一定条件下出现肉眼可见的凝集块称为凝集反应。

(1)直接凝集反应:颗粒性抗原与相应的抗体直接结合所出现的凝集现象。常用的方法有玻片法和试管法:①玻片法:用已知的抗体与待测抗原在玻片上反应,用于抗原的定性检测,如细菌的鉴定分型及 ABO 血型的鉴定。②试管法:在试管中连续稀释待测血清,加入已知颗粒性抗原,用于抗体的定量检测,如检测伤寒、副伤寒的肥达试验等。

(2)间接凝集反应:将蛋白质、多糖等可溶性抗原吸附在与免疫无关的载体颗粒表面做成诊断试剂,再与标本中相应的抗体结合,可出现载体颗粒的被动凝集现象,称为间接凝集反应。常用的载体颗粒有人 O 型红细胞、胶乳颗粒、活性炭等。载体颗粒是红细胞的称为间接血凝试验,是胶乳颗粒的称为胶乳凝集试验。若将抗体吸附在红细胞上做成诊断试剂,用以检测抗原则称为反相间接血凝试验。将已知的抗体与标本可溶性抗原反应,再加入致敏的颗粒,如标本中含有抗原就会结合消耗先加入的已知抗体,致敏的胶乳颗粒不再出现凝集,该反应称间接凝集抑制试验(图 7-1)。间接凝集反应临床常用于类风湿性因子、梅毒反应素、乙型肝炎表面抗原(HBsAg)、甲胎蛋白(AFP)等检测。

2. 沉淀反应(precipitation)　血清蛋白、组织液等可溶性抗原与相应抗体结合,在一定条件下形成肉眼可见的沉淀物称为沉淀反应。沉淀反应的应用有环状法、絮状法、琼脂扩散法和免疫比浊法。临床常用的有琼脂扩散法。

(1)单向琼脂扩散试验:将一定量已知抗体与加热融化的琼脂凝胶混合制成琼脂板,在板中打孔,加入待测抗原,标本中的抗原向四周扩散,在抗原与抗体的浓度比例适当处形成白色沉淀环,沉淀环的直径与标本中抗原的含量成正比(图 7-2)。常用于测定血清中的免疫球蛋白和补体各成分的含量。

(2)双向琼脂扩散试验:将抗原与抗体分别加于琼脂凝胶的小孔中自由扩散,若两者相

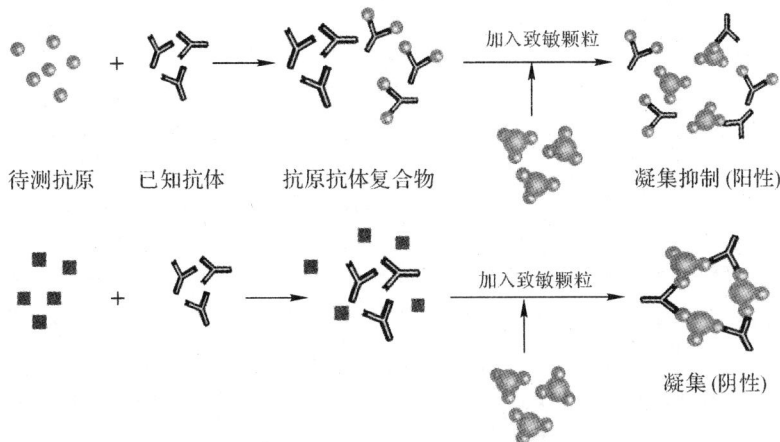

图 7-1 间接凝集抑制试验

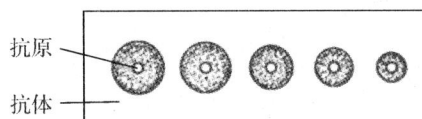

图 7-2 单向琼脂扩散

对应,在比例适当处形成肉眼可见的白色沉淀线。若反应物中含有多种抗原抗体系统,则可出现多条沉淀线。此法常用于抗原或抗体的定性检测,以及抗原的组成或两种抗原相关的分析。

(3)免疫电泳技术:电泳技术与琼脂扩散相结合的产物。这类方法缩短了反应时间,提高了灵敏度,如对流免疫电泳、免疫转印技术等,可用于病毒蛋白、核酸、Ig 等抗原物的分离与分析。

3.免疫标记技术 是用荧光素、酶、放射性核素、胶体金、发光物质等标记已知的抗体或抗原,通过检测标记物来观察抗原抗体反应,从而对待测抗体或抗原定性、定量或定位。具有高灵敏度、特异快速等优点,是目前应用最广泛的敏感、可靠的免疫学检测方法。

(1)免疫酶技术:用酶标记抗体或抗原,通过酶催化相应底物显色来判断结果,可用目测定性或酶标检测仪定量。常用的方法有酶联免疫吸附试验和酶免疫组化法,前者测定可溶性抗原或抗体,后者检测组织或细胞表面抗原。

酶联免疫吸附试验(enzyme linked immunosorbent assay,ELISA)是在固相载体(聚苯乙烯反应板)表面进行的抗原抗体反应。常用标记的酶有辣根过氧化物酶、碱性磷酸酶等。基本方法有:①间接法:将已知抗原包被固相载体,加入待检血清标本,洗涤后再加酶标记的抗体,洗后加底物观察显色反应,常用于检测特异性抗体。②双抗体夹心法:将已知抗体包被固相载体,加入待检标本,洗涤去除未结合成分,再加酶标记的特异性抗体,洗后加底物观察显色反应,常用于检测可溶性抗原(图 7-3)。

(2)其他常用的标记技术:免疫荧光技术是用荧光素标记抗体与待测抗原反应的免疫标记技术,若两者特异性结合,则荧光抗体不易被洗脱,荧光显微镜下可见抗原抗体复合物呈

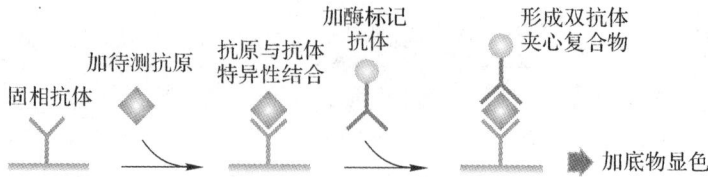

图 7-3 ELISA 双抗体夹心法

现荧光,借此可对标本中的抗原进行鉴定和定位。放射性核素标记技术是用放射性核素标记抗原或抗体来进行抗原抗体反应的免疫标记技术,通过测定反应物中放射性核素的放射性来反映抗原或抗体的量,常用的方法为放射免疫分析。金标记技术是以硝酸纤维素膜为载体吸附抗原,用胶体金标记抗体,进行抗原抗体反应的免疫标记技术,临床上广泛应用斑点金免疫层析试验(又称一步金法),检测尿中的绒毛膜促性腺激素(HCG)作为妊娠的早期诊断。

二、免疫细胞及其功能检测

免疫细胞及其功能检测包括免疫细胞的计数、鉴定以及某些细胞因子的检测,检测目的在于评估机体免疫状态、辅助诊断某些疾病和观察临床治疗效果。

(一)T 细胞数量和亚群检测

外周血成熟 T 细胞表达 CD3 分子,因此,可用相应的单克隆抗体检测 CD3 抗原来对外周血 T 淋巴细胞总数进行测定。一般采用免疫荧光法,在荧光显微镜下观察,计数荧光阳性细胞百分率,即为 T 细胞百分数。正常外周血淋巴细胞中荧光阳性细胞占 60%~80%。

T 细胞的不同亚群各有其特有的分化抗原,如 $CD4^+$ Th 细胞、$CD8^+$ Tc 细胞,可用其相应的单克隆抗体进行检测。常用的方法有免疫荧光法和酶免疫组化技术。正常值:$CD4^+$ 占淋巴细胞数的 55%~60%,$CD8^+$ 占 20%~30% ;$CD4^+/CD8^+$ 一般为 2∶1。

(二)T 细胞功能检测

1.淋巴细胞转化试验 淋巴细胞转化试验是检测 T 细胞免疫状态的体外试验。当 T 细胞在体外培养时受到有丝分裂原植物血凝素(PHA)、刀豆蛋白 A(ConA)等刺激后能转化为淋巴母细胞,显微镜下可观察其形态并计算淋巴细胞转化率,正常值为 70%左右。由于细胞转化过程中 DNA、RNA 和蛋白质合成增加,因此也可用氚标记胸腺嘧啶(^{3}H-TdR)掺入法,通过 ^{3}H-TdR 被转化细胞摄入量的测定来反应淋巴细胞的转化能力。

2.检测细胞免疫功能的皮肤试验 原理为迟发型超敏反应。当机体对某种抗原建立细胞免疫后,再次用相同抗原做皮肤试验时会出现局部炎症反应。细胞免疫功能正常者出现阳性反应,注射部位发生红肿硬结,细胞免疫功能低下者反应轻微或呈阴性反应。常用的试验有植物血凝素(PHA)皮肤试验、结核菌素(OT)试验等。

(三)B 细胞检测

采用免疫荧光技术直接法,通过检测膜表面免疫球蛋白(SmIg)来了解 B 细胞的数量。将荧光标记的兔抗人免疫球蛋白与已分离的人外周血单核细胞作用,荧光显微镜下观察,发出荧光的细胞即为 B 细胞。

(四)细胞因子检测

常用方法有:①生物活性检测法:其基本原理为某些细胞的增殖有赖于细胞因子的存在,细胞增殖与细胞因子的量呈正相关。选择相应的细胞株,加入样品后根据细胞增殖水平可确定样品中细胞因子的含量。②免疫学检测法:采用 ELISA 法,用抗细胞因子单克隆抗体检测相应的细胞因子。③分子生物学检测法:即采用核酸杂交技术检测某种细胞因子 mRNA 的存在和表达,此法敏感性高,特异性强,可用于多种细胞因子的检测。

(柯海萍)

练·习·与·思·考

(一)选择题

A1 型题

1. 胎儿从母体获得 IgG 属于　　　　　　　　　　　　　　　　　　　( )

　A. 过继免疫　　　　　　　　B. 人工被动免疫　　　　　　C. 人工自动免疫

　D. 自然自动免疫　　　　　　E. 自然被动免疫

2. 关于活疫苗的特点,下列哪项是错误的　　　　　　　　　　　　( )

　A. 接种量少　　　　　　　　B. 接种次数少　　　　　　　C. 易保存

　D. 免疫效果持久　　　　　　E. 接种后副反应小

3. 关于抗毒素的使用,下列哪项是错误的　　　　　　　　　　　　( )

　A. 可能发生过敏反应　　　　　　　　B. 治疗时要早期足量

　C. 可作为免疫增强剂给儿童多次注射　D. 对过敏机体应采取脱敏疗法

　E. 只能用于紧急预防或治疗

4. 下列哪种免疫是人工主动免疫获得的　　　　　　　　　　　　　( )

　A. 传染病病后获得的免疫　　　　　　B. 接种抗毒素获得的免疫

　C. 接种疫苗获得的免疫　　　　　　　D. 通过胎盘或初乳获得的免疫

　E. 隐性感染后获得的免疫

5. 类毒素的特性是　　　　　　　　　　　　　　　　　　　　　　( )

　A. 无毒性有免疫原性　　　　B. 无毒性无免疫原性　　　　C. 有毒性无免疫原性

　D. 有毒性有免疫原性　　　　E. 有类似外毒素的毒性

6. 下列生物制品中哪种不是人工主动免疫制剂　　　　　　　　　　( )

　A. 麻疹疫苗　　　　　　　　B. 破伤风类毒素　　　　　　C. 伤寒疫苗

　D. 白喉抗毒素　　　　　　　E. 卡介苗

7. 关于人工被动免疫,下列哪项是错误的　　　　　　　　　　　　( )

　A. 输入的物质是免疫血清　　　　　　B. 输入免疫血清后可立即发挥免疫效应

　C. 免疫力维持时间长　　　　　　　　D. 主要用于传染病的治疗和紧急预防

　E. 免疫力不是机体本身产生的

8. 下列哪种免疫是人工被动免疫获得的　　　　　　　　　　　　　( )

　A. 注射抗毒素后获得的免疫　　B. 通过母乳获得的免疫　　　C. 通过胎盘获得的免疫

D. 接种类毒素获得的免疫　　E. 隐性感染后获得的免疫

9. 不能用于人工被动免疫的生物制品是 （　　）

A. 抗原　　　　　　　　　B. 抗体　　　　　　　　C. 胎盘球蛋白

D. 丙种球蛋白　　　　　　E. 细胞因子

10. 目前应用最多的血清学试验是 （　　）

A. ELISA　　　　　　　　B. 单向琼脂扩散试验　　　C. 双向琼脂扩散试验

D. 对流免疫电泳　　　　　E. 放射免疫电泳

11. 检测细胞免疫功能的常用体内试验是

A. E 玫瑰花环试验　　　　B. 结核菌素试验　　　　　C. 抗毒素皮肤试验

D. 中和试验　　　　　　　E. 淋巴细胞转化试验

12. 能与绵羊红细胞形成 E 玫瑰花环的细胞是 （　　）

A. K 细胞　　　　　　　　B. NK 细胞　　　　　　　C. T 细胞

D. B 细胞　　　　　　　　E. 单核细胞

13. 从病原体中提取有效抗原成分制成的疫苗称为 （　　）

A. 合成疫苗　　　　　　　B. 亚单位疫苗　　　　　　C. 基因疫苗

D. 活疫苗　　　　　　　　E. 灭活疫苗

(二)填空题

14. 疫苗的基本要求是_____、_____和_____。

15. 类毒素是用细菌的_____经_____处理制成的。

(三)名词解释

16. 人工主动免疫　　17. 人工被动免疫

(四)简答题

18. 试比较死疫苗和活疫苗各有什么优缺点？为什么活疫苗的免疫效果优于死疫苗？

第八章 免疫与内分泌系统常用药物

📖 学习目标

1. 掌握糖皮质激素类药物的共性：明确糖皮质激素类药物的药理作用、临床应用；学会观察糖皮质激素类药物的疗效及不良反应。

2. 了解盐皮质激素的作用与应用。

3. 掌握抗甲状腺药物的药理作用、临床应用和主要不良反应：阐述硫脲类药物及碘剂的药理作用、临床应用、不良反应和用药护理；简述放射性碘和β受体阻断药的临床应用。

4. 熟悉甲状腺激素的体内过程、药理作用、临床应用及不良反应：能正确叙述甲状腺激素的生物合成、分泌与调节；简述甲状腺激素的药理作用、临床应用和不良反应。

5. 掌握胰岛素的药理作用、临床应用和不良反应：明确胰岛素的药理作用、临床应用、不良反应及用药护理。

6. 熟悉磺酰脲类和双胍类降糖药的药理作用、临床应用、不良反应及用药护理：比较磺酰脲类和双胍类降糖特点及其应用。

7. 了解并简述胰岛素增敏药、α-葡萄糖苷酶抑制药的特点。

8. 学会观察胰岛素和口服降血糖药的疗效及不良反应，能为糖尿病患者选择有效的治疗药物；能准确判断糖尿病处方用药的合理性并执行处方；能够正确进行合理用药指导和监护，以提高用药护理的质量及药物治疗的效果，促进患者康复。

9. 熟悉常用的雌激素类、孕激素类、雄激素类及抗雌激素类药物的主要药理作用及临床应用。

10. 熟悉氯米芬、米非司酮和司坦唑醇的临床应用。

11. 了解各类避孕药的组成、作用机制和用法。

12. 能为患者选择有效的治疗药物；能准确判断患者用药的合理性并执行处方；能正确指导患者相关药物的合理使用。

13. 具有高度责任感、耐心、细致的工作态度，尊重、爱护患者。

第一节　肾上腺皮质激素类药物

导入情景

情景描述：

张女士,35岁,因患系统性红斑狼疮住院治疗,医嘱给予泼尼松10mg/d,3次/d。

1. 此患者一般采用哪种给药方法？

2. 护士用药前应告知患者哪些用药注意事项？

3. 护士对患者家属应做哪些健康宣教？

肾上腺皮质激素(adrenocortical hormones)是肾上腺皮质分泌的各种类固醇的总称,均为甾体类化合物,包括球状带分泌的盐皮质激素(如醛固酮),束状带分泌的糖皮质激素(如可的松和氢化可的松),以及网状带分泌的少量雄激素和雌激素。肾上腺皮质激素类药是指与内源性肾上腺皮质激素结构和功能相似的一类药物,包括由动物肾上腺提取的天然制剂和人工合成或半合成品。临床应用的肾上腺皮质激素类药物主要是糖皮质激素类药。

一、糖皮质激素类药

内源性糖皮质激素,主要是可的松和氢化可的松,目前临床应用的多为人工合成的糖皮质激素类衍生物,常用药物:①短效类,如可的松(cortisone)和氢化可的松(hydrocortisone);②中效类,如泼尼松(prednisone)和泼尼松龙(prednisolone);③长效类,如地塞米松(dexamethasone)和倍他米松(betamethasone);④外用类,如氟氢可的松(fludrocortisone)和氟轻松(fluocinolone acetonide)(表8-1)。

表 8-1　常用糖皮质激素类药物分类及作用比较

	药物	水盐代谢（比值）	糖代谢（比值）	抗炎作用（比值）	血浆半衰期（min）	等效剂量（mg）
短效类	氢化可的松	1.0	1.0	1.0	90	20
	可的松	0.8	0.8	0.8	90	25
中效类	泼尼松	0.6	3.5	3.5	>200	5
	泼尼松龙	0.6	4.0	4.0	>200	5
	甲泼尼龙	0.5	5.0	5.0	>200	4
长效类	地塞米松	0	30	30	>300	0.75
	倍他米松	0	30～35	25～35	>300	0.60
外用类	氟氢可的松	125		12		
	氟轻松			40		

【体内过程】

糖皮质激素类药口服、注射均易吸收。可的松和氢化可的松主要在肝脏代谢,可的松和泼尼松必须在肝脏分别转化为氢化可的松和泼尼松龙后才具有生物活性,严重肝功能不全者不宜选用。

【药理作用】

1.抗炎作用　糖皮质激素具有强大的非特异性抗炎作用,对各种原因引起的炎症都有明显的抑制作用。在炎症早期可抑制毛细血管扩张,降低血管壁通透性,减轻充血、渗出以及白细胞的浸润和吞噬反应,从而缓解红、肿、热、痛等炎症局部症状;在炎症后期能抑制毛细血管、成纤维细胞的增生和肉芽组织的形成,防止粘连和瘢痕形成。炎症反应是机体的一种防御功能,糖皮质激素在抗炎的同时也会降低机体的防御能力,可能引起感染扩散和延缓伤口愈合。

抗炎作用可能与以下因素有关:①增加血管对儿茶酚胺类物质的敏感性,降低炎症的血管反应;②抑制炎症介质的生成;③减少细胞因子的产生和释放;④抑制一氧化氮(NO)的生成;⑤抑制成纤维细胞 DNA 合成和毛细血管增生,抑制肉芽组织形成。

2.免疫抑制作用　大剂量糖皮质激素对免疫过程的许多环节都有抑制作用,可缓解过敏性疾病和自身免疫性疾病的症状,对抗异体器官移植的排斥反应。其作用机制可能与以下因素有关:①抑制巨噬细胞对抗原的吞噬和处理;②促进致敏淋巴细胞溶解,减少外周淋巴细胞数目;③抑制 B 细胞向浆细胞的转化,减少抗体生成;④抑制许多免疫因子和过敏介质的生成和释放;⑤抗炎作用可减轻免疫性炎症反应。

3.抗内毒素作用　糖皮质激素能提高机体对细菌内毒素的耐受力,减轻内毒素对机体的损害,具有迅速、良好的解热作用。但糖皮质激素并不能中和、破坏内毒素,且对细菌外毒素无效。

4.抗休克作用　大剂量糖皮质激素具有抗休克作用,一方面是其抗炎、免疫抑制和抗内毒素作用的综合效应,另一方面还可能与以下因素有关:稳定溶酶体膜,减少心肌抑制因子(MDF)的形成,从而抑制由 MDF 所致的心肌收缩力减弱与内脏血管收缩;解除小血管痉挛,降低血管对某些缩血管物质的敏感性,加强心肌收缩,改善微循环,从而改善休克症状。

5.对血液和造血系统的影响　刺激骨髓造血功能,使血红蛋白和红细胞含量增加,血小板增多和纤维蛋白原浓度增高,促使骨髓中的中性粒细胞进入血液,但降低其游走、吞噬等功能。还可使血液中淋巴细胞、嗜酸性粒细胞减少。

6.对代谢的影响　生理剂量的糖皮质激素主要影响正常物质的代谢过程。

(1)糖代谢:促进糖原异生,减少外周组织对葡萄糖的利用,使血糖升高。

(2)蛋白质代谢:促进蛋白质分解,抑制蛋白质合成,造成负氮平衡,大剂量长期使用可导致生长减慢、肌肉消瘦、皮肤变薄、骨质疏松和创伤愈合延迟等。

(3)脂肪代谢:促进脂肪分解,减少脂肪合成,使脂肪重新分布,形成向心性肥胖。

(4)水和电解质代谢:有较弱的盐皮质激素样作用,长期使用可致水钠潴留、低血钾,还可减少小肠对钙的吸收,促进尿钙排泄,长期应用会引起骨质脱钙。

7.其他　①提高中枢神经系统兴奋性,偶可诱发精神失常,大剂量可能导致儿童惊厥;

②刺激胃酸和胃蛋白酶的分泌,降低胃黏膜的防御功能;③糖皮质激素对有些组织细胞虽无直接活性,但可给其他活性物质发挥作用创造条件,称为允许作用,如糖皮质激素可增强肾上腺素对支气管的舒张作用。

【临床应用】

1.严重感染　主要用于中毒性感染或伴有休克者,如中毒性菌痢、中毒性肺炎、暴发型流行性脑膜炎、重症伤寒及败血症等的治疗,利用其抗炎、抗内毒素,抗休克等作用迅速缓解症状,帮助患者度过危险期。但糖皮质激素在抗炎的同时也降低了机体的防御能力,有可能引起感染加重或扩散,所以必须在合用足量有效的抗菌药物的前提下才能应用。病毒和真菌感染一般不宜选用糖皮质激素,但对于严重传染性非典型肺炎(SARS)、严重传染性肝炎、流行性乙型脑炎等危及生命的病毒感染也可酌情应用以缓解症状。

2.治疗炎症及防止某些炎症后遗症　对于某些重要部位的炎症,如结核性脑膜炎、胸膜炎、心包炎、风湿性心脏瓣膜炎、损伤性关节炎、睾丸炎、烧伤以及眼部感染等,早期应用糖皮质激素可防止或减轻炎症损害,避免粘连、瘢痕等后遗症的产生。

3.自身免疫性疾病、过敏性疾病和器官移植排斥反应

(1)自身免疫性疾病:如严重风湿热、风湿和类风湿关节炎、自身免疫性溶血性贫血、肾病综合征和系统性红斑狼疮等疾病应用糖皮质激素后可缓解症状,但不能根治,一般采用综合疗法,不宜单用。

(2)过敏性疾病:如血清病、血管神经性水肿、荨麻疹、花粉症、过敏性鼻炎、支气管哮喘等,可利用糖皮质激素的抗炎、免疫抑制等作用缓解症状。

(3)器官移植排斥反应:糖皮质激素可用于异体器官移植术后的排斥反应,与环孢素等免疫抑制剂合用疗效更佳。

4.各种休克　糖皮质激素可以用于各种原因引起的休克。对感染性休克,在合用足量有效的抗菌药物的同时,及早、短时间内突击使用大剂量糖皮质激素;对过敏性休克,首选肾上腺素,严重者可合用糖皮质激素;对心源性休克和低血容量性休克,需结合病因治疗。

5.血液系统疾病　可用于急性淋巴细胞性白血病、粒细胞减少症、血小板减少症、过敏性紫癜及再生障碍性贫血等,但停药后易复发。

6.替代疗法　用于急慢性肾上腺皮质功能减退症、腺垂体功能减退症及肾上腺次全切除术后的补充治疗。

7.其他　对接触性皮炎、湿疹、肛门瘙痒、牛皮癣和银屑病等皮肤病局部应用可缓解症状,但严重病例仍需配合全身用药。还可用于某些恶性肿瘤、发热等的治疗。

【给药方法】

1.大剂量突击疗法　用于严重感染及各种休克,短期内给予大剂量糖皮质激素。如氢化可的松首次剂量可静脉滴注 200～300mg,一日剂量可达 1g 以上,但疗程不超过 3d。对于休克有人主张用超大剂量,每次静脉注射 1g,4～6 次/d。

2.一般剂量长程疗法　用于结缔组织病、顽固性支气管哮喘、肾病综合征、淋巴细胞性白血病等慢性疾病。一般开始用泼尼松(口服 10～20mg)或相应剂量的其他糖皮质激素制剂,3 次/d,产生疗效后,逐渐减量至最小维持量,持续数月或更长时间。

3. 小剂量替代疗法　用于急慢性肾上腺皮质功能减退症、腺垂体功能减退症及肾上腺次全切除术后。宜应用氢化可的松或可的松,如可的松12.5～25mg/d,或氢化可的松 10～20mg/d。

4. 隔日疗法　内源性糖皮质激素的分泌具有昼夜节律性,每日上午 8～10 时为分泌高峰,随后逐渐下降,午夜 12 时为最低,这是由 ACTH 分泌的昼夜节律所引起。临床可根据糖皮质激素分泌的昼夜节律性,将两日总药量隔日清晨一次顿服,称为隔日疗法。在体内内源性糖皮质激素分泌高峰时给药,可最大限度地降低对肾上腺皮质功能的抑制,减轻长期用药引起的不良反应。常采用泼尼松、泼尼松龙等中效制剂。

糖皮质激素类药物临床应用指导原则

　　糖皮质激素类药物在临床各科多种疾病的诊断和治疗上广泛应用。但临床不合理应用非常突出,给患者的健康乃至生命造成重大影响。为加强糖皮质激素类药物的临床应用管理,促进临床合理用药,保障医疗质量和医疗安全,卫生部于 2011 年 2 月特颁布《糖皮质激素类药物临床应用指导原则》。从糖皮质激素临床应用的基本原则、糖皮质激素临床应用管理、糖皮质激素的适用范围和用药注意事项、糖皮质激素在不同疾病中的治疗原则四大方面详细进行了阐述。

【不良反应】

1. 长期大量应用引起的不良反应

(1)类肾上腺皮质功能亢进症:长期大剂量应用糖皮质激素可引起糖、蛋白质、脂肪和水盐代谢紊乱,表现为满月脸、水牛背、向心性肥胖、皮肤变薄、肌肉萎缩、痤疮、多毛、浮肿、高血压、低血钾、高血糖等。停药后一般可自行消退,用药期间应采用低盐、低糖、高蛋白饮食,必要时可加用氯化钾以及应用抗高血压药、降血糖药等。

(2)诱发或加重感染:糖皮质激素可降低机体防御能力,长期应用可诱发感染或使体内潜在感染病灶扩散,特别是在原有疾病(如白血病、肾病综合征等)已使抵抗力降低的患者更易产生,还可使原来静止的结核病灶扩散、恶化。必要时可合用抗菌药物。

(3)诱发或加重溃疡:糖皮质激素能刺激胃酸、胃蛋白酶分泌,同时抑制胃黏液分泌,降低胃黏膜的抵抗力,故可诱发或加重胃、十二指肠溃疡,甚至造成消化道出血或穿孔。

(4)心血管系统并发症:长期应用糖皮质激素,由于水钠潴留、血脂升高可引起高血压和动脉粥样硬化。

(5)骨质疏松:糖皮质激素可抑制骨蛋白质合成,增加钙、磷排泄引起骨质疏松,严重者可出现自发性骨折和股骨头坏死。

(6)其他:还能诱发糖尿病,诱发精神失常和癫痫发作,引起肌肉萎缩、伤口愈合迟缓,影响儿童生长发育,使眼压升高。对孕妇偶可引起畸胎。

2. 停药反应

(1)医源性肾上腺皮质功能不全:长期大量应用糖皮质激素,反馈性抑制腺垂体 ACTH 的分泌,使肾上腺皮质失用性萎缩,内源性激素分泌减少,当突然停药或减量过快时,可能出现恶心、呕吐、肌无力、低血糖、低血压等肾上腺皮质功能不全症状,在合并感染、手术、创伤等应激情况时甚至可出现肾上腺危象。故长期应用糖皮质激素应逐渐减量,缓慢停药;停药前后可应用 ACTH 促进肾上腺功能的恢复;停药后一年内如遇应激情况应给予糖皮质激素。

(2)反跳现象和停药症状:突然停药或减量过快时出现原有症状的复发或加重的现象,称为反跳现象。其产生原因可能与患者对激素产生了依赖性或病情尚未完全控制有关,可加大剂量再行治疗,待症状缓解后再逐渐减量、停药。有些患者在停药时可出现肌痛、肌强直、关节痛、情绪消沉、乏力及发热等症状,称为停药症状。

【药物相互作用】

与强心苷、排钾利尿药合用时易致低血钾;与非甾体抗炎药合用会增加消化性溃疡的发生率;与口服抗凝血药或降血糖药合用时会减弱抗凝或降糖作用;苯巴比妥、苯妥英钠、利福平等肝药酶诱导剂可使糖皮质激素代谢加快,合用时需增加糖皮质激素的剂量。

【用药护理】

1.禁忌证包括抗菌药物不能控制的病毒或真菌感染、活动性结核病、严重高血压、充血性心力衰竭、糖尿病、骨折或创伤修复期、新近胃肠吻合术、角膜溃疡、精神病或癫痫病史、消化性溃疡、肾上腺皮质功能亢进症、孕妇等。当禁忌证和适应证同时存在时,如适应证病情危急,可慎重应用,但危急情况过后应尽早停药或减量。

2.对严重肝功能不良者,不宜选用可的松或泼尼松,只宜选用氢化可的松或泼尼松龙等制剂;皮肤外用制剂应避免大面积给药,并尽量避免用于面部皮肤;吸入制剂用药后应用清水充分漱口,减少用药局部药物残留。

3.用药期间应给予低盐、低糖、高蛋白饮食,注意补充钾盐、钙和维生素 D 等。注意监测血压、体重、血糖、尿糖、血常规、血电解质及大便潜血试验等,观察有无不良反应发生。

4.嘱患者严格按医嘱用药,不能自行减量或停药。与抗菌药物合用时应尽可能在抗菌药物之后应用,停药时先停糖皮质激素,再停抗菌药物。

二、盐皮质激素类药

体内的盐皮质激素包括醛固酮和去氧皮质酮,主要调节机体水盐代谢,可促进肾远曲小管和集合管对钠、水的重吸收和钾的排出,即潴钠排钾作用,对糖代谢影响较小,在维持机体的电解质平衡方面有重要作用。其分泌主要受肾素-血管紧张素系统、血 K^+ 及血 Na^+ 水平的调节。

去氧皮质酮具有类似醛固酮的作用,可用于原发性肾上腺皮质功能减退症的替代治疗,补充机体盐皮质激素分泌的不足,维持正常水和电解质平衡。

第二节　甲状腺激素和抗甲状腺药

导入情景

情景描述：

　　某女,47岁,确诊甲状腺功能亢进,行放射治疗半年,出现乏力、怕冷和记忆力减退症状,呈特殊面容,眼睑浮肿,毛发稀疏而干脆,声音嘶哑,食欲不振,T_3水平明显下降。

　　1.应选用什么药物治疗？为什么？

　　2.护理时应注意哪些问题？

一、甲状腺激素

　　甲状腺激素是维持机体正常代谢和生长发育所必需的激素。甲状腺功能紊乱(功能降低或亢进)是临床常见的病症,会带来严重的后果,需应用甲状腺激素或抗甲状腺药治疗。

　　甲状腺激素是体内唯一的含碘化合物,包括三碘甲腺原氨酸(T_3)和甲状腺素(T_4),由甲状腺腺泡细胞合成和分泌。

　　【甲状腺激素的合成、贮存、分泌及调节】

　　1.碘的摄取　甲状腺腺泡细胞通过碘泵,可主动摄取血液中的碘,在腺泡内浓集。摄碘率是衡量甲状腺功能的指标之一。甲状腺功能亢进时,甲状腺摄碘能力显著增强。

　　2.合成　摄入的碘化物在腺泡内的过氧化物酶(thyroid peroxidase,TPO)作用下,被氧化成活性碘(I^o),活性碘与甲状腺球蛋白(TG)上的酪氨酸残基结合,生成一碘酪氨酸(monoiodotyrosine,MIT)和二碘酪氨酸(diiodotyrosine,DIT)。在过氧化物酶作用下,两个DIT耦联生成T_4,一个DIT和一个MIT耦联生成T_3。合成的T_4、T_3储存于腺泡腔内。

　　3.分泌　腺泡细胞将含有T_4、T_3的甲状腺球蛋白摄取入细胞内,在蛋白水解酶作用下,将T_4、T_3从甲状腺球蛋白上水解下来,释放进入血液。T_3的生物活性约为T_4的5倍,是甲状腺激素在外周组织起作用的主要方式。T_4可通过脱碘转化成T_3,约20%的T_3直接由甲状腺分泌,其余80%由外周T_4转化而来。

　　4.调节　垂体分泌的促甲状腺激素(TSH)促进甲状腺激素的合成和分泌,而TSH的分泌又受下丘脑分泌的促甲状腺激素释放激素(TRH)的调节。血中T_4和T_3的水平对TSH和TRH的释放有负反馈的调节作用。应激状态和某些疾病因素等也可通过TRH影响甲状腺功能。

　　【体内过程】

　　口服易吸收,T_3吸收度高于T_4,吸收速率也较T_4恒定。血浆蛋白结合率均在99%以上,T_3亲和力低于T_4。T_3作用快而强,维持时间短;T_4则作用慢而弱,维持时间较长。T_4、T_3主要在肝、肾细胞线粒体内膜脱碘,并与葡萄糖醛酸、硫酸结合而经肾排泄。T_4、T_3可通过胎盘,也可进入乳汁。

【药理作用】

1.维持正常生长发育 甲状腺激素能促进机体蛋白质合成以及骨骼和中枢神经系统的生长发育。婴幼儿甲状腺激素合成分泌不足可引起呆小病(cretinism),出现智力障碍,身材矮小、肢体粗短等体征。成年人甲状腺功能低下,可引起黏液性水肿,表现为表情淡漠、记忆力下降等。

2.促进代谢 甲状腺激素是维持蛋白质、糖、脂肪正常代谢的重要激素,能促进物质氧化,使耗氧量增加,基础代谢率升高,产热量增多。甲状腺功能亢进时,常有怕热多汗、疲乏、消瘦等症状。

3.提高交感肾上腺系统敏感性 甲状腺激素能维持中枢神经和交感神经的兴奋性,增强心脏对儿茶酚胺的敏感性,使心率加快,心肌收缩力增强,心排出量增加。甲状腺功能亢进时出现神经过敏、急躁、紧张忧虑、手震颤、血压升高、心排出量增加等神经和心血管系统症状。其作用机制与肾上腺素受体上调有关。

【临床应用】

主要用于甲状腺功能减退症的替代治疗。

1.呆小病 甲状腺功能减退的胎儿或新生儿,若及早用甲状腺激素治疗,智力和生长发育仍可正常。若治疗过晚,躯体虽可发育正常,但智力仍然低下。

2.黏液性水肿 一般可口服甲状腺片治疗,从小剂量开始,逐渐增加剂量,基础代谢率恢复正常后,再逐渐减量至维持量治疗。黏液性水肿伴有昏迷者,应立即大量静脉注射 T_3,待患者苏醒后改为口服。

3.单纯性甲状腺肿 其治疗取决于病因。由缺碘引起的应补碘;若是内源性甲状腺激素合成、分泌不足造成的,可用甲状腺片做补充治疗。补充甲状腺激素可抑制 TSH 分泌,减轻腺体增生。

4.T_3抑制试验 用于摄碘率高的患者的鉴别诊断。患者口服 T_3,作[131]I 摄碘试验。摄碘抑制率超过 50% 为单纯性甲状腺肿患者,抑制率低于 50% 为甲状腺功能亢进症患者。

【不良反应】

若用量适当则无任何不良反应;使用过量则引起甲状腺功能亢进的表现。对老年人和心脏病患者,甲状腺激素过量可诱发心绞痛和心肌梗死,一旦发生应立即停药,必要时用 β 受体阻断药对抗。

【药物相互作用】

甲状腺激素与血浆蛋白结合率高的药物如香豆素类、苯妥英钠、阿司匹林及口服降血糖药等合用时,由于竞争血浆蛋白,使血中游离甲状腺激素增多,可增强甲状腺激素的作用。

【用药护理】

1.用药过程中应注意观察脉搏、心律、血压等变化,以及有无震颤、兴奋、多汗等表现,防范药物过量带来的危险。

2.对老年人和心脏病患者,应加强心电图和血压监测。

二、抗甲状腺药

甲状腺功能亢进症(hyperthyroidism,简称甲亢)系指由多种病因导致甲状腺激素分泌过多引起以代谢紊乱为特征的临床综合征,应用抗甲状腺药能抑制甲状腺激素的合成和分泌,缓解甲状腺功能亢进症状。目前常用的有硫脲类、碘和碘化物、放射性碘和 β 受体阻断药 4 类。

(一)硫脲类(thioureas)

硫脲类是常用的抗甲状腺药,可分为两类:①硫氧嘧啶类(thiouracils),包括甲硫氧嘧啶(methylthiouracil)、丙硫氧嘧啶(propylthiouracil);②咪唑类(imidazoles),包括甲巯咪唑(thiamazole,他巴唑)、卡比马唑(carbimazole,甲亢平)。

【体内过程】

硫脲类药物口服吸收迅速,2h 血药浓度达峰值。血浆蛋白结合率约 75%,分布于全身各组织,以甲状腺浓集最多。能通过胎盘,易进入乳汁。主要经肝脏代谢灭活。卡比马唑在体内转化成甲巯咪唑后才生效,作用缓慢。

【药理作用】

1. 抗甲状腺作用 本类药物主要通过抑制过氧化物酶,使碘离子不能氧化成活性碘,阻碍了酪氨酸的碘化及碘化酪氨酸的耦联,从而减少了 T_4 和 T_3 的合成。而对已合成的甲状腺激素无对抗作用,须待其耗竭后才有效,故起效较慢,一般服药 1~2 周后甲状腺功能亢进症状开始减轻,1~3 月才能消除症状。

丙硫氧嘧啶在外周能抑制 T_4 脱碘生成 T_3,迅速降低血浆中生物活性较强的 T_3 的水平,在甲状腺危象、重症甲状腺功能亢进、妊娠甲状腺功能亢进时可列为首选药。

2. 免疫抑制作用 硫脲类有一定的免疫抑制作用,能轻度抑制免疫球蛋白的合成,使血液中甲状腺刺激性免疫球蛋白的水平下降。甲状腺功能亢进症是与自身免疫性因素有关的疾病,因而硫脲类有一定的病因治疗作用。

【临床应用】

1. 甲状腺功能亢进的内科治疗 适用于轻度、不适于手术和放射性碘治疗的患者,也可作为放射性碘治疗的辅助疗法。

2. 甲状腺功能亢进症手术术前准备 术前服用硫脲类药物可使甲状腺功能恢复正常,可以减少麻醉和手术后的并发症,以及术后甲状腺危象的产生。但因用药后 TSH 分泌增多,使甲状腺体增生,故需在手术前两周加服大剂量碘剂使甲状腺缩小、变硬,减少充血,便于手术。

3. 甲状腺危象的辅助治疗 甲状腺危象(thyroid crisis)是甲状腺功能亢进症患者在感染、创伤、精神刺激、手术等诱因作用下,甲状腺激素突然大量释放入血,使症状急剧恶化,导致患者可因高热、虚脱、肺水肿、心力衰竭、电解质紊乱而死亡,称之为甲状腺危象。此时除消除诱因,给予大剂量的碘剂及其他综合措施外,可用大剂量硫脲类作为辅助治疗,以减少甲状腺激素的合成。

【不良反应】

1. 一般反应 多为胃肠道反应,表现为厌食、呕吐、腹痛、腹泻等。

2.过敏反应 常见皮疹、皮肤瘙痒、荨麻疹等轻度反应。一般不需停药也可消失。少数可发生剥脱性皮炎等严重过敏反应。

3.粒细胞缺乏 为最严重的不良反应,发病率为 $0.2\%\sim1.2\%$,常发生在治疗后的 $2\sim3$ 个月内,停药及时一般可以恢复。

4.甲状腺肿大 长期应用硫脲类,血清中 T_4 和 T_3 的浓度显著降低,可促使 TSH 分泌增多,引起甲状腺血管增生和腺体充血、肿大。

【药物相互作用】

硫脲类药物可增强抗凝血药的抗凝作用;磺胺类、对氨基水杨酸、保泰松、巴比妥类、酚妥拉明、维生素 B_{12}、磺酰脲类等都有抑制甲状腺功能的作用,与硫脲类同用,可增强抗甲状腺效应。

【用药护理】

1.应嘱咐患者定期检查血象,如白细胞总数低于 $3.0\times10^9/L$ 或有发热、咽痛、肌痛、乏力等症状时应及时报告医生。

2.本类药物对胎儿和乳儿有不良影响,故孕妇慎用,哺乳期妇女禁用;结节性甲状腺肿、甲状腺癌患者禁用。

3.避免食用高碘食物,因可加重甲状腺功能亢进症状。

(二)碘及碘化物

目前常用的制剂有复方碘口服液(又称卢戈液,含碘 5%、碘化钾 10%),也可单用碘化钾或碘化钠。

【药理作用】

1.小剂量碘剂作为甲状腺激素合成的原料,促进甲状腺激素的合成。

2.大剂量碘剂产生抗甲状腺作用。大剂量的碘剂对甲状腺碘代谢的许多重要环节都有影响。其主要作用是迅速减少甲状腺激素的释放,这可能与抑制 T_4、T_3 从甲状腺球蛋白水解释放有关;细胞内高浓度的碘还可抑制酪氨酸碘化和碘化酪氨酸的耦联,减少 T_4、T_3 的合成;此外,大剂量的碘剂能抑制 TSH 的分泌,使甲状腺缩小。其最大治疗效应一般在连续给药后 $10\sim15d$ 出现。随后,大剂量碘剂抑制碘泵蛋白合成的作用开始显现,甲状腺摄碘逐渐下降,上述高浓度碘的抑制作用消失,甲状腺功能亢进症状又可复发,甚至更为严重。因此,大剂量碘剂并不能单独长时间控制甲状腺功能亢进。

【临床应用】

1.单纯性甲状腺肿 早期患者补碘可使腺体缩小而痊愈。

2.甲状腺功能亢进症手术前准备 在硫脲类药物控制症状的基础上,于术前 2 周加用大剂量碘剂,可纠正硫脲类引起的腺体增生、充血,有利于手术进行和减少出血。

3.甲状腺危象 大剂量的碘剂可迅速有效地抑制甲状腺激素的释放而控制甲状腺危象的症状。碘化物加到 10% 葡萄糖溶液中静脉滴注,或复方碘溶液口服,一般在 24h 内即可充分发挥作用。同时应服用硫脲类药物,以减少甲状腺激素的合成,并在两周内逐渐停服碘剂。

食盐加碘告别一刀切

《食盐加碘消除碘缺乏危害管理条例》已执行了17年余。5月15日是我国"防治碘缺乏病日",宣传的主题为"坚持科学补碘,预防碘缺乏病"。2011年9月29日,卫生部正式发布了新的《食用盐碘含量》标准,从2012年3月15日起,食盐的碘含量将不再"一刀切",各地可以根据当地人群实际碘营养水平,在规定范围内浮动添加。根据新标准,食盐中碘含量的平均水平为20~30mg/kg,这和老标准规定的60mg/kg最高强化量相比,至少削减一半。新标准还规定,食盐碘含量的允许波动范围为食用盐碘含量平均水平的±30%。各地可以根据当地人群实际碘营养水平,在规定范围内浮动添加。

【不良反应与用药护理】

1.过敏反应 一般表现为皮疹、药热、血管神经性水肿等,严重者因喉头水肿而窒息。

2.慢性碘中毒 长期应用可出现咽喉烧灼感、流涎、鼻炎和结膜刺激症状等。

3.碘能进入乳汁并能通过胎盘,引起新生儿甲状腺肿或功能异常,孕妇与哺乳妇女慎用。

4.碘及碘化物应饭后服用,也可用果汁、牛奶等饮料稀释,以减少刺激,用吸管服用,可避免刺激性气味以及对牙齿的侵蚀。碘剂应避光、密闭保存。

(三)放射性碘

临床使用的是^{131}I,半衰期为8d。

【药理作用】

利用甲状腺高度的摄碘能力,^{131}I可被甲状腺摄取浓集。^{131}I释放出β射线(99%)和γ射线(1%)。β射线在组织内的射程为2mm内,辐射损伤仅限于甲状腺本身,很少波及周围其他组织。γ射线射程远,在体外进行检测,可用于测定甲状腺摄碘功能。

【临床应用】

1.甲状腺功能亢进症治疗 适用于不宜手术、手术后复发,以及其他药物无效或过敏的患者。

2.甲状腺摄碘功能测定 小剂量^{131}I可用于测定甲状腺摄碘功能。甲状腺功能亢进时,摄碘率高,摄碘高峰时间前移;甲状腺功能低下时,摄碘率低,摄碘高峰时间后延。

【不良反应与用药护理】

剂量过大易致甲状腺功能低下。妊娠甲状腺功能亢进症、儿童甲状腺功能亢进症及重症甲状腺功能亢进症患者禁用。

碘与核辐射

日本大地震导致核电站事故,核电站事故释放的物质中的确有放射性碘,可以进入人体甲状腺储存并产生辐射损伤,但碘片、碘盐等并非解毒剂,对阻挡和预防放射性碘进入人体也无效,而且大量服碘还有风险。若真有核污染,戴口罩以及避免食用污染的食品和水,比服用碘更有价值和效果。万一皮肤或衣服有核污染,通过普通的淋浴和更换清洁的外衣即可消除污染。戴口罩和手套、防止皮肤外露、关紧门窗有科学依据,但前提是核物质污染了我们的环境。

(四)β 受体阻断药

β 受体阻断药是甲状腺功能亢进症、甲状腺危象及甲状腺功能亢进症术前准备的辅助治疗药物。通过其阻断 β 受体,减轻甲状腺功能亢进症患者交感系统兴奋症状。此外,β 受体阻断药还可抑制甲状腺激素分泌,减少外周组织 T_4 脱碘成为 T_3。

甲状腺功能亢进症患者用药后,可迅速减轻焦虑、震颤及心动过速等症状;甲状腺功能亢进症手术前应用大剂量本类药物可减少甲状腺充血,有利于手术进行;静脉注射给药可帮助甲状腺危象患者度过危险期。与硫脲类等抗甲状腺药物一起合理使用则疗效更佳。

第三节　降血糖药

DAO RU QING JING
导入情景

情景描述：

男性,55 岁,因多饮、多食、多尿前来就诊。检查:身高 176cm,体重 89kg,空腹血糖 8.7mmol/L,餐后血糖 12.6mmol/L。诊断:2 型糖尿病。

1. 治疗原则是什么?

2. 护理时注意哪些问题?

糖尿病(diabetes mellitus,MD)是由于遗传、环境、免疫等诸多因素引起的胰岛素分泌绝对或相对不足所致的代谢紊乱性疾病。临床上表现为多饮、多食、多尿和体重减轻,并随着病程发展可引起心、脑、肾等多种并发症,是全世界发病率和死亡率最高的 5 种疾病之一。糖尿病分为 1 型糖尿病及 2 型糖尿病。

糖尿病的治疗原则应采用综合治疗,即在体育锻炼、控制饮食的基础上应用药物治疗。常用药物有胰岛素和口服降血糖药两大类。20%～30%患者需用胰岛素治疗,大多数用口服降糖药治疗即可。

一、胰岛素

胰岛素是由胰岛 β 细胞分泌的一种多肽类激素。药用胰岛素由猪、牛的胰腺提取。目前可通过重组 DNA 技术,利用大肠埃希菌人工合成胰岛素。

【体内过程】

胰岛素口服易被消化酶破坏,故需注射给药。一般采用皮下注射,半衰期短于 10min,但作用可持续数小时。主要在肝、肾、肌肉组织中灭活。为延长胰岛素作用时间,在普通胰岛素中加入碱性蛋白质(精蛋白、珠蛋白)和微量锌,降低其溶解性,增加稳定性,制成吸收缓慢和作用时间延长的中效及长效制剂(表 8-2)。由于胰岛素必须注射给药,给患者带来许多不便,临床对给药方法进行了改进,研制出了胰岛素注射笔、口服胰岛素和胰岛素泵等。

表 8-2　胰岛素制剂分类及其特点

分类	药物	给药途径	给药时间	作用时间（h）		
				起效	高峰	维持
短（速）效	普通胰岛素	静脉	急救	立即	0.5	2
		皮下	餐前 0.5h,3～4 次/d	0.5～1	2～3	6～8
中效	低精蛋白锌胰岛素	皮下	早餐或晚餐前 1h,1～2 次/d	2～4	8～12	18～24
	珠蛋白锌胰岛素	皮下		2～4	6～10	12～18
长效	精蛋白锌胰岛素	皮下	早餐或晚餐前 1h,1 次/d	4～6	16～18	24～36

胰岛素泵

　　胰岛素泵是由微电脑控制将外源性胰岛素按时、定量、精确地泵入人体内的仪器。俗称"人工胰腺"。它模拟人体健康胰腺分泌胰岛素的生理模式,内装一个储药器,通过与之相连的输注管路,按照人体需要的剂量将胰岛素持续地推注到使用者的皮下,保持全天血糖稳定,以达到控制糖尿病的目的。但在使用中因产品质量不合格或临床操作、护理不当等原因,可能会对患者造成严重伤害,应引起相关人员的重视。

【药理作用】

　　1. 糖代谢　加速葡萄糖的氧化和酵解,促进糖原的合成和储存,并抑制糖原分解和异生从而降低血糖。

　　2. 脂肪代谢　促进脂肪合成并抑制脂肪分解,减少游离脂肪酸和酮体的生成。

　　3. 蛋白质代谢　促进蛋白质的合成,抑制其分解,进而对人体生长过程起到促进作用。

　　4. 促进 K^+ 转运　激活 Na^+-K^+ ATP 酶,促进 K^+ 内流,增加细胞内 K^+ 浓度。

【临床应用】

　　1. 治疗糖尿病　对各型糖尿病均有效。主要用于以下情况:①1 型糖尿病,需终生用药;②2 型糖尿病经饮食和口服降血糖药治疗未获得良好控制者;③糖尿病合并严重感染、高热、甲状腺功能亢进、妊娠、分娩、创伤及手术等应激情况;④糖尿病伴有严重并发症,如酮症酸中毒及非酮症高血糖高渗性昏迷。

　　2. 纠正细胞内缺钾　将葡萄糖、胰岛素、氯化钾配成极化液(GIK)静脉滴注,可促进钾内流,纠正细胞内缺钾并提供能量,防治心肌病变引起的心律失常。

糖尿病现代治疗的五大原则

　　糖尿病本身及其合并症对人们的身心健康危害越来越大,世界卫生组织将糖尿病列为三大疑难病之一,并把每年的 11 月 14 日定为"世界糖尿病日",糖尿病健康治疗和健康生活的研究也已经成为世界医学和国内公共卫生的重点课题之一。治疗糖尿病,措施要全面,防止进入误区。"五驾马车"是治疗糖尿病的五大基本原则,包括糖尿病教育(学习糖尿病的知识,了解糖尿病的危害,掌握治疗糖尿病的方法)、病情监测(主要是自我血糖监测)、饮食治疗、运动治疗和药物治疗。

【不良反应】

1.低血糖症 最常见,多因胰岛素过量、未按时按量进食或剧烈运动所致。轻者出现疲乏、头晕、饥饿感、出汗、心动过速、焦虑、震颤等症状,严重者引起昏迷、惊厥、休克甚至死亡。

2.过敏反应 多为使用牛胰岛素所致,主要症状为皮疹、荨麻疹和血管神经性水肿,偶见过敏性休克。可用 H_1 受体阻断药和糖皮质激素治疗,必要时更换高纯度胰岛素制剂。

3.胰岛素抵抗 又称胰岛素耐受性。分两型:

(1)急性型:在合并感染、创伤、手术、情绪激动等应激状态时,血中抗胰岛素物质增多而导致胰岛素耐受。出现胰岛素耐受性时,需短时间内增加胰岛素剂量,每日达数百至数千单位,消除诱因后胰岛素耐受性可自行消失,恢复常规治疗量。

(2)慢性型:指无并发症但每日需要胰岛素 200U 以上。可能与体内产生了抗胰岛素受体的抗体、靶细胞膜上胰岛素受体数目减少或靶细胞膜上葡萄糖转运系统失常等因素有关。可换用其他动物来源的胰岛素、高纯度胰岛素或人胰岛素制剂,并适当调整剂量或加用口服降糖药。

4.局部反应 注射部位可出现红肿、硬结和皮下脂肪萎缩等。高纯度制剂则较少见。

【药物相互作用】

糖皮质激素类药、氢氯噻嗪、苯妥英钠等可降低胰岛素疗效;胰岛素与普萘洛尔合用时易致低血糖,且低血糖反应可被普萘洛尔掩盖。

【用药护理】

1.用药前应告知患者低血糖诱因、先兆症状和防治方法,用药期间定期测血糖、尿糖及尿酮体,以便及早发现。轻度低血糖应饮用糖水或进食,重症者应立即静脉注射50%葡萄糖注射液 20~40ml。最好让患者随身携带用药卡片,以便突然发生昏迷时抢救者能迅速正确诊断和处理。为防止低血糖的严重后果,患者及家属应熟知低血糖反应的表现以及低血糖发生时的应急处理措施,并随身携带糖类食品,以备随时进食。

2.教会患者检查尿糖的方法,并根据尿糖来控制与调整饮食及胰岛素用量。要注意胰岛素制剂类型、有效期,如药液有变色、凝固或出现絮状物者均不能应用,注射剂量必须准确(宜用1ml注射器)。注射时应抽回血,绝不可误注入血管内,以防发生低血糖反应。

3.胰岛素制剂应置于避光、冷藏保存,但不能冷冻。避免从冰箱内取出后立即注射,冷的胰岛素可降低吸收率,应于注射前半小时从冰箱取出待用。

4.注射部位为上臂、大腿、臂部等,应注意有计划地轮流更换注射部位,以减少损伤。用过的部位,应在 8 周后再用。

二、口服降血糖药

本类药物具有口服有效、使用方便的特点。常用药物有磺酰脲类、双胍类、α-葡萄糖苷酶抑制药、胰岛素增敏药和餐时血糖调节药。

(一)磺酰脲类

本类药物具有磺酰脲结构。第一代药物有甲苯磺丁脲(tolbutamide,甲糖宁)和氯磺丙脲(chlorpropamide)等;第二代药物有格列本脲(glibenclamide,优降糖)、格列吡嗪

(glipizide,美吡达)等;第三代药物有格列齐特(gliclazide,达美康)等。

【体内过程】

磺酰脲类药物口服吸收迅速而完全,与血浆蛋白结合率均在 90% 以上。多数药物在肝内氧化成羟基化合物,迅速从尿排出。常用药物的药动学特点见表 8-3。

表 8-3 常用磺酰脲类药物特点比较

药物	半衰期 (h)	血药达峰时间 (h)	作用持续时间 (h)	每日服药次数 (次/d)
甲苯磺丁脲	5	2~4	6~12	2~3
氯磺丙脲	32	10	30~60	1
格列本脲	10~16	2~6	16~24	1~2
格列吡嗪	2~4	1~6	6~10	1~2
格列齐特	12	2~6	10~12	1~2
格列喹酮	1~2	2~3	8	1~2

【药理作用与临床应用】

1.降血糖作用 对正常人和胰岛功能未完全丧失的糖尿病患者均有降血糖作用。作用机制可能是:①刺激胰岛 β 细胞释放胰岛素;②降低血浆胰高血糖素的水平;③通过降低胰岛素代谢,提高靶细胞对胰岛素的敏感性,增强靶细胞膜上胰岛素受体的数目和亲和力等来增强胰岛素的作用。临床主要用于单用饮食控制无效且胰岛功能尚存的 2 型糖尿病。

2.抗利尿作用 氯磺丙脲能促进抗利尿激素的分泌,可用于尿崩症。

3.影响凝血功能 格列齐特能使血小板黏附力降低,还可刺激纤溶酶原的合成,恢复纤溶系统活性,改善微循环。对预防或减轻糖尿病患者的微血管并发症有一定作用。

【不良反应】

1.胃肠反应 常见胃肠不适、恶心、呕吐、腹泻等,多与剂量有关。

2.光过敏反应 如皮肤瘙痒、皮疹等。

3.低血糖症 较严重,多见于老年人和肝、肾功能不全者。

4.其他 少数患者大剂量应用氯磺丙脲可出现粒细胞减少、血小板减少、溶血性贫血等,还可引起精神错乱、嗜睡、眩晕、共济失调等中枢神经系统症状。

【药物相互作用】

与增加血糖水平的药物(肾上腺素、甲状腺素)合用时,应增加本类药物的剂量。磺酰脲类药物不宜与磺胺类、青霉素、保泰松、吲哚美辛、双香豆素等竞争血浆蛋白结合部位的药物合用,以免引起低血糖反应。也不可与噻嗪类利尿药或糖皮质激素类合用,因这两类药可减弱磺酰脲类药物的降血糖作用。

【用药护理】

1.餐前 30min 服药效果较好,如有胃肠道反应,餐时服药可减少反应。长期应用需定期检查肝功能。老年糖尿病患者及肝、肾功能不全者禁用。

2.用药过程中应告知患者避免日晒和人工紫外线照射。长期应用需定期检查血象、血糖、尿糖、尿酮体、尿蛋白和肝肾功能,并进行眼科检查。

3.劝告患者在服药期间戒酒,因饮酒可加强降血糖作用并可引起腹部绞痛、恶心、呕吐、头痛、面目潮红和低血糖。

(二)双胍类

本类药物有二甲双胍(metformine,甲福明)、苯乙双胍(phenformin,苯乙福明)等。

二甲双胍半衰期约 2h,主要以原形经肾排出。苯乙双胍半衰期约 3h,大部分在肝代谢,约 1/3 以原形经肾排出。

【药理作用与临床应用】

该类药物能明显降低糖尿病患者的血糖,但对正常人血糖无影响。作用机制可能是:①抑制肠道对葡萄糖的吸收;②抑制糖原异生;③促进组织细胞摄取和利用葡萄糖;④抑制胰高血糖素释放。主要用于饮食控制无效的轻、中度 2 型糖尿病,尤其适用于肥胖型患者。

【不良反应与用药护理】

有恶心、呕吐、食欲不振、腹泻、口中金属味等胃肠反应;偶见皮肤红斑、荨麻疹等过敏反应;可减少胃肠道吸收维生素 B_{12},导致巨幼红细胞性贫血。应定期检测维生素 B_{12} 的水平,必要时补充维生素 B_{12}。苯乙双胍因易引起乳酸血症,已在多个国家禁用。

(三)α-葡萄糖苷酶抑制药

α-葡萄糖苷酶抑制药临床应用的有阿卡波糖(acarbose)、伏格列波糖(voglibose)等。

本类药物可在小肠黏膜部位竞争性抑制 α-葡萄糖苷酶的活性,使淀粉和蔗糖转化为单糖的过程减慢,从而延缓葡萄糖的吸收,降低餐后血糖。服用时应在餐前即刻吞服,或与第一口主食一起咀嚼服用。临床主要用于 2 型糖尿病,尤其适用于空腹血糖正常而餐后血糖明显升高者。常与其他降糖药合用以增强疗效。不刺激胰岛素的分泌,故不导致低血糖。主要不良反应为恶心、腹胀、肠鸣音等,少数患者有腹痛、便秘或腹泻。溃疡病患者慎用,妊娠期、哺乳期妇女以及有明显消化、吸收障碍患者禁用。

(四)胰岛素增敏药

胰岛素增敏药包括罗格列酮(rosiglitazone)、吡格列酮(pioglitazone)、环格列酮(ciglitazone)、恩格列酮(englitazone)等。

本类药物属噻唑烷酮类化合物,通过增加肌肉、脂肪组织对胰岛素的敏感性而降低血糖。还能纠正脂质代谢紊乱,增加高密度脂蛋白水平等。临床主要用于有胰岛素抵抗的糖尿病和使用其他降血糖药无效的 2 型糖尿病患者,尤其适用于胰岛素耐受者。可单用,也可与磺酰脲类或胰岛素合用。不良反应有嗜睡、水肿、头痛、肌肉和骨骼痛。安全范围大,低血糖发生率低。

(五)其他类

瑞格列奈(repaglinide,诺和龙)是促胰岛素分泌剂,作用机制可能是阻滞胰岛 β 细胞膜上 ATP 敏感 K^+ 通道,抑制 K^+ 外流,使 β 细胞去极化,打开 Ca^{2+} 通道,Ca^{2+} 内流,促进胰岛素分泌。也称作餐时血糖调节药。本药口服吸收迅速,起效快而持续时间短,有效控制餐后血糖,适用于2型糖尿病患者,可餐时服用。作用比格列本脲强3~5倍。常见的不良反应为低血糖、嗜睡、水肿、头痛和胃肠道刺激症状等。

第四节 性激素类药与抗生育药

DAO RU QING JING
导入情景

情景描述:

刘女士,30岁,主诉无力,厌食,3个月未来月经。检查:尿妊娠试验阳性,医生诊断为早孕反应,宜行药物人工流产。处方如下,试分析处方是否合理,为什么?

Rp ①米非司酮片 25mg×6

用法:1片/次,每12小时服1片(服药前后半小时禁食)

②米索前列醇片 200μg × 3

一、雌激素类药和抗雌激素类药

(一)雌激素类药

雌激素类药包括3种类型:①卵巢分泌的雌激素主要是雌二醇(estradiol);②以雌二醇为母体人工合成的高效衍生物,如炔雌醇(ethinyl estradiol)、炔雌醚(quinestrol)及戊酸雌二醇(estradiol valerate)等;③人工合成的具有雌激素样作用的非类固醇药物,如己烯雌酚(diethylstilbestrol)。

【生理与药理作用】

1.促进女性性成熟并维持女性第二性征 雌激素能促使未成年女性出现第二性征和性器官发育成熟,如子宫发育、乳腺腺管增生及脂肪分布变化等。使成年女性可保持女性第二性征。

2.参与形成月经周期 使子宫内膜增殖变厚,并在黄体酮的协同作用下,使子宫内膜转变为分泌期状态,共同形成月经周期,同时使阴道上皮增生,浅表层细胞发生角化,并提高子宫平滑肌对缩宫素的敏感性。

3.调节排卵 小剂量雌激素尤其在孕激素作用下,促进下丘脑分泌促性腺激素释放激素,促使排卵。较大剂量时,可作用于下丘脑-垂体系统,反馈性抑制下丘脑分泌促性腺激素释放激素的分泌,发挥抗排卵作用;还能在乳腺水平干扰催乳素的作用,抑制乳汁分泌;此外,还具有对抗雄激素的作用。

4.影响物质代谢 能增加骨骼的钙盐沉积,加速骨骺闭合;可降低低密度脂蛋白、升高高密度脂蛋白;有轻度水钠潴留作用。

【临床应用】

1.绝经期综合征 绝经期综合征是更年期妇女因卵巢功能降低、雌激素分泌不足,而垂体促性腺激素分泌增多,造成内分泌平衡失调而产生的一系列症状。雌激素可抑制脑垂体促性腺激素的分泌从而减轻各种症状。绝经后和老年性骨质疏松症可用雌激素与雄激素联合治疗。亦用于老年性阴道炎及女阴干枯症等,局部用药也能奏效。

2.卵巢功能不全和闭经　原发性或继发性卵巢功能低下患者以雌激素替代治疗,可促进子宫、外生殖器及第二性征的发育。与孕激素类合用,可产生人工月经周期。

3.功能性子宫出血　可用雌激素促进子宫内膜增生,修复创面而止血,也可适当配伍孕激素,以调整月经周期。

4.其他　还可用于乳房胀痛及退乳、晚期乳腺癌及前列腺癌、痤疮、避孕等。

【不良反应与用药护理】

常见畏食、恶心、呕吐,早晨较多见。如从小剂量开始,逐渐增加剂量可减轻反应;反应发生后减少剂量也可缓解。长期大量应用可引起子宫内膜过度增生及子宫出血,故有子宫出血倾向者及子宫内膜炎患者慎用。偶可引起胆汁淤积性黄疸,故肝功能不良者慎用。

(二)抗雌激素类药

本类药物能竞争性拮抗雌激素受体,从而抑制或减弱雌激素的作用。目前临床常用的药物有氯米芬(clomiphene,克罗米芬)、他莫昔芬(tamoxifen)和雷洛昔芬(raloxifen)。

氯米芬具有较弱的雌激素活性和较强的抗雌激素作用。能阻断下丘脑的雌激素受体,消除雌二醇的负反馈抑制,促进腺垂体分泌促性腺激素,诱发排卵。临床用于功能性不孕症、功能性子宫出血、月经不调和长期应用避孕药后发生的闭经,也可用于乳房纤维囊性疾病和晚期乳腺癌等。长期大剂量服用可引起卵巢肥大,故卵巢囊肿者禁用。

二、孕激素类药和抗孕激素类药

(一)孕激素类药

天然孕激素主要由卵巢黄体分泌,以黄体酮(progesterone,孕酮)为主。临床应用多为人工合成品,如醋酸甲羟孕酮(medroxyprogesterone acetate,安宫黄体酮)、炔诺酮(norethisterone)、炔诺孕酮(norgestrel)等。

【生理及药理作用】

1.对生殖系统的作用　月经后期,在雌激素作用的基础上,促进子宫内膜继续增厚、充血、腺体增生并分支,由增殖期转为分泌期,有利于受精卵的着床和胚胎发育;降低子宫对缩宫素的敏感性,抑制子宫的收缩,起到保胎作用;大剂量抑制腺垂体黄体生成素的分泌,从而抑制卵巢的排卵;可促进乳腺腺泡发育,为哺乳做准备。

2.对代谢的影响　竞争性地对抗醛固酮,产生利尿作用。

3.升温作用　有轻度升高体温作用,使月经周期的黄体相基础体温升高。

【临床应用】

临床主要用于治疗功能性子宫出血、子宫内膜异位症、痛经、先兆流产与习惯性流产、子宫内膜腺癌、前列腺肥大和前列腺癌。

【不良反应及用药护理】

较少,偶见头晕、恶心及乳房胀痛等。炔诺酮、炔诺孕酮具有雄激素样作用,使女性胎儿男性化,保胎禁用。大剂量时还可致肝功能障碍。

(二)抗孕激素类药

米非司酮(mifepristone)可与黄体酮竞争孕激素受体,为孕激素受体阻断药。具有抗早孕作用,可用于终止早期妊娠;可对抗黄体酮对子宫内膜的作用,达到抗孕卵着床,可用于房事后紧急避孕。少数用药者可发生严重出血,应当在医生指导下用药。

三、雄激素类药和同化激素类药

(一)雄激素类药

天然雄激素(androgens)主要是睾丸间质细胞分泌的睾酮(testosterone,睾丸素),临床常用的是人工合成的甲睾酮(methyltestosterone,甲基睾丸素)、丙酸睾酮(testosterone propionate,丙酸睾丸素)等。

【生理及药理作用】

1.对生殖系统的作用 促进男性性器官的发育,维持男性第二性征,促进精子的生成及成熟。大剂量反馈抑制腺垂体分泌促性腺激素,对女性可减少雌激素分泌,尚有抗雌激素作用。

2.同化作用 能明显地促进蛋白质合成(同化作用),减少氨基酸分解(异化作用),促进肌肉增长、体重增加,同时出现水、钠、钙、磷潴留现象。

3.对骨髓造血功能的影响 在骨髓造血功能低下时,大剂量雄激素可促进肾脏分泌促红细胞生成素,也可直接刺激骨髓造血功能,使红细胞生成增加。

【临床应用】

主要用于睾丸功能不全、功能性子宫出血、晚期乳腺癌、再生障碍性贫血及其他贫血。

【不良反应及用药护理】

长期应用于女性患者可能引起痤疮、多毛、声音变粗、闭经、乳腺退化、性欲改变等男性化现象。尚可引起胆汁淤积性黄疸。孕妇及前列腺癌患者禁用。

(二)同化激素类药

同化激素(anabolic steroids)是指以同化作用为主,而男性化作用较弱的人工合成的睾酮衍生物,如苯丙酸诺龙(nandrolone phenylpropionate)、司坦唑醇(stanozolol,康力龙)等。

本类药物主要用于蛋白质同化或吸收不足,以及蛋白质分解亢进或损失过多等情况,如严重烧伤、手术后慢性消耗性疾病、肿瘤恶病质患者和老年骨质疏松等。服用时应同时增加食物中的蛋白质成分。肾炎、心力衰竭和肝功能不全者慎用,孕妇及前列腺癌患者禁用。

四、避孕药

生殖过程是一个复杂的生理过程,包括精子和卵子的形成与成熟,以及排卵、受精、着床和胚胎发育等多个环节,阻断其中任何一个环节都可以达到避孕和终止妊娠的目的。这些环节大多发生在女性体内,这使得女性避孕药发展较快。

(一)主要抑制排卵的避孕药

【药理作用】

本类药物多由不同类型的雌激素类药和孕激素类药配伍组成复方制剂。其机制为：①雌激素通过负反馈机制抑制下丘脑促性腺激素释放激素的释放,从而减少促卵泡素的分泌,使卵泡的生长成熟过程受阻,同时孕激素又抑制黄体生成素(LH)的释放,两者协同作用而抑制排卵;②抑制子宫内膜的正常增殖,使内膜萎缩,阻碍受精卵的着床;③影响子宫和输卵管的正常活动,使受精卵不能适时地到达子宫;④宫颈黏液变得更黏稠,使精子不易进入宫腔。

【分类与临床应用】

1. 短效口服避孕药 如复方炔诺酮片、复方甲地孕酮片及复方炔诺孕酮片等。从月经周期第 5 天开始,每晚服药 1 片,连服 22d,不能间断。一般于停药后 2~4d 就可发生撤退性出血,形成人工月经周期。下次服药仍从月经来潮第 5 天开始。如停药 7d 仍未来月经,则应立即开始服下一周期的药物。偶尔漏服时,应于 24h 内补服 1 片。

2. 长效口服避孕药 如复方氯地孕酮片等。服法是从月经来潮当天算起,第 5 天服一片,最初两次间隔 20d,以后每月服 1 次,每次 1 片。

3. 长效注射避孕药 首次于月经周期的第 5 天深部肌内注射 2 支,以后每隔 28d 或于每次月经周期的第 11~12 天注射 1 次,每次 1 支。注射后一般于 14d 左右月经来潮。如发生闭经,仍应按期给药,不能间断。

4. 埋植剂 以已内酯小管(约 $\varnothing 2mm \times 30mm$)装入炔诺孕酮 70mg,形成棒状物,植入臂内侧或左肩胛部皮下。

常用制剂组成成分见表 8-4。

表 8-4　几种常用甾体避孕制剂的组成成分及含量

制剂名称	组成成分及含量	
	孕激素(mg)	雌激素(mg)
短效口服避孕药		
复方炔诺酮片(口服避孕药片Ⅰ号)	炔诺酮 0.6	炔雌醇 0.035
复方甲地孕酮片(口服避孕药片Ⅱ号)	甲地孕酮 1.0	炔雌醇 0.03
复方炔诺孕酮片	炔诺孕酮 0.3	炔雌醇 0.03
长效口服避孕药		
复方炔诺孕酮乙片(长效避孕片)	炔诺孕酮 12.0	炔雌醚 3.0
复方氯地孕酮片	氯地孕酮 12.0	炔雌醚 3.0
复方次甲氯孕酮片	16-次甲氯地孕酮 12.0	炔雌醚 3.0
长效注射避孕药		
复方己酸孕酮注射液(避孕针 1 号)	己酸孕酮 250.0	戊酸雌二醇 5.0
复方甲地孕酮注射液	甲地孕酮 25.0	雌二醇 3.5

续表

制剂名称	组成成分及含量	
	孕激素（mg）	雌激素（mg）
探亲避孕药		
甲地孕酮片（探亲避孕 1 号片）	甲地孕酮 2.0	
炔诺酮片（探亲避孕片）	炔诺酮 5.0	
双炔失碳酯片（53 号避孕片）	双炔失碳酯 7.5	

【不良反应】

1.类早孕反应 少数妇女在用药初期可出现轻微的类早孕反应,如恶心、呕吐及择食等。一般坚持用药 2～3 个月后症状可减轻或消失。

2.子宫不规则出血 较常见于用药后最初几个周期中,可加服炔雌醇。

3.闭经 1‰～2‰服药妇女可发生闭经,有不正常月经史者较易发生。如连续两个月闭经,应停药。

4.其他 可能出现凝血功能亢进、痤疮、皮肤色素沉着,个别人可能出现血压升高。

【用药护理】

宫颈癌及乳房肿块患者禁用。充血性心力衰竭或有其他水肿倾向者慎用。急慢性肝病及糖尿病需用胰岛素治疗者不宜用。

(二)抗着床避孕药

如甲地孕酮片等。本类药物应用不受月经限制,适用于夫妻两地短期探亲时避孕,也称探亲避孕药。

(三)男性避孕药

棉酚(gossypol)是棉花根、茎和种子中所含的一种黄色酚类物质,可破坏睾丸细精管的生精上皮,使精子数量减少,直至无精子生成,并直接抑制精子活动。不良反应重,应用受限。

(四)外用避孕药

孟苯醇醚(menfegol)、烷苯醇醚(alfenoxynol)等是一类具有较强杀精作用的外用膜剂药物。将其放入阴道深部后便可迅速溶解并形成黏液,起到杀灭精子、阻碍精子运动及减弱精子穿透卵子和宫颈能力的避孕作用。其使用简便,不影响人体内分泌功能,不良反应少。

(姚苏宁)

练习与思考

(一)选择题

A1 型题

1.水钠潴留作用最弱的糖皮质激素是 （　　）

A.氢化可的松　　　　　　B.地塞米松　　　　　　C.泼尼松

D. 甲泼尼松龙　　　　　　　E. 泼尼松龙

2. 抗炎效能最大的糖皮质激素类药物是　　　　　　　　　　（　　）

A. 可的松　　　　　　　B. 氢化可的松　　　　　　C. 泼尼松龙

D. 曲安西龙　　　　　　E. 地塞米松

3. 经肝脏转化后才有效的糖皮质激素是　　　　　　　　　　（　　）

A. 泼尼松　　　　　　　B. 氢化可的松　　　　　　C. 地塞米松

D. 甲泼尼松龙　　　　　E. 曲安西龙

4. 糖皮质激素对血液成分的影响描述正确的是　　　　　　　（　　）

A. 减少血中中性白细胞数　　　　　B. 减少红细胞数

C. 减少血红蛋白量　　　　　　　　D. 减少血中淋巴细胞数

E. 减少血小板数

5. 下列哪种情况禁用糖皮质激素　　　　　　　　　　　　　（　　）

A. 视神经炎　　　　　　B. 角膜炎　　　　　　　　C. 视网膜炎

D. 角膜溃疡　　　　　　E. 虹膜炎

6. 糖皮质激素用于严重感染的目的是　　　　　　　　　　　（　　）

A. 利用其强大的抗炎作用，缓解症状，使患者度过危险期

B. 有抗菌和抗毒素作用

C. 具有抗毒素作用，提高机体对外毒素的耐受力

D. 由于加强心肌收缩力，帮助患者度过危险期

E. 消除炎症和过敏反应

7. 糖皮质激素的适应证是　　　　　　　　　　　　　　　　（　　）

A. 肾病综合征　　　　　B. 癫痫　　　　　　　　　C. 角膜溃疡

D. 骨折　　　　　　　　E. 糖尿病

8. 糖皮质激素一般剂量长期疗法适用于　　　　　　　　　　（　　）

A. 感染中毒性休克　　　B. 风湿性关节炎　　　　　C. 败血症

D. 结核性脑膜炎　　　　E. 肾上腺皮质功能不全症

9. 下列哪种患者禁用糖皮质激素　　　　　　　　　　　　　（　　）

A. 严重哮喘兼有轻度高血压　　　　B. 过敏性皮炎兼有局部感染

C. 水痘发高烧　　　　　　　　　　D. 轻度糖尿病兼有眼部炎症

E. 结核性胸膜炎兼有慢性支气管炎

10. 长期应用糖皮质激素突然停药产生反跳现象，其原因是　　（　　）

A. 糖皮质激素释放增加　　　　　　B. ACTH 突然分泌增高

C. 肾上腺皮质功能亢进　　　　　　D. 患者对激素产生依赖性或病情未充分控制

E. 垂体功能亢进

11. 糖皮质激素诱发和加重感染的主要原因是　　　　　　　　（　　）

A. 抑制体内抗体的生成

B. 激素用量不足

C. 激素能直接促进病原微生物繁殖

D.抑制炎症反应和免疫反应,降低机体的防御能力

E.抑制促肾上腺皮质激素的释放

12.长疗程应用糖皮质激素采用隔日清晨给药可避免　　　　　　　　　　　（　　）

A.诱发溃疡　　　　　　　　　　　B.肾上腺皮质功能亢进

C.反馈性抑制下丘脑-垂体-肾上腺轴　　D.诱发感染

E.诱发精神病

13.不宜选用糖皮质激素治疗的疾病是　　　　　　　　　　　　　　　（　　）

A.过敏性疾病　　　　　　　B.流行性脑膜炎　　　　　　C.结缔组织病

D.病毒性感染　　　　　　　E.败血症

14.长期应用糖皮质激素可引起　　　　　　　　　　　　　　　　　　（　　）

A.高血钙　　　　　　　　　B.低血钾　　　　　　　　　C.低血糖

D.磷的排泄减少　　　　　　E.高血钾

15.治疗肾病综合征主要是根据糖皮质激素　　　　　　　　　　　　　（　　）

A.抗炎作用　　　　　　　　B.抗毒作用　　　　　　　　C.抗过敏作用

D.抗休克作用　　　　　　　E.免疫抑制作用

16.治疗黏液性水肿的主要药物是　　　　　　　　　　　　　　　　　（　　）

A.大剂量碘剂　　　　　　　B.甲硫氧嘧啶　　　　　　　C.甲状腺素

D.小剂量碘剂　　　　　　　E.卡比马唑

17.丙硫氧嘧啶的作用机制是　　　　　　　　　　　　　　　　　　　（　　）

A.抑制甲状腺的分泌　　　　　　　B.抑制甲状腺摄碘

C.抑制过氧化物酶,使 T_3、T_4 合成受抑　　D.抑制甲状腺球蛋白水解酶

E.抑制甲状腺激素的释放

18.硫脲类的严重不良反应是　　　　　　　　　　　　　　　　　　　（　　）

A.粒细胞缺乏　　　　　　　B.药疹　　　　　　　　　　C.甲状腺肿大

D.恶心、呕吐　　　　　　　E.甲状腺素缺乏

19.能抑制外周组织的 T_4 转化为 T_3 者是　　　　　　　　　　　　（　　）

A.碘制剂　　　　　　　　　B.甲硫咪唑　　　　　　　　C.甲硫氧嘧啶

D.卡比马唑　　　　　　　　E.丙硫氧嘧啶

20.甲状腺功能亢进的内科治疗宜选用　　　　　　　　　　　　　　　（　　）

A.甲状腺素　　　　　　　　B.小剂量碘剂　　　　　　　C.大剂量碘剂

D.丙硫氧嘧啶　　　　　　　E.普萘洛尔

21.大剂量碘产生抗甲状腺作用的主要原因是　　　　　　　　　　　　（　　）

A.抑制免疫球蛋白的生成　　　　　　B.抑制碘泵

C.抑制甲状腺激素的合成　　　　　　D.抑制甲状腺素的释放

E.使腺泡上皮破坏、萎缩

22.甲状腺危象的治疗主要采用　　　　　　　　　　　　　　　　　　（　　）

A.大剂量碘剂　　　　　　　B.小剂量碘剂　　　　　　　C.大剂量碘剂加硫脲类药物

D.普萘洛尔　　　　　　　　E.甲状腺素

23.下面哪项不符合大剂量碘制剂的作用及特点　　　　　　　　　　　　　　（　　）

A.使 T_4 转化为 T_3,加重甲状腺功能亢进　　　B.抑制甲状腺激素的合成

C.阻滞甲状腺激素的释放　　　　　　　　　D.使腺体缩小变韧、组织退化,血管减少

E.大剂量碘的抗甲状腺作用快而强

24.甲状腺功能亢进症术前使用硫脲类药物后手术前两周再加服大剂量碘剂,原因是

（　　）

A.大剂量碘剂可使代偿性增生的甲状腺腺体增大变韧

B.大剂量碘剂可降低基础代谢率,便于手术

C.大剂量碘剂可使代偿性增生的甲状腺腺体缩小变韧

D.大剂量碘剂可防止术后发生甲状腺肿大

E.硫脲类作用不强,合用后者可增加其抗甲状腺作用

25.下列关于胰岛素叙述不正确的是　　　　　　　　　　　　　　　　　（　　）

A.口服有效　　　　　　　　　　　B.酸性蛋白质

C.主要在肝、肾灭活　　　　　　　　D.胰岛素为短效的

E.胰岛素皮下注射吸收快

26.胰岛素的药理作用不包括　　　　　　　　　　　　　　　　　　　　（　　）

A.降低血糖　　　　　　B.促进蛋白质合成　　　　C.抑制脂肪分解

D.促进糖原异生　　　　E.促进 K^+ 进入细胞

27.可造成乳酸血症的降血糖药是　　　　　　　　　　　　　　　　　　（　　）

A.胰岛素　　　　　　　B.氯磺丙脲　　　　　　C.罗格列酮

D.格列本脲　　　　　　E.苯乙双胍

28.糖尿病酮症酸中毒患者宜选用　　　　　　　　　　　　　　　　　　（　　）

A.胰岛素　　　　　　　B.氯磺丙脲　　　　　　C.二甲双胍

D.格列本脲　　　　　　E.苯乙双胍

29.下述哪一种糖尿病不需首选胰岛素治疗　　　　　　　　　　　　　　（　　）

A.合并严重感染的中度糖尿病　　　　B.酮症酸中毒

C.轻、中度糖尿病　　　　　　　　　D.妊娠期糖尿病

E.胰岛素依赖型糖尿病

30.接受治疗的 1 型糖尿病患者突然出现出汗、心跳加快、焦虑等症状,可能是由于

（　　）

A.血压升高　　　　　　B.低血糖反应　　　　　C.胰岛素急性耐受

D.胰岛素慢性耐受　　　E.过敏反应

31.磺酰脲类降血糖药物的主要作用机制是　　　　　　　　　　　　　　（　　）

A.促进葡萄糖降解　　　　　　　　B.促进糖原异生

C.妨碍葡萄糖的肠道吸收　　　　　　D.刺激胰岛 β 细胞释放胰岛素

E.拮抗胰高血糖素的作用

32.磺酰脲类药物引起的较严重的不良反应是　　　　　　　　　　　　　（　　）

A.胃肠道反应　　　　　　B.过敏反应　　　　　　C.肝损害

D.持久性的低血糖反应　　　　E.粒细胞缺乏

33.有降血糖及抗利尿作用的药物是 （　　）

A.苯乙双胍　　　　　　B.格列齐特　　　　　　C.格列本脲

D.胰岛素　　　　　　　E.甲苯磺丁脲

34.双胍类药物治疗糖尿病的主要机制是 （　　）

A.增强胰岛素的作用

B.促进糖酵解并抑制糖原异生

C.增加靶细胞膜上胰岛素受体的数目

D.阻滞 ATP 敏感的钾通道

E.刺激内源性胰岛素的分泌

35.单用饮食无法控制的肥胖糖尿病患者,可选用 （　　）

A.胰岛素　　　　　　　B.二甲双胍　　　　　　C.格列喹酮

D.格列齐特　　　　　　E.氯磺丙脲

36.雌激素的临床用途有 （　　）

A.痛经　　　　　　　　B.功能性子宫出血　　　C.习惯性流产

D.先兆流产　　　　　　E.绝经期前的乳腺癌

37.关于雌激素作用,下列叙述哪项不正确 （　　）

A.促使女性性器官发育成熟

B.促使子宫内膜由增殖期转为分泌期

C.较大剂量抑制促性腺激素释放激素的分泌

D.抑制乳汁分泌

E.提高子宫平滑肌对缩宫素的敏感性

38.雌激素不会引起哪种不良反应 （　　）

A.恶心、呕吐　　　　　B.水钠潴留　　　　　　C.乳房胀痛

D.子宫出血　　　　　　E.胆汁淤积性黄疸

39.黄体酮可用于 （　　）

A.先兆流产　　　　　　B.卵巢功能不全　　　　C.绝经期综合征

D.探亲避孕　　　　　　E.老年性骨质疏松

40.再生障碍性贫血可选用 （　　）

A.甲地孕酮　　　　　　B.泼尼松　　　　　　　C.甲睾酮

D.苯丙酸诺龙　　　　　E.炔雌醇

41.属于同化激素类的药物是 （　　）

A.黄体酮　　　　　　　B.甲睾酮　　　　　　　C.醛固酮

D.炔诺酮　　　　　　　E.苯丙酸诺龙

42.短效口服避孕药的主要作用机制是 （　　）

A.抑制卵巢黄体分泌激素

B.抑制子宫内膜的正常增殖,不利于受精卵着床

C.通过负反馈机制抑制排卵

D. 抑制子宫和输卵管活动,改变受精卵运行速度

E. 使子宫颈黏液变稠,精子不易进入子宫腔

43. 退乳宜选用 （　　）

A. 甲睾酮 　　　　　　B. 黄体酮 　　　　　　C. 己烯雌酚

D. 炔诺酮 　　　　　　E. 苯丙酸诺龙

44. 主要抑制排卵的短效口服避孕药是 （　　）

A. 苯丙酸诺龙 　　　　B. 丙酸睾酮 　　　　　C. 复方炔诺酮

D. 黄体酮 　　　　　　E. 炔雌醇

45. 抗着床避孕药的主要作用机制是 （　　）

A. 抑制卵巢黄体分泌激素

B. 抑制子宫内膜的正常增殖,不利于受精卵着床

C. 通过负反馈机制抑制排卵

D. 抑制子宫和输卵管活动,改变受精卵运行速度

E. 使子宫颈黏液变稠,精子不易进入子宫腔

A2 型题

46. 男,咽炎,注射青霉素后 1min,呼吸急促,面部紫癜,心率 130 次/min,血压 8/5.33kPa(60/40mmHg)。抢救药物应选用 （　　）

A. 地塞米松+去甲肾上腺素 　　　B. 地塞米松+多巴胺

C. 曲安西龙+异丙肾上腺素 　　　D. 地塞米松+肾上腺素

E. 地塞米松+山莨菪碱

47. 女性,45 岁。有轻度甲状腺功能亢进病史 2 年,并患有支气管哮喘,合用下列药物半年,出现皮肤变薄、多毛、糖尿。应系哪一种药物的不良反应? （　　）

A. 卡比马唑 　　　　　B. 曲安西龙 　　　　　C. 沙丁胺醇(哮喘严重时使用)

D. 甲硫氧嘧啶(与卡比马唑交替使用) 　　　　E. 氨茶碱

48. 女,47 岁,患有 Graves 病。行放射治疗半年,出现乏力、怕冷、记忆力减退等症状,呈特殊面容,眼睑浮肿,毛发稀疏而干脆,声音嘶哑,食欲不振,T_3 水平明显下降。应选用的药物是 （　　）

A. 卡比马唑 　　　　　B. 泼尼松龙 　　　　　C. 胰岛素

D. 甲状腺素 　　　　　E. 地塞米松

49. 男性,50 岁,有糖尿病史 10 年,近日并发肺炎。体格检查:呼吸 35 次/min,心率 105 次/min,血压 12/8kPa(90/60mmHg)。呼出气体有丙酮味,意识模糊。尿酮呈强阳性。血糖 500mg/dl。处置药物应选 （　　）

A. 甲状腺素 　　　　　B. 珠蛋白锌胰岛素 　　　C. 格列齐特

D. 胰岛素 　　　　　　E. 低精蛋白锌胰岛素

50. 女性,45 岁,有糖尿病史 10 年,长期使用降血糖药。1 个月前合并肺结核,又合用抗结核药及退热药,血象检查发现粒细胞减少,这是哪一种药的不良反应 （　　）

A. 阿司匹林 　　　　　B. 链霉素 　　　　　　C. 珠蛋白锌胰岛素

D. 异烟肼 　　　　　　E. 氯磺丙脲

A3/A4 题

(51—53 题共用题干)

患者发热、咳嗽、咳痰,血压 80/50mmHg,临床诊断为中毒性肺炎。

51.首选以下哪种处理　　　　　　　　　　　　　　　　　　　　　　　（　　）

A.大量输液　　　　　　B.冬眠疗法　　　　　　　C.肾上腺素

D.足量有效抗感染药物　　E.肾上腺皮质激素

52.症状未见好转,应及早使用　　　　　　　　　　　　　　　　　　　（　　）

A.氢化可的松　　　　　　B.输血　　　　　　　　　C.补充维生素

D.脂肪乳剂　　　　　　　E.抗病毒药物

53.病情缓解后应立即　　　　　　　　　　　　　　　　　　　　　　　（　　）

A.停用抗生素　　　　　　　　　　B.停用肾上腺皮质激素

C.加用镇咳药物　　　　　　　　　D.使用阿司匹林类药物

E.以上都行

(54—55 题共用题干)

男性患者 30 岁,肥胖。近来出现多饮、多食、多尿,消瘦,尿糖阳性,血糖升高,诊断为非胰岛素依赖型糖尿病。

54.首选下列何种治疗方法　　　　　　　　　　　　　　　　　　　　　（　　）

A.单纯饮食控制　　　　　B.服用二甲双胍　　　　　C.普通胰岛素皮下注射

D.格列本脲口服　　　　　E.甲苯磺丁脲口服

55.经上述治疗,尿糖仍持续阳性,血糖仍高,考虑改用　　　　　　　　（　　）

A.长效胰岛素　　　　　　B.苯乙双胍　　　　　　　C.氯磺丙脲

D.格列本脲　　　　　　　E.甲苯磺丁脲

(二)填空题

56.举例糖皮质激素类药的短效制剂有_____、_____,中效制剂有_____、_____,长效制剂有_____,外用制剂有_____。

57.长期应用糖皮质激素类药后突然停药可引起_____、_____。

58.糖皮质激素类药的"四抗作用"是指_____、_____、_____、_____。

59.甲状腺激素的药理作用有_____、_____、_____。

60.甲状腺功能亢进症术前准备先用_____,其目的是_____,但不利因素是_____,故在手术前 2 周给_____,其目的是_____。

61.硫脲类药物抗甲状腺作用的主要机制是_____。

62.胰岛素的不良反应有_____、_____、_____、_____。

63.口服降血糖药可分为_____、_____、_____、_____等 4 类。

(三)名词解释

64.糖皮质激素类药物(GCS 类药物)　　　65.抗甲状腺药　　　66.胰岛素

(四)简答题

67.糖皮质激素类药可诱发哪些疾病?为什么?

68.糖皮质激素类药用于治疗严重感染的目的是什么?必须注意什么?哪些感染不能

用？为什么？

69.抗甲状腺药有哪几类？各类的代表药及其临床用途是什么？

70.试述胰岛素的作用和用途。

（五）病例分析题

71.患者，男，21岁，近2周来多饮、多尿，食欲减退，精神差，软弱无力。今晨被发现神志不清而就诊。体格检查：血压80/60mmHg，血糖38.1mmol/L，尿酮(±)。问此病例应选择何药抢救？说明用药的理论依据、给药途径及用药护理。

第九章 免疫与内分泌系统疾病护理概述

1. 掌握免疫与内分泌疾病患者常见症状的护理评估、护理措施。
2. 熟悉免疫与内分泌疾病患者常见症状与体征的临床特征。
3. 能回答免疫与内分泌疾病患者的症状咨询,并作相关健康知识宣教。
4. 具有高度责任感,以及耐心、细致的态度,尊重、爱护患者。

DAO RU QING JING

导入情景

情景描述:

女性,23 岁,半年前开始感觉疲乏无力,夜间失眠,怕热多汗,食欲亢进。2 周前出现兴奋、易激动伴低热、体重下降。

请问:

患者发生的症状有什么特点?

一、身体外形的改变

身体外形的改变多与脑垂体、甲状腺、甲状旁腺、肾上腺或代谢性疾病有关。

1.身材过高与矮小 身材过高常见于巨人症和肢端肥大症患者;身材矮小常见于生长激素缺乏性侏儒症患者和缺碘所致的呆小病,后者还常伴有智力低下。

2.肥胖与消瘦 可因多种因素所致,遗传、神经精神、营养、躯体疾病、下丘脑疾病及各靶腺疾病、糖尿病、代谢综合征等常伴有肥胖。而甲状腺功能亢进症、1 型糖尿病、肾上腺皮质功能减退症、席汉综合征、嗜铬细胞瘤及恶性肿瘤等常伴有消瘦。

3.毛发改变 全身性多毛见于先天性肾上腺皮质增生症,库欣综合征等,影响毛发脱落的激素主要是糖皮质激素,睾丸功能减退、肾上腺皮质功能或卵巢功能减退、甲状腺功能减退都可引起毛发脱落。

4.面容的变化 甲状腺功能亢进症可致突眼,库欣综合征可致满月脸、巨人症的面部皮肤粗糙等。

5.皮肤黏膜色素沉着 肾上腺皮质功能减退症患者可表现为皮肤黏膜色素沉着,以掌纹、乳晕、皮肤摩擦处或瘢痕处尤为明显。原发性肾上腺皮质功能减退症、先天性肾上腺皮质增生症等可表现为全身性色素沉着。

6.皮肤紫纹和痤疮　紫纹是库欣综合征的特征,病理性痤疮见于库欣综合征、先天性肾上腺皮质增生症等。

【护理评估】

1.病史　评估引起患者外形改变的原因、发生与持续时间、伴随症状。肥胖为原发,抑或继发,以及相关因素(遗传、饮食,抑或疾病、药物)。患者的治疗与用药情况,体形改变有无导致抑郁、焦虑、自卑等心理变化。

2.身体评估　包括体形的高矮、胖瘦,毛发的浓密、稀疏,有无突眼、满月脸,紫纹和痤疮等。甲状腺是否肿大、有无结节、压痛、震颤或杂音。患者的全身情况,如生命体征、营养状态有无改变。

3.实验室及其他检查　垂体功能、甲状腺功能、甲状旁腺功能、肾上腺皮质功能有无改变,胰岛素水平是否变化等。

【常见护理诊断/问题】

自我形象紊乱与疾病引起的身体外形改变有关。

【护理目标】

1.患者能建立有效的调适机制与良好的人际关系。
2.身体外形改变逐渐恢复至正常。

【护理措施】

1.提供心理支持　①评估患者对自身身体外形变化的感觉及认知,多与患者交流,鼓励其表达自身感受。②讲解疾病的相关知识,向患者说明身体外形的改变是疾病发生发展的结果,只要配合检查与治疗,部分改变是可以恢复的。使患者明确治疗效果和转归,消除紧张,树立信心。

2.恰当修饰　指导患者学会改善自身形象,如建议甲状腺功能亢进症突眼患者外出时戴深色眼镜,可指导肥胖、侏儒症或巨人症患者穿合适的衣服。

3.建立良好的家庭互动关系　家庭成员为最亲密的互动者,可给予患者最大的支持,鼓励家属主动与患者沟通,相互表达内心的感受,促进家庭成员之间相互联系互动,鼓励家属主动参与患者的护理,以减轻患者内心抑郁感。

4.促进患者的社会交往　鼓励患者加入社区中的支持团体,增进其社交技能,改进社交状况。教育周围人群不歧视患者,避免损害患者的自尊。

【护理评价】

1.患者能接受身体外形改变的事实,积极配合治疗。
2.身体外观得到改善。

二、性功能异常

性功能异常包括生殖器官发育迟缓或发育过早、性欲减退或丧失;女性月经紊乱、溢乳、闭经或不孕;男性勃起功能障碍(erectile dysfunction,ED),也可出现乳房发育。

【护理评估】

1.病史　评估患者性功能异常的发生过程,主要症状、性欲改变情况;女患者的月经、生育史,有无不孕、不育、早产、流产、死胎、巨大儿等;男性有无勃起功能障碍;性功能异常对患者心理的影响,有无焦虑、抑郁、自卑等心理变化。

2.身体评估　有无皮肤干燥、粗糙,毛发脱落、过多或稀疏,女性溢乳、闭经,男性乳房发育;外生殖器官发育是否正常,有无畸形。

3.实验室及其他检查　测定激素水平有无变化等。

【护理目标】

1.患者对性功能异常有正确的认识。

2.患者性功能异常逐渐恢复,达到其所希望的性满足。

【护理措施】

1.评估性功能障碍的形态　提供一个隐蔽的环境和恰当的时间,鼓励患者描述目前的性功能、性活动和性生活形态,使患者以开放的态度讨论问题。

2.提供专业指导　①护士能接受患者讨论性问题时所呈现的焦虑,对患者表示尊重与支持。询问患者使其烦恼的有关性爱或性功能方面的问题,对患者讲解所患疾病及用药对性功能的影响,使其积极配合治疗。②提供可能的信息咨询服务,如专业医师、心理咨询师或性咨询门诊等。③鼓励患者与配偶交流彼此的感受,一起参加性健康教育与阅读相关的性教育材料。④女性如有性交疼痛,可建议使用润滑剂。

【护理评价】

1.患者知晓性功能障碍与疾病本身有关,能正确对待性问题。

2.患者性功能逐渐恢复,能采取恰当的方法进行性生活,达到其希望的性满足。

三、进食异常与营养异常

多种内分泌和代谢疾病可有进食或营养异常,可表现为食欲亢进或减退、营养不良、消瘦或肥胖。糖尿病患者常表现为烦渴多饮、善饥多食,可在发病初表现体重的减轻;甲状腺功能亢进症患者常表现为食欲亢进、体重减轻;肥胖症患者可因体内脂肪积聚而超重;神经性厌食患者因对进食恐惧而极度消瘦。

四、疲乏

疲乏是一种非特异性症状,也是内分泌和代谢性疾病常见的伴随症状。常表现为一种无法抵御的持续的精力衰竭感,以及体力和脑力的下降。可出现在甲状腺功能亢进和减退症、库欣综合征、肥胖症等患者身上。可通过询问患者从事日常工作的能力有无改变、有无感觉明显疲乏和睡眠时间有无明显延长等来评估。

五、排泄功能异常

内分泌系统功能状态改变常可表现为排泄功能异常,如糖尿病患者常出现多尿,甲状腺功能亢进症患者常出现多汗、排便增多与排稀便,甲状腺功能减退症患者则多表现为便秘。

(严小惠)

练·习·与·思·考

(一)选择题

A1 型题

1. 消瘦是指本人体重低于标准体重 （　　）

A.5% 　　　　　　　　 B.10% 　　　　　　　　 C.20%

D.30% 　　　　　　　　 E.50%

2. 肥胖患者预防并发症的最好办法是 （　　）

A. 心理治疗 　　　　　 B. 药物治疗 　　　　　 C. 减肥

D. 针灸推拿 　　　　　 E. 免疫治法

3. 引起身材过高最常见的内分泌疾病是 （　　）

A. 巨人症 　　　　　　 B. 侏儒症 　　　　　　 C. 呆小症

D. 尿崩症 　　　　　　 E. 糖尿病

4. 因为碘缺乏引起的儿童内分泌疾病是 （　　）

A. 巨人症 　　　　　　 B. 侏儒症 　　　　　　 C. 呆小症

D. 尿崩症 　　　　　　 E. 单纯性肥胖

5. 早期因体态及面貌的改变,患者容易产生的心理问题是 （　　）

A. 自卑心理 　　　　　 B. 紧张焦虑 　　　　　 C. 悲观失望

D. 绝望心理 　　　　　 E. 多猜多疑

6. 下列哪一种内分泌疾病除身材改变外还伴有智力低下 （　　）

A. 巨人症 　　　　　　 B. 侏儒症 　　　　　　 C. 呆小症

D. 尿崩症 　　　　　　 E. 单纯性肥胖

7. 库欣病是垂体哪种激素分泌增多所致 （　　）

A. 促甲状腺激素 　　　 B. 促肾上腺皮质激素 　 C. 促黄体生成素

D. 促卵泡激素 　　　　 E. 泌乳素

8. 肢端肥大症患者无下列哪项表现 （　　）

A. 面貌粗陋 　　　　　 B. 骨质疏松 　　　　　 C. 手足厚大

D. 身材过高 　　　　　 E. 血糖、尿糖升高

9. 亚太地区肥胖防治委员会建议的成人肥胖标准是 （　　）

A. 体重指数≥23 　　　 B. 体重指数≥25 　　　 C. 体重指数≥27

D. 体重指数≥28 　　　 E. 体重指数≥30

10.16 岁女学生,无肥胖家族史,2 个月来体重增加 8kg,患者思想负担沉重,不愿上学也不与外界接触,成功的健康教育应体现在患者能 （　　）

A. 大幅度节制进食量 　 B. 坚持晨起长跑 　　　 C. 积极就医检查

D. 解除顾虑,回到学校就学 　　 E. 摄取优质低蛋白饮食

A2 型题

11. 女士,39 岁,乏力、记忆减退、嗜睡、体重增加 3 个月,血清胆固醇 6.8mmol/L。该患者的初步诊断最可能是 ( )

A. 甲状腺功能减退症   B. 甲状腺功能亢进症   C. 高脂血症

D. 神经官能症   E. 单纯性肥胖

(二)填空题

12. 引起身材过矮最常见的内分泌疾病是 _____ 和 _____,后者还常伴有 _____。

13. 垂体功能障碍常有的发育异常有 _____ 和 _____。

14. 皮肤黏膜色素沉着常见于 _____,_____ 等,皮肤黏膜色素减退常见于 _____。

15. 肾上腺皮质功能减退症患者可表现为 _____,尤以 _____,_____,_____ 处明显。

16. 性功能异常的患者常有 _____,_____,_____ 等心理变化。

(三)名词解释

17. 呆小病   18. 巨人症   19. 肢端肥大症

(四)简答题

20. 请从病因发病和临床表现等方面比较侏儒症和呆小病。

21. 如何为性功能障碍的病人提供专业指导。

(五)病例分析题

22. 女性,33 岁,恶心、呕吐,体重下降半年,加重 1 周。体格检查:体温 36.1℃、脉搏 72 次/min,呼吸 22 次/min,血压 90/60mmHg,神清,精神疲软,皮肤色黑,口腔黏膜、舌可见蓝褐色素斑。实验室检查:血常规正常,血糖 3.0mmol/L,血钾 5.8mmol/L。

请解答:

(1)首先考虑什么疾病,主要依据是什么?

(2)列出主要的护理诊断及护理目标。

第十章　甲状腺疾病患者的护理

第一节　单纯性甲状腺肿患者的护理

DAO RU QING JING
导入情景

情景描述:

　　李女士,27岁,因单纯性甲状腺肿收治入院。服药数日后出现心动过速、食欲亢进、怕热多汗、腹泻等症状。

　　若你是当班护士,请问:

　　1.患者可能发生了什么情况?

　　2.你将如何护理?

　　单纯性甲状腺肿(simple goiter),也称非毒性甲状腺肿(nontoxic goiter),是指非炎症、非肿瘤原因导致的不伴有临床甲状腺功能异常的甲状腺肿。本病可呈地方性分布,也可呈散发性分布。散发性甲状腺患者约占人群的5%,女性发病率是男性的3～5倍。当某一地区儿童中单纯性甲状腺肿的患病率超过10%时,称为地方性甲状腺肿。

【病因】

1.缺碘　是地方性甲状腺肿的主要原因。碘是甲状腺合成甲状腺激素(TH)的重要原料之一,山区、高原和内陆水源与饮食中碘含量不足,不能满足机体对碘的需要,导致 TH 的合成减少。

2.TH 合成或分泌障碍　① 摄碘过多:可抑制 TH 的合成和释放,导致甲状腺肿(高碘性甲状腺肿),如沿海地区。②致甲状腺肿的物质或药物,食物如卷心菜、菠菜、萝卜、核桃,某些药物如硫脲类药物、硫氰酸盐、保泰松、碳酸锂等可阻碍 TH 合成引起甲状腺肿。③先天性 TH 合成障碍:由于某些酶的缺陷影响 TH 的合成或分泌,从而引起甲状腺肿。④甲状腺先天发育缺陷,如甲状腺一叶缺如,在青春发育期时容易致甲状腺代偿性增生肥大。

3. TH 需要量增加 在青春期、妊娠期、哺乳期,机体对 TH 的需要量增加,可出现相对性缺碘而致生理性甲状腺肿。

【护理评估】

(一)健康史

详细了解患者的出生地及生活环境,了解当地饮食中是否缺碘,询问患者家族中有无类似疾病发生。

(二)身体状况

1. 甲状腺肿大 早期甲状腺呈轻度或中度弥漫性肿大,表面光滑、质地较软、无压痛,不伴其他症状。随着病情缓慢发展,甲状腺进一步肿大,常形成多发性结节。

2. 压迫症状 甲状腺显著肿大时可引起压迫症状,如压迫气管出现呼吸困难,压迫食管引起吞咽困难,压迫喉返神经引起声音嘶哑。胸骨后甲状腺肿可引起上腔静脉回流受阻,出现面部青紫、肿胀,颈、胸部浅静脉扩张等。

3. 其他 病程较长者,甲状腺内形成的结节可有自主 TH 分泌功能,并可出现自主性功能亢进。在地方性甲状腺肿流行地区,如严重缺碘,可出现地方性呆小病,表现为呆、小、聋、哑、瘫。

(三)辅助检查

1. 甲状腺功能检查 血清总三碘甲腺原氨酸(TT_3)、血清总甲状腺素(TT_4)正常或偏低,TT_4/TT_3 的比值常增高。血清 TSH 水平一般正常。

2. 血清甲状腺球蛋白(Tg) 测定 Tg 水平增高,增高的程度与甲状腺肿的体积呈正相关。

3. 甲状腺摄碘率[131]I 及 T_3 抑制试验 甲状腺摄碘率增高但无高峰前移,可被 T_3 所抑制。当甲状腺结节有自主功能时,可不被 T_3 抑制。

4. B 超检查 是确定甲状腺肿的主要检查方法,并有助于发现有无甲状腺结节存在。

(四)心理-社会状况

了解患者引起身体外形改变的原因,发生改变的时间,有无焦虑、自卑、抑郁等心理变化,是否影响人际交往和社交活动等。

(五)处理原则

1. 碘剂治疗 由碘缺乏所致者,应补充碘剂。在地方性甲状腺肿流行地区可采用碘化食盐防治。因摄入致甲状腺肿物质者,停用后甲状腺肿一般可自行消失。成年人,特别是结节性甲状腺肿患者,应避免大剂量碘治疗,以免诱发碘甲状腺功能亢进症。

2. 甲状腺制剂治疗 无明显原因的单纯性甲状腺肿的患者,可采用甲状腺制剂治疗,以补充内源性 TH 的不足,抑制 TSH 的分泌。一般采用左甲状腺素(L-T_4)或甲状腺干粉片口服。

3. 手术治疗 单纯性甲状腺肿一般不宜手术治疗。当出现压迫症状,药物治疗无好转,结节性甲状腺肿继发功能亢进或疑有癌变时应手术治疗,术后需长期用 TH 替代治疗。

【常见护理诊断/问题】

1.自我形象紊乱 与甲状腺肿大致颈部增粗有关。

2.潜在并发症 呼吸困难、声音嘶哑、吞咽困难等。

3.知识缺乏 缺乏使用药物及正确的饮食方法等知识。

【护理目标】

患者能了解本病的病因及治疗方法,接受现实,正确对待身体外形的改变。

【护理措施】

1.病情观察 观察患者甲状腺肿大的程度、质地,有无结节及压痛,颈部增粗的进展情况。若结节在短期内迅速增大,应警惕恶变。

2.用药护理 观察甲状腺药物治疗的效果和不良反应。如患者出现心动过速、呼吸急促、食欲亢进、怕热多汗、腹泻等甲状腺功能亢进症表现,应及时汇报医师处理。结节性甲状腺肿患者应避免大剂量使用碘治疗,以免诱发碘甲状腺功能亢进症。

3.心理护理

(1)提供心理支持:①多与患者接触和交流,鼓励患者表达其感受,评估患者对其身体变化的感觉及认知,耐心倾听,交谈时语言要温和。②讲解疾病的有关知识,给患者提供有关疾病的资料和治疗成功患者的资料,向患者说明身体外形的改变是疾病发生、发展过程的表现,只要积极配合检查和治疗,部分改变可恢复正常。使其明确治疗效果及转归,消除紧张情绪,树立自信心。

(2)恰当修饰,可以增加患者心理舒适度和美感。

(3)建立良好的家庭互动关系,鼓励家属主动参与患者的护理,以减轻患者内心焦虑。

(4)促进患者社会交往。

【健康指导】

1.疾病预防 我国是碘缺乏病较严重的国家之一。1979 年起,国家立法在碘缺乏病地区推行食盐加碘,使碘缺乏病得到有效控制。1996 年起,我国采用全民食盐碘化的方法防治碘缺乏病。此外,在妊娠、哺乳、青春发育期应增加碘的摄入,以预防本病的发生。

2.饮食指导 指导患者多进食含碘丰富的食物,如海带、紫菜等海产类食品,并食用碘盐,以预防缺碘所致地方性甲状腺肿;避免摄入大量卷心菜、花生、菠菜、萝卜等。

3.用药指导 嘱患者按医嘱服药,使用甲状腺制剂时应坚持长期服药,以免停药后复发。使其学会观察药物疗效及不良反应,如出现心动过速、呼吸急促、食欲亢进、怕热多汗、腹泻等甲状腺功能亢进症表现,应及时就诊。提醒患者避免服用硫氰酸盐、保泰松、碳酸锂等阻碍 TH 合成的药物。

【护理评价】

患者是否了解本病病因及治疗方法,能否接受疾病的现实,能否正确对待身体外形的改变。

第二节 甲状腺功能亢进症患者的护理

导入情景

情景描述：

张女士,46岁,因甲状腺功能亢进收治入院。手术后第二天出现手足抽搐。

若你是当班护士,请问：

1.患者可能发生了什么情况?

2.你将如何护理?

甲状腺功能亢进症(hyperthyroidism),简称甲亢,是指甲状腺激素(TH)过多而引起的甲状腺毒症。按其发病的原因可分为弥漫性毒性甲状腺肿(Graves病,简称GD)、结节性毒性甲状腺肿和甲状腺自主高功能腺瘤。其中,GD是甲状腺功能亢进最常见的病因。男女比例为1∶4～6,高发年龄为20～50岁。

【病因】

目前本病的病因尚未完全阐明,但公认其发生与自身免疫有关,是自身免疫性甲状腺疾病的一种特殊类型,属于自身免疫性疾病。

1.遗传因素 有显著的遗传倾向,目前发现它与组织相容性复合体(MHC)基因相关。

2.免疫因素 本病在感染、精神创伤等因素作用下,诱发体内免疫功能紊乱。最明显的体液免疫特征是在患者的血清中存在甲状腺细胞TSH受体的特异性自身抗体,即TSH受体抗体(TRAb)。另外,患者外周血及甲状腺内T淋巴细胞数量的增多和功能的改变,以及浸润性突眼等主要与细胞免疫有关。

3.环境因素 环境因素对本病的发生发展有重要影响。如精神刺激、细菌感染、应激和性激素、锂剂的应用等,可能是疾病发生和病情恶化的重要诱因。

【护理评估】

(一)健康史

详细询问患者患病的起始时间,主要症状及其特点,如有无疲乏无力、怕热、多汗、低热、多食、消瘦、急躁易怒,是否排便次数增多,有无心悸、胸闷、气短等。询问有无甲状腺危象征兆,如有无高热、大汗、心动过速、烦躁不安、谵妄、呼吸急促、恶心、呕吐、腹泻。询问有无感染、口服过量TH制剂、严重精神创伤等诱发因素。询问患病后检查和治疗经过,目前用药情况和病情控制情况等。对育龄妇女要注意询问患者的月经和生育情况。

(二)身体状况

多数患者起病缓慢,少数在感染或精神创伤等应激反应后急性起病。典型表现有甲状腺毒症、甲状腺肿及眼征,老年和小儿患者表现多不典型。

1.甲状腺毒症表现

(1)高代谢综合征:由于甲状腺激素分泌增多导致交感神经兴奋性增强和新陈代谢加速,患者常有疲乏无力、怕热多汗、易饥多食、消瘦等症状,危象时可有高热。

(2)精神神经系统:神经过敏、多言好动、焦躁易怒、紧张不安、失眠、记忆力减退、注意力不集中,有时有幻觉甚至精神分裂症表现。可有手、眼睑和舌震颤,腱反射亢进,偶尔表现为淡漠、寡言。

(3)心血管系统:表现为心悸、气短、胸闷,严重者可发生甲状腺功能亢进性心脏病。常见体征有心率加快;心尖部可闻及第一心音亢进,Ⅰ～Ⅱ级收缩期杂音;心律失常,以心房颤动最为常见;心脏增大;收缩压增高和舒张压降低导致脉压增大,可出现周围血管征。心率加快和脉压增大是判断病情和治疗效果的重要标志。

(4)消化系统:食欲亢进、多食消瘦。老年患者可有食欲减退、畏食等表现。因甲状腺激素可促使胃肠蠕动加快,导致消化吸收不良而排便次数增多,可为糊状大便。重者可有肝大及肝功能异常,偶有黄疸。

(5)肌肉与骨骼系统:周期性瘫痪,多见于青年男性,常在剧烈运动、高碳水化合物饮食、注射胰岛素等情况下诱发,主要累及下肢,伴有低血钾。部分患者有甲状腺功能亢进性肌病、肌无力及肌萎缩,也可伴发重症肌无力。甲状腺功能亢进症可影响骨骼脱钙而发生骨质疏松,还可发生指端粗厚,外形似杵状指。

(6)生殖系统:女性常有月经减少或闭经。男性有勃起功能障碍,偶有乳房发育。

(7)造血系统:外周血白细胞计数偏低,分类淋巴细胞比例增加,单核细胞数增多。血小板寿命较短,可伴发血小板减少性紫癜。

2.甲状腺肿

多数患者有不同程度的甲状腺肿大,常为弥漫性、对称性肿大,质软、无压痛,久病者质地较韧。肿大程度与甲状腺功能亢进症病情轻重无明显关系。甲状腺上下极可触及震颤,闻及血管杂音,为本病重要的体征。

3.眼征

眼部表现分为两类:一类为单纯性突眼,另一类为浸润性突眼。

单纯性突眼与交感神经兴奋性增高有关,其眼征通常表现为:①突眼度不超过18mm;②瞬目减少,眼神炯炯发亮;③上眼睑挛缩,睑裂增宽;④双眼向下看时,由于上眼睑不能随眼球下落,出现白色巩膜;⑤眼球向上看时,前额皮肤不能皱起;⑥眼球辐辏不良。

浸润性突眼与眶后组织的自身免疫性炎症有关。除上述眼征外,常有眼睑肿胀肥厚,结膜充血水肿;眼球显著突出,突眼度超过18mm,且左右眼突眼度可不相等(相差>3mm),眼球活动受限。患者自诉视力下降、异物感、畏光、复视、斜视、眼部胀痛、刺痛、流泪。严重者眼球固定,眼睑闭合不全,角膜外露易导致溃疡发生及全眼球炎,甚至失明。

(三)辅助检查

1.基础代谢率测定 测定基础代谢率宜在清晨、空腹、完全安静时进行。常用计算公式为:基础代谢率(%)=(脉压+脉率)-111,正常值为±10%,轻度甲状腺功能亢进为+20%～+30%,中度甲状腺功能亢进为+30%～+60%,重度甲状腺功能亢进为+60%以上。

2. 血清甲状腺激素测定

(1)血清游离甲状腺素(FT$_4$)与游离三碘甲腺原氨酸(FT$_3$):直接反映甲状腺功能状态,是临床诊断甲状腺功能亢进症的首选指标。

(2)血清总甲状腺素(TT$_4$):是判定甲状腺功能最基本的筛选指标。

(3)血清总三碘甲腺原氨酸(TT$_3$):为早期 GD 治疗中疗效观察及停药后复发的敏感指标,也是诊断 T$_3$ 型甲状腺功能亢进的特异性指标。

3. 促甲状腺激素(TSH)测定 血清 TSH 浓度的变化是反映甲状腺功能最敏感的指标。

4. 促甲状腺激素释放激素(TRH)兴奋试验 GD 时,血中 T$_3$、T$_4$ 增高,反馈抑制 TSH,故 TSH 细胞不被 TRH 兴奋。当静脉注射 TRH 400μg 后 TSH 升高者可排除本病,若 TSH 不增高则支持甲状腺功能亢进症的诊断。

5. 甲状腺^{131}I 摄取率 是诊断甲状腺功能亢进症的传统方法,不能反映病情严重程度与治疗中的病情变化,目前已被激素测定技术所代替。本方法主要用于鉴别不同病因的甲状腺功能亢进症。

6. 三碘甲腺原氨酸(T$_3$)抑制试验 用于鉴别单纯性甲状腺肿和甲状腺功能亢进症,也有学者提出本试验可作为抗甲状腺药物治疗甲状腺功能亢进症的停药指标。

7. 甲状腺刺激性抗体(TSAb)测定 是诊断 GD 的重要指标之一。未经治疗的 GD 患者血中 TSAb 阳性检出率可达 80%~100%,有早期诊断意义,可判断病情活动、复发,还可作为治疗停药的重要指标。

8. 影像学检查 超声、放射性核素扫描、CT、MRI 等有助于甲状腺、异位甲状腺肿和球后病变性质的诊断,可根据需要选用。

(四)心理-社会状况

了解患者患病后对日常生活的影响,是否有睡眠、活动量及活动耐力的改变。注意评估患者有无焦虑、恐惧、多疑等心理变化,患者及家属对疾病知识的了解程度,患者所在社区的医疗保健服务情况等。

(五)处理原则

目前尚不能对 GD 进行病因治疗。主要治疗方法包括抗甲状腺药物(antithyroid drugs,ATD)、^{131}I 治疗和手术治疗 3 种。

1. 抗甲状腺药物治疗

(1)适应证:①病情轻、中度患者;②甲状腺轻度至中度肿大者;③年龄在 20 岁以下,或孕妇、高龄,或由于其他严重疾病不宜手术者;④手术前或放射性^{131}I 治疗前的准备;⑤手术后复发而不宜放射性^{131}I 治疗者。

(2)常用药物:常用的抗甲状腺药物分为硫脲类和咪唑类两类。硫脲类有甲硫氧嘧啶及丙硫氧嘧啶(PTU);咪唑类有甲巯咪唑(MMI)和卡比马唑(CMZ),比较常用的是 PTU 和 MMI。一般优先选用 MMI,但由于 PTU 半衰期短,起效较 MMI 迅速,且有抑制外周组织 T$_4$ 转换成 T$_3$ 的作用,故严重病例或甲状腺危象时 PTU 作为首选用药,且必须每 6~8h 给药一次。另外由于已经有 MMI 致胎儿皮肤发育不良和胚胎病的报告,妊娠 1~3 个月中甲状腺功能亢进症选用 PTU。

(3)剂量与疗程:坚持长期治疗,分初治期、减量期及维持期。①初治期:PTU 300~

450mg/d,2～3 次/d,口服,一般持续 6～8 周,至症状缓解或血中 T_3、T_4、TSH 恢复正常即可减量。②减量期:每 2～4 周减量 1 次,每次减量如 50～10mg,约 3～4 个月至症状完全消失、体征明显好转再减至维持量。③维持期:50～100mg/d,维持 1.5～2 年。必要时还可在停药前将维持量减半。疗程中除非有较严重反应,一般不宜中断,并定期随访疗效。

2. 其他药物治疗

复方碘口服溶液(卢戈液):仅用于术前准备和甲状腺危象。β 受体阻滞剂,用于改善甲状腺功能亢进症治疗初期的症状,减慢心率,可与碘剂合用于术前准备及甲状腺危象时。

3. ^{131}I 治疗

(1)适应证:①年龄在 25 岁以上者;②中度甲状腺功能亢进;③经抗甲状腺药治疗无效或过敏者;④合并心、肝、肾等疾病不宜手术或不愿手术者。

(2)禁忌证:①年龄在 25 岁以下者;②妊娠期、哺乳期妇女;③严重心、肝、肾疾病或活动性肺结核者;④外周血白细胞在 $3×10^9$/L 以下或中性粒细胞低于 $1.5×10^9$/L 者;⑤重症浸润性突眼;⑥甲状腺危象。

(3)并发症:①甲状腺功能减退,分暂时性和永久性甲状腺功能减退两种,早期由于腺体破坏,后期由于自身免疫反应所致。永久性甲状腺功能减退需甲状腺素终身替代治疗。②放射性甲状腺炎,发生在治疗后 7～10 天,严重者可给予阿司匹林或糖皮质激素治疗。③个别患者可诱发甲状腺危象。④可加重浸润性突眼。

4. 手术治疗 甲状腺大部切除术是治疗中度以上甲状腺功能亢进最常用且有效的方法。

(1)适应证:①继发性甲状腺功能亢进症或高功能腺瘤;②中度以上的原发性甲状腺功能亢进症;③腺体较大,伴有压迫症状,或胸骨后甲状腺肿等类型的甲状腺功能亢进症;④抗甲状腺药物或^{131}I 治疗后复发者或坚持长期用药有困难者。另外,甲状腺功能亢进症影响妊娠(流产、早产等),而妊娠又加重甲状腺功能亢进症,故妊娠早、中期的甲状腺功能亢进症患者凡具有上述指征者,应考虑手术治疗。

(2)禁忌证:①青少年患者;②伴严重浸润性突眼者;③合并较严重心、肝、肾、肺等疾病,不能耐受手术者;④妊娠前 3 个月和 6 个月以后。

(3)手术方式:通常为甲状腺次全切除术(图 10-1),两侧各留下 2～3g 甲状腺组织。术后甲状腺功能亢进症复发率在 10% 左右。

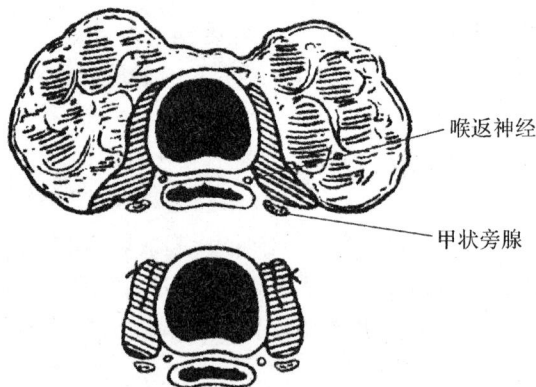

图 10-1 甲状腺次全切除术保留甲状腺体的背面部分

5.甲状腺危象的防治　甲状腺危象是甲状腺功能亢进症急性加重的一个综合征,属甲状腺功能亢进症恶化的严重表现。其发病原因可能与交感神经兴奋,垂体-肾上腺皮质轴应激反应减弱,短时间内大量 T_3、T_4 释放入血有关。甲状腺危象早期表现为原有的甲状腺功能亢进症状加重,并出现高热(体温>39℃)、心动过速(140~240 次/min),常伴有心房颤动或扑动、烦躁不安、大汗淋漓、呼吸急促、畏食、恶心、呕吐、腹泻,患者可因大量失水导致虚脱、休克、意识障碍。主要诱因:应激状态,如感染手术、放射性碘治疗、甲状腺术前准备不充分等;严重躯体疾病,如心力衰竭、低血糖症、败血症、脑卒中、急腹症或严重创伤等;口服过量甲状腺激素制剂;严重精神创伤;手术中过度挤压甲状腺。甲状腺危象一旦发生,应避免和去除诱因,积极治疗甲状腺功能亢进症,尤其是防治感染和做好充分的术前准备工作,一旦发生需积极抢救。①抑制甲状腺激素的合成:首选 PTU,首次剂量 600mg,口服或胃管注入;以后每 6 小时给予 PTU 250mg 口服,待症状缓解后减至一般治疗剂量。②抑制甲状腺激素释放:服 PTU 后 1h 再加用复方碘口服溶液 5 滴,以后每 8 小时 1 次,或碘化钠 1.0g 加入 10% 葡萄糖液中静脉滴注 24h,以后视病情逐渐减量,一般使用 3~7d 停药。③普萘洛尔 20~40mg,每 6~8 小时口服 1 次,或 1mg 经稀释后缓慢静脉注射。普萘洛尔有抑制外周组织 T_4 转换为 T_3 的作用。④氢化可的松 50~100mg 加入 5%~10% 葡萄糖液中静脉滴注,每 6~8 小时 1 次。⑤上述治疗效果不满意时,可选用血液透析、腹膜透析或血浆置换等措施,迅速降低血浆中甲状腺激素浓度。⑥针对诱因对症支持治疗:监护心、脑、肾功能,纠正水、电解质和酸碱平衡紊乱,降温、给氧、防治感染,积极治疗各种并发症。

6.浸润性突眼的防治　①高枕卧位,低盐摄入,适量使用利尿剂,以减轻球后水肿。②使用 1% 甲基纤维素或 0.5% 氢化可的松滴眼,睡眠时眼睑不能闭合者使用抗生素眼膏保护眼睛,防治结膜炎和角膜炎。必要时加盖眼罩预防角膜损伤。③糖皮质激素,如泼尼松 10~20mg,3 次/d,症状好转后减量,1 个月后再减至维持量,每天 10~20mg,而后逐渐停药。也可酌情试用其他免疫抑制剂,如环磷酰胺等。④对严重突眼、暴露性角膜溃疡或压迫性视神经病变者,行球后放射或手术治疗,以减轻眶内或球后浸润。⑤左甲状腺素片 50~100mg/d 或甲状腺干粉片 60~120mg/d 与抗甲状腺药物合用,以调整下丘脑-垂体-甲状腺轴的功能,预防甲状腺功能低下加重突眼。

【常见护理诊断/问题】

1.营养失调(低于机体需要量)　与代谢率增高导致代谢需求大于摄入有关。

2.活动无耐力　与蛋白质分解增加、甲状腺功能亢进性心脏病、肌无力等有关。

3.焦虑　与甲状腺功能亢进所致神经系统兴奋、外观改变及对本病知识缺乏等有关。

4.有组织完整性受损的危险　与浸润性突眼有关。

5.潜在并发症　甲状腺危象、窒息、呼吸困难、喉返神经损伤、喉上神经损伤或手足抽搐等。

【护理目标】

患者恢复并保持正常体重,活动时无明显不适,情绪稳定,角膜无损伤,无并发症发生。

【护理措施】

1.一般护理

(1)环境和休息:患者应安置于安静、整洁、舒适的环境中,避免强光和噪音的刺激。轻症患者可照常工作和学习,但不宜紧张和劳累;病情重、心力衰竭或合并严重感染者应严格卧床休息。

(2)饮食护理:给予患者高热量、高蛋白、高维生素饮食,以增强抵抗力,促进机体恢复。每日饮水 2000～3000ml 以补充出汗、腹泻、呼吸加快等所丢失的水分。避免患者摄入刺激性的食物及饮料,限制纤维素和含碘食物,以免加重症状。

2. 病情观察 定时测量患者生命体征的变化。注意患者神志及精神状态、体重变化、食欲、腹泻量及次数,并记录出入量,观察甲状腺肿大及突眼的程度。如患者原有症状加重,体温升高,心率高达 120 次/min,以及焦虑不安、大汗淋漓、严重乏力等要警惕甲状腺危象的发生,应立即向医生报告。

3. 眼部护理 由于患者高度突眼,球结膜和角膜暴露,易受外界刺激引起充血、水肿,继而感染。主要护理措施有:①佩戴有色眼镜,以防光线刺激和灰尘、异物的侵害;复视者戴单侧眼罩。③经常用眼药水湿润眼镜,避免过度干燥;睡前涂抗生素眼膏,用无菌生理盐水纱布覆盖双眼。④睡觉或休息时,抬高头部,遵医嘱使用利尿剂,限制钠盐摄入,以减轻球后组织水肿。⑤在眼睛有异物感、刺痛或流泪时,勿用手直接揉搓眼睛。⑥按医嘱使用免疫抑制剂、左甲状腺素片等,以减轻浸润性突眼。⑦定期眼科角膜检查,一旦发生眼角溃疡或全眼球炎,应配合医生作相应处理。

4. 用药护理

(1)抗甲状腺药物:①抗甲状腺药物起效慢,且对已合成的甲状腺激素无作用,应告知患者,以免其在用药后不见即时疗效而加重心理负担。②ATD 按初治期、减量期、维持期不同剂量服用,总疗程 1.5～2 年以上,不能随便中断治疗或自行变更药物剂量。③ATD 主要不良反应为粒细胞减少和皮疹。若白细胞与中性粒细胞降低,需停药联系医生。警惕粒细胞缺乏症,定期复查血象,在用药第一个月,应每周查一次白细胞,一个月后每两周查一次白细胞。两个月后每一个月查一次白细胞、肝功能,如伴有发热、咽痛、皮疹等疑有粒细胞缺乏症时,须立即停药。肝功能如果异常应立即保肝治疗。服用碘剂时,掌握准确剂量,并观察中毒及过敏反应,如出现口腔黏膜发炎、腹泻、恶心、鼻出血等症状,应立即停药并通知医生。

(2)辅助用药:①普萘洛尔:通过阻断 β_1 受体和减少活性激素 T_3 的生成,能起到迅速改善心悸、紧张、震颤等症状的作用。用药过程中须注意观察心率,防心动过缓,有哮喘病史者禁用。②甲状腺片:用于 ATD 治疗过程中症状缓解但甲状腺反而增大或突眼加重的患者,作用是稳定下丘脑-垂体-甲状腺轴的功能,避免 T_3、T_4 减少后对 TSH 的反馈抑制减弱。用药从小剂量开始,防止剂量过大引起心绞痛。

5. 术前护理

(1)完善检查和常规准备:完善术前常规检查和必要的检查,如颈部 X 线检查了解气管受压或移位情况,心脏检查了解有无心律失常及心力衰竭等情况。术前 12h 禁食,6h 禁水。麻醉床旁备引流装置、无菌手套、拆线包及气管切开包等急救用品。

(2)体位训练:术前教会患者头低肩高体位,每日练习用软枕垫高肩部,以适应术中颈过伸的体位。教会患者正确深呼吸、有效咳嗽及咳痰的方法。

(3)心理准备:与患者沟通,了解患者心理状态,消除其顾虑和恐惧心理。避免过多外来刺激,尽量限制来访,避免情绪激动。保证患者休息环境的安静,减少活动,适当卧床,保证睡眠充分。对精神过度紧张或失眠者,适当应用镇静剂或安眠药;对心率过快者,遵医嘱给予普萘洛尔 10mg,3 次/d,口服。

(4)用药准备:药物降低基础代谢率是术前准备的重要环节。①服用碘剂,开始时即可服用,2～3 周后甲状腺功能亢进症状得到基本控制,即可手术。常用的碘剂是复方碘化钾溶液,3 次/d,口服,第 1 日每次 3 滴,第 2 日每次 4 滴,以后逐日每次增加 1 滴至每次 16 滴为止,然后维持此剂量。碘剂作用是抑制蛋白质水解酶,减少甲状腺球蛋白的分解,从而抑制甲状腺素的释放,预防术后甲状腺危象的发生。碘剂还能减少甲状腺的血流量,减少腺体充血,使腺体缩小变硬,有利于手术。甲状腺功能亢进症状控制标准:患者情绪稳定,睡眠好转,体重增加,脉率稳定在 90 次/min 以下,脉压恢复正常,基础代谢率＋20％以下。②也可先服用硫脲类药物,待甲状腺功能亢进症状基本得到控制后停药,再单独服用碘剂 1～2 周,再进行手术。③少数患者服碘剂 2 周后症状改善不明显,可与硫脲类药物同服,待甲状腺功能亢进症状基本得到控制后停服硫脲类药物,再继续单独服用碘剂 1～2 周后手术。④对于常规应用碘剂或合并应用硫脲类药物不能耐受或无反应的患者,可遵医嘱应用普萘洛尔或与碘剂联合应用。

6. 术后护理

(1)一般护理:①饮食与营养。患者全身麻醉清醒后,即可饮用少量温水或凉水,观察有无呛咳、误咽等现象。若无不适,逐渐给予微温流质饮食,注意过热可使手术部位血管扩张,加重切口渗血。②体位与活动。患者全身麻醉清醒后,血压平稳取半坐卧,起身活动、咳嗽时可用手固定颈部。

(2)病情观察:①了解手术情况,包括麻醉方式,手术方法,术中出血量,补液量和性质,放置引流管情况;麻醉及手术经过是否顺利。②监测生命体征。一旦患者脉率过快,体温升高,应警惕甲状腺危象的发生。遵医嘱及时肌内注射苯巴比妥钠或冬眠合剂Ⅱ号,并给予有效降温。③观察切口渗血情况,更换污染敷料,并记录出血量。④观察记录引流液量、颜色、性状。⑤观察患者发音,与手术前对比有无音调降低或声音嘶哑。⑥观察进食流质饮食后有无呛咳或误吸。⑦观察患者有无面部、唇部、手足部针刺样麻木感或强直感。一旦出现手足抽搐,应限制患者食用肉类、乳品和蛋类等食品。

(3)疼痛护理:患者切口疼痛时,可遵医嘱及时应用止痛药,保证患者充足休息和睡眠。

(4)保持呼吸道通畅:指导患者深呼吸,协助患者有效咳嗽。必要时行超声雾化吸入,帮助其及时排出痰液,预防肺部并发症。

(5)用药护理:甲状腺功能亢进症患者术后遵医嘱继续服用复方碘化钾溶液,3 次/d,每次 10 滴,共 1 周左右;或由 3 次/d,每次 16 滴开始,逐日每次减少 1 滴,至病情平稳。年轻患者术后常规口服甲状腺素,30～60mg/d,连服 6～12 个月,预防复发。

(6)并发症的观察及护理:

①术后呼吸困难和窒息:是术后最危急的并发症,常发生于术后 48h 以内。常见主要原因:切口内出血压迫气管,常因术中止血不完善,或因血管结扎线滑脱而致;喉头水肿,常因手术创伤或气管插管而致;气管塌陷,气管壁由于长期受肿大的甲状腺压迫而软化,当切除大部分甲状腺体后,软化的气管壁因失去支撑而发生塌陷。表现:进行性呼吸困难、烦躁、发绀,甚至窒息、颈部肿胀、切口渗出鲜血等。若出现上述情况,应立即行床旁抢救,及时切开缝线,敞开切口,迅速除去血肿。若呼吸困难仍无改善,应立即行气管切开。情况好转后,再

送手术室进一步检查、止血及其他处理。

②喉返神经损伤:大多数是由于术中不慎造成喉返神经切断、缝扎或牵拉而致永久性或暂时性损伤;少数由于血肿或瘢痕组织压迫或牵拉而致。损伤程度与损伤的性质和范围密切相关。单侧喉返神经损伤,大多引起声音嘶哑,双侧喉返神经损伤导致双侧声带麻痹,引起失音、呼吸困难,甚至窒息,应立即行气管切开。

③喉上神经损伤:多由于术中结扎、切断甲状腺上极而致。喉上神经分内(感觉)、外(运动)两支。外支损伤可使环甲肌瘫痪,引起声带松弛、声调降低;内支损伤可使喉部黏膜感觉丧失,患者饮水时易发生误咽、呛咳。

④甲状旁腺损伤:术中甲状旁腺被误切、挫伤或其血液供应受累而引起甲状旁腺功能低下。多于术后 1～3d 出现手足抽搐。多数患者只有面部、唇部或手足部的针刺样麻木感或强直感,2～3 周后,未受损伤的甲状旁腺增生、代偿,症状即可消失。

⑤甲状腺危象:患者应绝对卧床休息,避免一切不良刺激。烦躁不安者,按医嘱使用镇静剂。呼吸困难时取半卧位,立即给氧。营养支持,给予高热量、高蛋白质、高维生素饮食和足够液体摄入量。对严重呕吐、腹泻和大量出汗患者应通过口服或静脉及时补充足量液体,维持体液平衡。病情监测应密切观察患者生命体征、意识状态、心肾功能的变化并记录,准确记录 24h 出入量。对症护理注意躁动不安者使用窗栏保护,昏迷患者加强皮肤、口腔护理,并定时翻身,防治压疮、肺炎。体温升高者迅速采取物理降温措施,如降温效果不佳,应尽快配合使用异丙嗪、哌替啶静脉滴注。用药护理要及时准确按医嘱使用 PTU 和碘剂等。

7. 放射碘治疗的护理 告知患者在治疗前和治疗后 1 个月内避免服用含碘的药物和食物。应按医嘱空腹服用 ^{131}I,服药后 2h 内不吃固体食物,24h 内避免咳嗽、咳痰,以免引起呕吐而造成碘丢失。服药后 2～3d,饮水量应达到 2000～3000ml/d,增加排尿。另外,经放射碘治疗患者的排泄物、衣服、被褥、用具等须单独存放,待放射作用消失后再做清洁处理,以免污染环境,在处理患者物品及排泄物时戴手套,以免造成自身伤害。

8. 心理护理 耐心细致地解释病情,提高患者对疾病的认知水平,让患者及其亲属了解其性格、情绪改变是暂时的,可因治疗而得到改善。理解患者,建立互信关系,鼓励患者表达内心感受,与患者共同探讨控制情绪和减轻压力的方法,指导和帮助患者正确处理生活中的突发事件。保持居室安静和轻松的气氛,限制探视时间,提醒家属避免提供兴奋、刺激的消息,以减少患者激动、易怒的精神症状。尽可能有计划地集中进行治疗与护理,以免过多打扰患者。鼓励患者参加社会活动,以免因社交障碍产生焦虑。

【健康指导】

1. 自我护理 指导患者加强自我保护,上衣领宜宽松,避免压迫甲状腺,严禁用手挤压甲状腺以免 TH 分泌过多,加重病情。对有生育需要的女性患者,应告知其妊娠可加重甲状腺功能亢进症,宜治愈后再妊娠。鼓励患者保持身心愉快,避免精神刺激或过度劳累,建立和谐的人际关系和良好的社会支持系统。

2. 用药指导 指导患者坚持遵医嘱按剂量、按疗程服药,不可随意减量和停药。服用抗甲状腺药物的开始 3 个月,每周查血象 1 次,每隔 1～2 个月做甲状腺功能测定,每天清晨卧床时自测脉搏,定期测量体重。脉搏减慢、体重增加是治疗有效的标志。若出现高热、恶心、呕吐、不明原因的腹泻、突眼加重等,警惕甲状腺危象可能,应及时就诊。

【护理评价】

患者是否恢复正常体重,活动时有无明显不适,情绪是否稳定,有无并发症发生。

甲状腺功能减退症

治疗甲状腺功能亢进症过程中,使用抗甲状腺药物或手术、^{131}I治疗造成甲状腺破坏等均可引起甲状腺功能减退症(hypothyroidism,简称甲减)。其病理特征是黏多糖在组织和皮肤堆积,表现为黏液性水肿。患者身体状况表现为怕冷、易疲劳、体重增加、智力低下、反应迟钝、记忆力减退、嗜睡、精神抑郁等。体检可见表情淡漠,面色苍白,皮肤干燥发凉、粗糙脱屑,颜面、眼睑和手部皮肤浮肿,声音嘶哑,毛发稀疏,眉毛外1/3脱落。重症者呈痴呆、幻觉、木僵、昏睡或惊厥。由于高胡萝卜素血症,手足皮肤呈姜黄色。

第三节　甲状腺癌患者的护理

DAO RU QING JING
导入情景

情景描述：

　　王女士,53岁,因甲状腺癌收治入院。手术后进食特别是饮水时出现了呛咳。若你是当班护士,请问:

　　1.患者可能发生了什么情况?

　　2.你将如何护理?

　　甲状腺癌(thyroid carcinoma)是最常见的甲状腺恶性肿瘤,约占全身恶性肿瘤的1%。除髓样癌外,绝大部分甲状腺癌起源于滤泡上皮细胞。

【病理分类】

　　1.乳头状瘤　约占成人甲状腺癌的60%和儿童甲状腺癌的全部,恶性程度较低。较早便出现淋巴结转移,但预后较好。

　　2.滤泡状腺癌　约占20%,常见于50岁左右的中年人,肿瘤生长较快属中度恶性,且有侵犯血管的倾向。33%可经血液转移到肺、肝、骨,以及中枢神经系统,患者预后不如乳头状癌。

　　3.未分化癌　约占15%,约半数有颈淋巴结转移,高度恶性,除侵犯气管、喉返神经或食管外,还能经血液向肺、骨远处转移,预后很差。

　　4.髓样癌　约占7%,来源于滤泡旁降钙素分泌细胞,细胞排列呈巢状或囊状,无乳头或滤泡结构,呈未分化状。可兼有颈淋巴结侵犯和血道转移。预后介于乳头状癌与未分化癌之间。

【护理评估】

(一)健康史

详细了解患者的出生地及生活环境,询问患者家族中有无类似疾病发生。

（二）身体状况

甲状腺各型癌的共同表现是甲状腺内发现肿块,质地坚硬而固定、表面不平。肿块逐渐增大,吞咽时上下移动度小。部分患者出现腹泻、颜面潮红、低血钙等症状。晚期可产生声音嘶哑、呼吸、吞咽困难,交感神经受压引起霍纳综合征(Horner 综合征),侵犯颈丛,从而出现耳、枕、肩等处疼痛和局部淋巴结及远处器官转移等。

（三）辅助检查

1.实验室检查 除血生化和尿常规检查外,测定甲状腺功能和血清降钙素有助于诊断髓样癌。

2.影像学检查

(1)B超检查:探测结节的位置、大小、数目及与邻近组织的关系。结节若为实质性且呈不规则反射,则恶性可能性较大。

(2)X线检查:通过 X 线检查可了解有无气管移位、狭窄、肿块钙化及上纵隔增宽。

3.细针穿刺细胞学检查 诊断正确率达 80%以上,是明确甲状腺结节性质的有效方法。

4.放射性核素扫描 甲状腺癌的放射性扫描多提示为冷结节,且边缘较模糊。

（四）心理-社会状况

了解患者心理状态,有无惶恐、焦虑、不安等心理变化,是否影响人际交往和社交活动。

（五）处理原则

目前,手术切除是各型甲状腺癌的基本治疗方法,并辅助应用核素、甲状腺激素及放射外照射等治疗。

1.手术治疗 包括甲状腺切除以及颈淋巴结清扫。甲状腺切除范围最小为腺叶加峡部切除,最大至甲状腺全切除。

2.内分泌治疗 甲状腺素片用于甲状腺癌做次全或全切除者,需终身服用,以预防甲状腺功能减退及抑制 TSH。

3.放射性核素治疗 对于 45 岁以上的乳头状腺癌和滤泡状腺癌、多发性癌灶、局部侵袭性肿瘤或有远处转移者术后可用^{131}I 治疗。

4.放射外照射治疗 主要用于未分化型甲状腺癌。

【常见护理诊断/问题】

1.焦虑 与颈部肿块性质不明、环境改变、担心手术及预后有关。

2.潜在并发症 呼吸困难和窒息、喉返和(或)喉上神经损伤、手足抽搐等。

3.清理呼吸道无效 与咽喉部及气管受刺激、分泌物增多及切口疼痛有关。

【护理目标】

患者呼吸正常,情绪稳定,无并发症发生;能接受现实,正确对待疾病。

【护理措施】

1.有效缓解焦虑

术前应多与患者沟通,消除其顾虑和恐惧。对精神过度紧张或失眠者,遵医嘱适当应用镇静剂。术后加强心理安慰,引导其正视现实。另外,应指导患者保持头颈部舒适体位,对行淋巴清扫术者,需遵医嘱及时给予镇痛剂,以利于其休息并缓解焦虑。

2. 术后并发症的观察及护理

参见本章第二节。

3. 保持呼吸道通畅

指导患者深呼吸,学会有效的咳嗽方法。术后保持呼吸道通畅,避免引流管堵塞引起颈部积血、积液,压迫气管。对手术范围较大的患者,可遵医嘱给予适量镇痛剂,以防止因切口疼痛而不敢或不愿意咳嗽,确保其呼吸道通畅。

【健康指导】

1. 心理指导　甲状腺癌患者术后存在不同程度的心理问题,要指导患者调整心态,积极配合治疗。

2. 功能锻炼　指导术后患者在切口愈合后至出院后 3 个月逐渐进行颈部功能锻炼。对于行颈淋巴结清扫术者,因斜方肌不同程度受损,功能锻炼尤为重要。

3. 治疗与随访　甲状腺全切除者应遵医嘱服用甲状腺制剂,以防止复发,如行放射治疗者应遵医嘱按时治疗,并教会患者颈部自行体检的方法,告知患者出院后定期随访,若发现结节、肿块或异常应及时就诊。

【护理评价】

患者呼吸是否正常,情绪是否稳定,有无并发症发生;能否接受现实,可否正确对待疾病。

甲状腺腺瘤

甲状腺腺瘤是最常见的甲状腺良性肿瘤。按形态学可分为滤泡状和乳头状囊性腺瘤两种,腺瘤具有完整的包膜,临床上以滤泡状腺瘤常见。本病多见于 40 岁以下妇女。临床表现为颈部出现圆形或椭圆形结节,多为单发。结节质地稍硬,表面光滑,边界清楚,无压痛,随吞咽上下移动。由于 20% 甲状腺瘤能引起甲状腺功能亢进症,10% 病例有恶变的可能,故应早期行包括腺瘤在内的患侧甲状腺大部或部分切除术。

（倪晓英　葛炜）

练习与思考

(一)选择题

A1 型题

1. 符合甲状腺功能亢进症代谢率增高的表现是下列哪一项　　　　　　　　　（　　）

A. 神经过敏、失眠　　　　　B. 心动过速、收缩压增高　　　C. 肠蠕动增快、腹泻

D. 甲状腺弥漫性肿大　　　　E. 怕热、多汗、食欲亢进

2. 甲状腺功能亢进症患者最具特征性的体征是下列哪一项　　　　　　　　　（　　）

A. 双手震颤　　　　　　　　B. 心动过速　　　　　　　　C. 眼球突出

D. 腱反射亢进　　　　　　　E. 甲状腺肿大

3. 甲状腺功能亢进症患者消化系统的特征性表现是下列哪一项　　　　　　　（　　）

A. 食欲亢进,体重下降   B. 食欲减退,体重减轻   C. 肝脏肿大,黄疸明显

D. 恶心呕吐伴水泻   E. 食欲亢进,腹痛腹泻

4. 甲状腺功能亢进症的发病,下列哪一项为易感背景   (   )

A. 遗传因素   B. 饮食因素   C. 感染因素

D. 精神因素   E. 手术创伤

5. Graves 病的主要病因是下列哪一项   (   )

A. 心理因素   B. 过度劳累   C. 病毒感染

D. 急性创伤   E. 自身免疫缺陷

6. 早期甲状腺危象的临床表现不包括下列哪一项   (   )

A. 大汗淋漓   B. 心动过速   C. 肝功能异常

D. 血压升高   E. 呕吐腹泻

7. 能直接反映甲状腺功能状态的实验室检测项目是下列哪一项   (   )

A. FT_3、FT_4 B. TT_3、TT_4 C. 血清反 T_3

D. TRH 兴奋试验   E. TSAb 测定

8. 抗甲状腺药物的作用机制是下列哪一项   (   )

A. 激活甲状腺过氧化酶活性   B. 轻度促进免疫球蛋白生成

C. 抑制甲状腺对碘的吸聚作用   D. 帮助酪氨酰残基的碘化

E. 抑制甲状腺过氧化物酶,阻断甲状腺激素合成

9. 某甲状腺功能亢进症患者,服用甲巯咪唑后出现药物反应,下列哪一项是停药观察的

重要指征   (   )

A. 头晕、乏力   B. 突眼加重   C. 中性粒细胞 $<15 \times 10^9/L$

D. 咽痛、心悸   E. 胃肠道反应

10. 甲状腺功能亢进症患者休息的环境要求,不妥的是下列哪一项   (   )

A. 安静舒适   B. 光线明亮   C. 避免噪声

D. 室温宜低   E. 单人房间

11. 甲状腺功能亢进症患者的饮食,宜给予下列哪一种食物   (   )

A. 高热量、高蛋白、高维生素   B. 高热量、高蛋白、高盐

C. 含碘丰富的食物   D. 富含高纤维素的食物

E. 辛辣刺激性食物

12. 对甲状腺功能亢进症重度浸润性突眼的护理,不妥的是下列哪一项   (   )

A. 取头低脚高位   B. 摄入低盐饮食   C. 外出时戴茶色眼镜

D. 生理盐水纱布局部湿敷   E. 抗生素眼膏涂眼

13. 甲状腺功能减退症患者的临床表现,下列哪一项不符   (   )

A. 少言懒动   B. 心动过缓   C. 性欲减退

D. 凹陷性水肿   E. 短暂性肌痛

14. 下列哪一项不是呆小病的临床表现   (   )

A. 表情呆钝   B. 四肢细长   C. 颜面苍白

D. 发音低哑   E. 鼻梁扁塌

15.所有类型的甲状腺功能减退症均需补充   （   ）
    A.甲状腺激素   B.维生素 B_{12} C.稀盐酸
    D.叶酸   E.铁剂

16.甲状腺功能减退症患者常见的护理诊断,下列哪一项除外   （   ）
    A.便秘   B.社交障碍   C.体温过高
    D.潜在并发症   E.有皮肤完整性受损的

A2 型题

17.男性患者,19岁,陕西省农民。因两侧甲状腺肿大来上海医院看病。体检除甲状腺肿大外,余无特殊异常。经甲状腺扫描等检查证实为地方性甲状腺肿。你认为引起该患者发病的主要原因是下列哪一项   （   ）
    A.碘过多   B.碘缺乏   C.酶缺陷
    D.药物因素   E.先天性 TH 合成障碍

18.女性患者,40岁。因近1个月怕热、多汗、情绪激动,且经常腹泻、心悸而来门诊检查。体检:甲状腺肿大,两手微抖,眼球稍突。实验室检查:T_3 254ng/ml,T_4 62μg/ml。诊断为甲状腺功能亢进症而收入院。你认为下列哪一项不属于护理诊断   （   ）
    A.焦虑   B.营养失调(低于机体需要量)   C.自我形象紊乱
    D.缺乏知识   E.甲状腺肿大

19.秦女士,32岁。患甲状腺功能亢进症。在进行^{131}I治疗过程中发生恶心、呕吐、大汗淋漓、神志恍惚,体格检查:体温39℃,心率160次/min,血压160/102mmHg。估计该患者发生了什么情况   （   ）
    A.^{131}I治疗正常反应   B.甲状腺危象   C.淡漠型甲状腺功能亢进
    D.甲状腺功能低下   E.亚临床甲状腺功能亢进

20.女性患者,47岁。患甲状腺功能亢进伴突眼1年。近来突眼恶化,结膜充血、水肿明显、视力下降、复视。护士在做保护眼睛的护理措施中,不正确的是下列哪一项   （   ）
    A.外出时戴茶色眼镜   B.常用眼药水湿润眼睛   C.正常摄入水、钠
    D.睡眠时抬高头部   E.眼睛不能闭合时睡前带眼罩

21.某甲状腺功能亢进症患者,服甲硫氧嘧啶已有4个月,剂量为400mg/d。目前心率76次/min,基础代谢率(BMR)正常,症状消失,体重增加。你认为该药的服用方案应做何修改   （   ）
    A.原剂量   B.加大减量   C.一半减量
    D.改维持量   E.停药

22.甲状腺功能亢进症孕妇,心率124次/min,白细胞$46×10^9$/L。下列哪一种药物应慎重使用   （   ）
    A.甲巯咪唑   B.普萘洛尔   C.卡比马唑
    D.甲硫氧嘧啶   E.丙硫氧嘧啶

23.某甲状腺功能亢进症患者,原有Ⅱ度房室传导阻滞,心动过速,在制订治疗方案时,应禁用下列哪一种药   （   ）
    A.普萘洛尔   B.甲巯咪唑   C.卡比马唑

D. 地西泮 　　　　　　　E. 甲基硫尿嘧啶

24. 女性患者,32 岁。发现甲状腺功能亢进症 2 个月。体检:甲状腺弥漫性肿大,肝肋下 2 指,心率 120 次/min。曾用硫氧嘧啶类药物,但出现变态反应。实验室检查:白细胞 32×10^9/L,丙氨酸氨基转移酶(ALT)79U/L。你认为该患者最佳的治疗方案是 　　　(　　)

A. 手术治疗 　　　　　　B. 地西泮 　　　　　　C. 放射性[131]I

D. 抗甲状腺药物 　　　　E. 碘化物

25. 黄女士,30 岁。因疲乏无力、多汗怕热、爱发脾气、食欲亢进、经常腹泻、体重减轻,诊断为甲状腺功能亢进症。护士为其进行饮食指导时,应告诉患者避免食用下列哪一类食物 　　　(　　)

A. 高热量、高蛋白食物 　　B. 含碘量少的食物 　　C. 高纤维素食物

D. 富含钾、钙的食物 　　　E. 豆腐、豆浆等豆制品

26. 某患者甲状腺功能亢进症 3 年,短期服卡比马唑后病情好转,自行停药,其后又复发。近两天出现高热多汗,心动过速、频发期前收缩、血压升高、脉压增宽。诊为甲状腺危象,下列哪一项护理措施是错误的 　　　(　　)

A. 停用抗甲状腺药物 　　B. 绝对卧床休息 　　　C. 采取物理降温措施

D. 按医嘱用降压药物 　　E. 补充足够液体

27. 女性患者,42 岁。因近 1 个月怕热、多汗、情绪激动、经常腹泻、心悸而门诊检查。体检:甲状腺肿大,两手微抖,眼球稍突。实验室检查:FT_3 16pmol/L,FT_4 42pmol/L。诊断为甲状腺功能亢进症,收入院进一步诊治。你认为下列哪一项不属于护理诊断 　　　(　　)

A. 焦虑 　　　　　　　　B. 腹泻 　　　　　　　C. 知识缺乏

D. 突眼症 　　　　　　　E. 自我形象紊乱

A3 型题/ A4 型题

(28—30 题共用题干)

男性患者,27 岁。因患甲状腺功能亢进症而入院治疗,今晚和女朋友发生争执后不久便出现烦躁不安、高热、呕吐、大汗、心率加快、血压骤升。

28. 你认为该患者发生了下列哪一种征象 　　　(　　)

A. 甲状腺危象 　　　　　B. 甲状腺功能亢进性心脏病 　　C. 淡漠型甲状腺功能亢进

D. 黏液性水肿 　　　　　E. T_3 型甲状腺功能亢进

29. 紧急处理措施中,下列哪一项不妥 　　　(　　)

A. 首选丙硫氧嘧啶 　　　B. 用热水袋保暖 　　　C. 口服复方碘溶液

D. 地塞米松静脉滴注 　　E. 必要时透析疗法

30. 对此患者采取的护理措施中,下列哪一项不妥 　　　(　　)

A. 立即置于光线较暗的抢救室 　　　B. 物理降温、止吐,做好皮肤护理

C. 迅速建立静脉通路 　　　D. 严密观察病情变化,并准确记录

E. 大量喝开水与浓茶

(二)填空题

31. 典型甲状腺功能亢进症的主要体征有_____和_____。

32. 常见的抗甲状腺药物有_____和_____两大类。

33. 甲状腺功能亢进症患者宜给予_____、_____、_____饮食。

34. 地方性甲状腺肿流行地区主要采用_____防治本病。

35. 甲状腺功能亢进症突眼分为_____和_____两种。

36. 甲状腺功能亢进症患者严重并发症是_____。

37. 甲状腺功能亢进症治疗包括_____、_____、_____3种。

38. 放射性^{131}I治疗甲状腺功能亢进症最常见副作用是_____。

39. 各型甲状腺功能减退症的治疗均需用_____进行替代治疗。

40. 甲状腺功能亢进症患者消化系统特征性表现为_____。

41. 甲状腺功能亢进症患者心血管系统特征性表现为_____。

42. 抗甲状腺药物主要副作用是_____和_____。

43. 甲状腺功能减退严重时常见体征为_____。

44. 地方性甲状腺肿最常见病因是_____。

(三)名词解释

45. 甲状腺功能亢进　　46. 甲状腺功能减退　　47. 单纯性甲状腺肿

48. 甲状腺危象　　49. 浸润性突眼　　50. 甲状腺功能亢进高代谢综合征

(四)简答题

51. 简述甲状腺功能亢进症合并突眼的护理。

52. 如何配合医师抢救甲状腺危象?

53. 为什么甲状腺功能亢进症患者会出现周期性瘫痪(麻痹)?

54. 详述甲状腺功能亢进症患者的饮食护理要求。

55. 怎样对甲状腺功能亢进症患者进行保健指导?

56. 如何加强病因治疗和预防甲状腺功能减退?

57. 为什么要做好甲状腺功能亢进症患者的心理护理?

58. 简述黏液性水肿昏迷的护理。

59. 简述地方性甲状腺肿的饮食护理。

60. 甲状腺功能亢进症患者的护理诊断有哪些?

(五)病例分析

61. 男性患者,50岁。于2008年6月开始感觉疲乏无力,夜间失眠,怕热多汗,食欲亢进。2周后出现低热,体重下降,突眼,经医院门诊有关检查,诊断为甲状腺功能亢进症,予以硫氧嘧啶类药物治疗,症状渐趋好转。同年10月24日,因其妻子车祸死亡而悲痛万分,次日出现恶心、呕吐、烦躁不安、心动过速、高热和出冷汗,即急诊住院。体格检查:体温39.6℃,脉搏128次/min,呼吸24次/min,血压253/133kPa(200/100mmHg)。神志清,紧张貌,巩膜无黄染。甲状腺肿大,眼球突出。两肺阴性。心律齐,心率128次/min,心尖部有收缩期Ⅱ级杂音,第一心音增强。腹部与神经系统无异常发现。

请解答:

(1)该患者发生了什么情况?

(2)目前患者所存在的护理诊断有哪些?

(3)如何配合医师抢救?

第十一章　代谢性疾病患者的护理

📖 **学习目标**

1. 掌握糖尿病患者的护理评估、护理措施及糖尿病患者酮症酸中毒的抢救配合要点。
2. 熟悉糖尿病的临床表现、辅助检查和治疗原则。
3. 了解糖尿病的病因和发病机制。
4. 能评估糖尿病患者的病情变化,为糖尿病患者制订饮食处方和运动处方,指导糖尿病患者合理用药和病情监测。
5. 掌握痛风患者的护理评估。
6. 熟悉痛风的定义、病因、临床表现、辅助检查和治疗原则。
7. 了解痛风的发病机制和关节疼痛鉴别。
8. 能针对患者的病情变化,提供相应的护理措施并作健康宣教。
9. 具有高度责任感,以及耐心、细致的态度,尊重、爱护患者。

第一节　糖尿病患者的护理

DAO RU QING JING

导入情景

情景描述:

　　男性,18岁,患1型糖尿病多年,长期用胰岛素治疗,因血糖控制不满意,胰岛素用量每餐加2U,今日中午注射胰岛素后2h,出现心慌,头晕,出汗,软弱无力感。

　　若你是当班护士,请问:

　　1.患者可能发生了什么情况?

　　2.你应该如何处理?

　　糖尿病是由多种原因引起胰岛素分泌和(或)作用缺陷导致的以血葡萄糖水平慢性增高为特征的代谢异常综合征。除碳水化合物外,尚有蛋白质、脂肪代谢紊乱和继发性水、电解质代谢紊乱。临床上以"三多一少"(多尿、多饮、多食和体重减少)为其特征性表现。血糖长期控制不良常可引起眼、肾、心血管和神经系统慢性进行性损害,以至于功能减退甚至衰竭。病情急性加重或应激时,代谢紊乱急剧恶化,可表现为酮症酸中毒昏迷和高渗性昏迷等,严重影响患者生活质量与寿命。

糖尿病的患者数正随着人口老化、生活方式的改变、生活水平的提高,以及诊疗技术的提高而迅速增加。近 30 年来,我国糖尿病患病率显著增加。特别是近 10 年来,糖尿病流行情况更为严重。2007 至 2008 年,在中华医学会糖尿病学分会(CDS)组织下,全国 14 个省市进行了糖尿病的流行病学调查,我国 20 岁以上的成年人糖尿病患病率为 9.7%,中国成人 2 型糖尿病及糖尿病前期总数达 9240 万,其中农村约 4310 万,城市约 4930 万。我国可能已成为世界上糖尿病患者数最多的国家。糖尿病已成为严重威胁人类健康的世界性公共卫生问题。

【分类】

糖尿病按目前国际上通用的病因学分型可分为 4 型。

(一)1 型糖尿病

胰岛 β 细胞破坏导致胰岛素绝对不足,分为免疫介导性和特发性。

1. 免疫介导性 1 型糖尿病　包括以前所称的胰岛素依赖型糖尿病,青少年起病者发病较急,症状明显,常有酮症酸中毒,可查得 β 细胞胰岛素分泌不足的证据。随着胰岛功能逐渐减退,最终需要胰岛素治疗。

2. 特发性 1 型糖尿病　有些患者始终缺乏自身免疫反应的证据,针对胰岛 β 细胞等的自身抗体阴性,常有明显的家族史。患者持久缺乏胰岛素,起病早期可有酮症,需胰岛素治疗。

(二)2 型糖尿病

胰岛素抵抗为主伴胰岛素分泌不足,或胰岛素分泌不足为主伴胰岛素抵抗,占糖尿病患者 95%。可发生于任何年龄,但多见于成人,尤其 40 岁以上。发病多缓慢,症状相对较轻,一半以上无任何症状,有些患者因并发症或体检被发现。糖尿病诊断时已有血管并发症存在,提示患者已有 5~10 年病程。

(三)其他特殊类型糖尿病

β 细胞功能遗传缺陷、胰岛素作用遗传缺陷、胰腺外分泌疾病、其他内分泌疾病等继发性糖尿病。

(四)妊娠期糖尿病

妊娠过程中初次发现的糖耐量异常,无论是否用胰岛素或单用饮食治疗,也不论分娩后是否持续,均可认为是妊娠期糖尿病。

【病因和发病机制】

糖尿病的病因和发病机制较为复杂,至今尚未明了。

(一)1 型糖尿病

目前普遍认为 1 型糖尿病为自身免疫性疾病,发病主要由遗传和环境因素共同参与。

1. 多基因遗传因素　1 型糖尿病存在遗传特异质性,研究发现 1 型糖尿病与某些特殊 HLA 类型有关。

2. 环境因素 病毒感染、化学毒物和食物因素受到动物模型和流行病学的支持。已知与 1 型糖尿病有关的病毒有柯萨奇 B_4 病毒、腮腺炎病毒、风疹病毒、巨细胞病毒和脑炎心肌炎病毒等。在发病机制上认为病毒感染可直接损伤胰岛组织,引起糖尿病;病毒感染也可能损伤胰岛组织后,诱发自身免疫反应,进一步损伤胰岛组织而引起糖尿病。

3. 自身免疫 有大量的证据证实 1 型糖尿病为自身免疫疾病,90％的新发糖尿病存在胰岛细胞抗体,细胞免疫的异常更是本型疾病的致病因素。

4. 自然史 1 型糖尿病都存在着从个体存在遗传易感性、自身免疫反应启动、免疫学异常出现、进行性胰岛 β 细胞功能丧失、临床糖尿病出现直到胰岛 β 细胞完全破坏的 6 个阶段。

(二)2 型糖尿病

有更明显的遗传因素,由多基因异常的总效应引起。环境因素也共同参与发病,包括人口老龄化、都市化进程、营养因素、肥胖和活动不足等。

目前认为 2 型糖尿病的发生、发展可分为遗传易感性、高胰岛素血症和(或)胰岛素抵抗、糖耐量降低(IGT)和空腹血糖调节受损(IFG)、临床糖尿病 4 个阶段。

胰岛素抵抗是指机体对一定量的胰岛素的生物学反应低于预计正常水平的一种现象。胰岛素抵抗和胰岛素分泌缺陷是 2 型糖尿病发病机制的两个基本环节和特征,并与动脉粥样硬化性心血管疾病、高血压、血脂异常、内脏型肥胖有关。胰岛素抵抗是 2 型糖尿病临床过程中的早期缺陷,处于这个阶段的患者,血胰岛素水平可正常或高于正常,但它与胰岛素受体的结合能力以及结合后的效应均减弱,胰岛素介导下的肌肉和脂肪组织摄取葡萄糖的能力降低,同时肝脏葡萄糖生成增加。为了克服这种情况,胰岛素分泌率增高,但仍然不能使血糖恢复到正常的基础水平,最终导致高血糖。

【病理生理】

胰岛素的绝对和相对不足引起糖、蛋白质、脂肪代谢紊乱。肝、肌肉和脂肪组织对葡萄糖利用的减少及肝糖输出的增多是血糖增高的主要原因。蛋白质合成减弱,分解加速,呈负氮平衡。由于胰岛素不足,脂肪合成减少,脂蛋白、脂酶活性降低,血游离脂肪酸和甘油三酯升高。胰岛素极度缺乏时,脂肪大量动员,产生大量酮体,超过机体氧化利用的能力,可发展为酮症酸中毒。近期研究认为长期的脂肪代谢紊乱是导致糖尿病及其并发症原发的病理生理机制。

【护理评估】

(一)健康史

患病与治疗经过:详细询问有无糖尿病家族史、巨大胎儿史及血糖检测等;起病的时间、主要症状的特点及演变;有无糖尿病神经、血管受损的表现;起病后的血糖检测及目前用药或胰岛素使用情况等。

(二)身体状况

1. 代谢紊乱综合征

(1)多尿、烦渴、多饮:血糖升高的渗透性利尿导致多尿,继而口渴多饮。患者每日尿量可达 2L 以上。

（2）善饥多食：为补充损失的糖分，维持机体活动，患者常善饥多食。

（3）消瘦、疲乏无力、体重减轻：由于葡萄糖利用障碍，脂肪分解增多，蛋白质代谢呈负平衡。机体逐渐消瘦，体重减轻。

典型患者常被描述为"三多一少"，即多尿、多饮、多食。1型糖尿病大多起病快，症状重。2型糖尿病多数起病慢，病情相对轻。1型糖尿病和2型糖尿病的区别见表11-1。

表 11-1　1 型和 2 型糖尿病的区别

	1 型糖尿病	2 型糖尿病
起病年龄	多在 35 岁前	多在 40 岁以后
起病情况	急性	缓慢
"三多一少"症状	典型明显	轻
体形	多消瘦	多肥胖
酮症倾向	有	无
胰岛素治疗	敏感、必须	不敏感
口服降糖药物治疗	无效	有效
胰岛素、C-肽水平	低	正常或增高

患者尚可出现皮肤瘙痒，尤其是外阴瘙痒。高血糖还可使眼房水、晶体渗透压改变，引起屈光改变。

2. 并发症

（1）急性并发症

①糖尿病酮症酸中毒（diabetic ketoacidosis，DKA）：指在各种诱因影响下胰岛素严重不足，引起以高血糖、高血酮和代谢性酸中毒为主要表现的临床综合征。糖尿病代谢紊乱加重时，脂肪分解加速，大量脂肪酸在肝经 β 氧化产生大量乙酰乙酸、β-羟丁酸和丙酮，三者统称为酮体。血清酮体积聚超过正常水平时称为酮血症。尿酮体排出增多称为酮尿，临床上统称为酮症。乙酰乙酸、β-羟丁酸均为较强的有机酸，大量消耗体内的储备碱，若代谢进一步加剧，血酮继续升高，超过机体处理能力，便发生代谢性酸中毒。

常见诱因有感染、饮食不当、治疗不当、创伤、麻醉、手术、妊娠和分娩、精神紧张或严重刺激引起应激状态等。

多数患者发生意识障碍前常有烦渴多饮、多尿、疲乏等糖尿病症状加重现象。当酸中毒发展至失代偿时病情迅速恶化，极度口渴、多尿，出现食欲减退、恶心、呕吐，少数有腹痛，似急腹症。常伴头痛、烦躁、嗜睡、面颊潮红、呼吸深大（Kussmaul 呼吸），部分患者呼气中有烂苹果味。后期出现严重失水、少尿、皮肤黏膜干燥、眼球下陷、脉搏细速、血压下降、四肢厥冷、体温不升等休克及心肾功能不全的表现。晚期各种反射迟钝甚至消失，终至昏迷。

肾功能正常时，尿糖、尿酮体强阳性。当肾功能严重损害时，尿糖、尿酮体阳性程度与血糖、血酮不相符。早期每日尿量增多达 3000ml 以上。当严重休克、急性肾衰竭时可尿少甚至尿闭。血糖多为 16.7～33.3mmol/L，有时可达 55.5mmol/L 以上。血酮体增高，多在 4.8mmol/L 以上。二氧化碳结合力降低。

②高渗性非酮症糖尿病昏迷(hyperosmolar nonketotic diabetic coma,HNC):简称高渗性昏迷,是因高血糖引起的以血浆渗透压增高、严重脱水和进行性意识障碍为主要表现的临床综合征。常见诱因有感染、创伤、手术、脑卒中、脱水、摄入高糖等,或使用某些药物如糖皮质激素、利尿剂、β-受体阻滞剂等。起病缓慢,症状逐渐加重,历时数天至数周。常先有多尿烦渴,无明显多食,反而食欲减退,畏食;后脱水逐渐加重,出现神经精神症状,如嗜睡、幻觉、定向障碍、拍击样震颤、癫痫样抽搐等。

实验室检查:尿糖强阳性,早期尿量明显增多,晚期尿少或尿闭。血糖常高至33.3mmol/L以上,血钠可至155mmol/L,血浆渗透压显著升高达330～460mmol/L,无或有轻度酮症,血尿素氮(BUN)及肌酐升高,白细胞明显升高。

③感染:糖尿病患者常反复发生疖、痈等皮肤化脓性感染,严重时可致败血症或脓毒败血症。皮肤真菌感染如足癣、体癣也常见,女性患者常合并真菌性阴道炎。糖尿病合并肺结核发生率较高,且病情严重。尿路感染尤其多见于女性,反复发作,可转为慢性。

(2)慢性并发症:糖尿病的慢性并发症可遍及全身器官,这些并发症可单独出现,也可以不同组合同时或先后出现。

①大血管病变:糖尿病患者群中动脉粥样硬化患病率较高,主要侵犯主动脉、冠状动脉、脑动脉、肾动脉和肢体动脉,引起冠心病、脑血管病、肾动脉和肢体动脉硬化等。肢体外周动脉粥样硬化常以下肢动脉病变为主,表现为下肢疼痛、感觉异常和间歇性跛行,严重供血不足可导致肢体坏疽。

②微血管病变:糖尿病微血管病变的典型改变是微循环障碍、微血管瘤形成和微血管基底膜增厚,主要累及视网膜、肾、神经和心肌组织,尤以肾病和视网膜病最为重要。糖尿病肾病是1型糖尿病的主要死因,在2型糖尿病中其危害仅次于冠状动脉和脑血管粥样硬化。临床表现为蛋白尿、水肿、高血压、肾功能逐渐减退以至肾衰竭。糖尿病视网膜病变是失明的主要原因,多发生于病程超过10年者。

③神经病变:主要累及周围神经,常为对称性,下肢较上肢严重,由远至近缓慢进展,感觉障碍呈手套袜子型分布,运动障碍出现稍迟,肌张力降低,肌力减弱,以四肢远端明显。单一外周神经损害主要发生在颅神经,以动眼神经麻痹为主,其次为外展神经。自主神经病变也较常见,影响胃肠、心血管、泌尿生殖系统功能,如瞳孔改变、排汗异常、腹泻、直立性低血压、尿潴留、阳痿等。

④眼部其他病变:可引起白内障、青光眼、黄斑病和屈光不正等。

⑤糖尿病足:WHO将其定义为糖尿病患者出现的与下肢远端神经异常和不同程度的周围血管病变相关的足部(踝关节或踝关节以下的部分)感染、溃疡和(或)深层组织破坏。由于神经营养不良和外伤的共同作用,可引起营养不良性关节炎,好发于足部和下肢各关节,受累关节有广泛骨质破坏和畸形。糖尿病足是截肢致残的主要原因。

(三)辅助检查

1.尿糖测定 肾糖阈正常的情况下,当血糖达到8～10mmol/L时,尿糖出现阳性。尿糖阳性是诊断糖尿病的重要线索,但尿糖阴性不能排除糖尿病的可能。每日4次尿糖定性(三餐前、睡前或分段检查)、24h尿糖定量测定,可作为判断疗效指标和调整降糖药物剂量的参考。但在并发肾小球硬化症时,肾糖阈升高可呈假阴性,反之肾糖阈降低可呈假阳性。

2. 血糖测定 血糖升高是诊断糖尿病的重要依据,也是判断病情和病情控制的主要指标。测定抽静脉血或毛细血管血,可用血浆、血清和全血。临床诊断时主张用静脉血浆测定,空腹血糖正常范围为 3.9~5.6mmol/L;5.6~6.9mmol/L 为空腹血糖调节受损(IFG)。糖尿病的诊断标准:糖尿病症状加任意时间血浆葡萄糖≥11.1mmol/L 或空腹血糖≥7.0mmol/L。

3. 葡萄糖耐量试验 血糖高于正常范围又未达到糖尿病诊断标准值,需进行口服葡萄糖耐量试验(OGTT)。OGTT 应在清晨进行,取空腹血标本后,受试者(成年人)口服含有 75g 无水葡萄糖的水溶液 250~300ml,5min 内饮完,服后 30min、60min、120min 和 180min 取静脉血测血浆葡萄糖。若 2h 时测得血糖值在 7.8~11.0mmol/L,则为糖耐量减低。

4. 糖化血红蛋白 A1(GHbA1)和糖化血浆白蛋白(FA)的测定 作为糖尿病控制的监测指标之一,不作为诊断依据。GHbA1 为血红蛋白中 2 条 β 链 N 端的缬氨酸与葡萄糖非酶化结合而成,为不可逆反应,且与血糖浓度正相关。由于红细胞寿命为 120d,故 GHbA1 测定可反映抽血前 8~12 周血糖的总水平,以弥补空腹血糖只反映瞬间血糖值的不足。血浆白蛋白也可与葡萄糖发生非酶化反应而形成果糖胺,正常值为 1.7~2.8mmol/L,因白蛋白半衰期为 19d,故 FA 测定可反映糖尿病患者近 2~3 周的血糖总水平。

5. 血浆胰岛素和 C-肽测定 有助于评价胰岛 β 细胞的储备功能,并指导治疗,但不作为诊断糖尿病的依据。

(四)心理-社会状况

评估患者及其家庭对疾病的认知,有无焦虑、恐惧等心理变化,社区医疗服务情况等。

(五)处理原则

糖尿病的治疗应坚持早期、长期、综合治疗及治疗方法个体化的原则。治疗目标是使血糖达到或接近正常水平,纠正代谢紊乱,消除糖尿病及相关症状,防止和延缓并发症,维持良好的健康和劳动能力,延长寿命并提高患者的生活质量。国际糖尿病联盟(IDF)提出了糖尿病现代治疗的 5 个要点,分别为:饮食控制、运动疗法、血糖监测、药物治疗和糖尿病教育。

1. 饮食疗法 这是糖尿病的一项基础治疗,可以减轻胰岛 β 细胞的负担,必须长期严格执行。饮食治疗的目的在于维持标准体重,保证未成年人的正常生长发育,纠正已发生的代谢紊乱,使血糖、血脂达到或接近正常水平。有利于 1 型糖尿病患者控制高血糖和防止低血糖的发生。有利于 2 型糖尿病患者减轻体重,改善高血糖、高血压和脂代谢紊乱,延缓并发症的发生。膳食调配中应倡导食用纤维素膳食,限制水果、糖及糖制品,少食动物内脏、高胆固醇、高动物脂肪的饮食。

2. 运动疗法 适当的运动可以使糖尿病患者减轻体重,促进糖的利用,改善血糖、血脂水平,降低胰岛素抵抗,对糖尿病患者十分有益。应根据病情、体力情况、个人爱好,选择不同的运动方式和适当的运动量,一般每周 3 次以上,进餐 1h 后锻炼 20~30min。外出运动时宜随身携带食品以防低血糖的发生。

3. 口服药物治疗

(1)磺脲类(sulfonylureas,SUs):SUs 主要作用机制是刺激 β 细胞释放胰岛素。主要适应证:饮食和运动治疗不能有效控制血糖的 2 型糖尿病患者,应用双胍类不能有效控制血糖的 2 型糖尿病患者,未用胰岛素或胰岛素每日量在 30U 以下者和胰岛素不敏感者。禁忌证:

①1型糖尿病；②2型糖尿病合并严重感染、手术、分娩等各种应激状态；③糖尿病酮症酸中毒或高渗性昏迷患者；④各种心、脑、肝、肾严重功能障碍者；⑤对于本类药物过敏或严重不良反应者。常用磺脲类药物有格列吡嗪（美吡哒）、格列喹酮（糖适平）、格列齐特（达美康）、格列苯脲（优降糖）等。

(2)双胍类(biguanides)：主要作用机制是促进肌肉等外周组织摄取葡萄糖，加速无氧酵解，抑制糖异生及糖原分解。主要适应证：轻、中度2型糖尿病患者，尤其是肥胖者；经磺脲类治疗效果不佳者；1型糖尿病血糖波动大的，可加用本类药物。副作用有胃肠道反应，口苦、金属味、恶心、呕吐、腹泻等，进食中服用及小剂量开始可减轻此反应。少数有过敏反应。常用药物主要有二甲双胍（甲福明）、苯乙双胍（降糖灵），后者因副作用明显现已少用。

(3)α-糖苷酶抑制剂(α-glucosidase inhibitor)：作用机制是抑制小肠黏膜上的α-糖苷酶，延缓碳水化合物的吸收，降低餐后高血糖。主要适应证：1型糖尿病配合胰岛素治疗；肥胖的2型糖尿病。常见副作用为胃肠道反应，如腹胀、肠鸣，偶有腹痛、腹泻。药物有阿卡波糖（拜糖平），优格列波糖（倍欣）。

(4)胰岛素增敏剂噻唑烷二酮类(thiazolidinediones，TZD)：主要作用是使靶组织对胰岛素的敏感性增强，减轻胰岛素抵抗。主要适应证：症状轻、肥胖的2型糖尿病患者，特别是有胰岛素抵抗的患者。副作用轻微、少见，主要是水肿。常用药物：罗格列酮和吡格列酮。

4.胰岛素治疗

(1)适应证：①1型糖尿病；②2型糖尿病经饮食控制和口服药物治疗未得到良好控制；③糖尿病并发急性并发症和慢性并发症；④糖尿病合并严重感染、消耗性疾病、急性心肌梗死、肝肾功能不全及脑卒中；⑤创伤、手术、妊娠及分娩。

(2)剂量类型：按来源不同分为猪、牛及基因重组人胰岛素（纯度高，局部过敏反应少，不易产生胰岛素抵抗）；按作用时间分为速效、中效和长效；按纯度分可分普通制剂和高纯胰岛素。临床常用胰岛素制剂特点见表11-2。

表11-2　常用胰岛素制剂特点

类别	制剂	皮下注射作用时间(h)		
		开始	高峰	持续
速效	普通胰岛素	0.5	2～4	6～8
	半慢胰岛素锌混悬液	1～2	4～6	10～16
中效	低精蛋白锌胰岛素	1～3	6～12	18～26
	慢胰岛素锌混悬液			
长效	精蛋白锌胰岛素	3～8	14～24	28～36
	特慢胰岛素锌混悬液			

(3)使用原则和剂量调节：在饮食和运动治疗基础上进行，根据血糖反应作出适当调整。开始时宜用速效胰岛素，从小剂量开始。重度并发症或合并症应用普通胰岛素，剂量稳定后如40U以下者可用长效或中效胰岛素，1～2次/d。通常使用皮下注射法。

(4)不良反应：①低血糖反应是主要副作用，常见于胰岛素过量、胰岛素注射后未按时进食或运动量过大。一般以静脉血浆葡萄糖浓度低于 2.8mmol/L 作为低血糖的标准。②过敏反应,通常为局部过敏反应,罕见严重过敏反应如血清病、过敏性休克。③屈光改变。④胰岛素水肿。⑤注射部位脂肪营养不良。⑥胰岛素抵抗:在无酮症酸中毒或拮抗胰岛素因素存在的情况下,胰岛素需要量超过 200U/d。

5.糖尿病酮症酸中毒和高渗性非酮症昏迷的治疗

(1)补液:对抢救 DKA 极为重要,不仅纠正脱水,还有助于血糖下降和酮体清除。常先补生理盐水,当血糖降至 13.9mmol/L(250mg/dl)左右时改用 5% 葡萄糖液,并加入对抗量的胰岛素。补液量根据脱水程度而定,4000～6000ml/d,先快后慢,根据年龄、心肾功能调节补液速度。

(2)小剂量胰岛素疗法:胰岛素按 0.1U/(kg·h),静脉、肌肉或皮下注射,血浓度100～120μU/ml可抑制脂肪分解和酮体的产生,有效降低血糖。3 种方法均可加用首次负荷量,静脉注射普通胰岛素 10～20U。血糖下降速度一般以每小时降低 3.9～6.1mmol/L 为宜。用药过程中须密切监测血糖,需每 1～2 小时检测血糖、钾、钠和尿糖、尿酮等,酌情调节剂量,该疗法优点是减少大剂量胰岛素所引起的低血糖、低血钾和脑水肿的发生率。

(3)纠正电解质紊乱及酸碱平衡失调:患者存在不同程度的钾丢失,有尿后应及时补钾。治疗中必须监测血钾和心电图变化,血钾正常后仍须口服补钾数日。先滴注生理盐水可纠正低钠和低氯血症,亦能避免高渗性昏迷时诱发脑水肿和溶血,以后根据血钠和血渗结果进行调整。随着补液和胰岛素的使用,代谢性酸中毒常得以纠正,故轻、中度酸中毒不必补碱;重度酸中毒(pH<7.1)或 CO_2 结合力(CP)为 4.5～6.7mmol/L 时,可用 5% 碳酸氢钠50mmol/L稀释至等渗溶液(1.25%)后静脉滴注。应避免与胰岛素使用同一通路,以防降低胰岛素效价。

(4)去除诱因和并发症预防:积极寻找和处理诱发因素,如针对感染、心力衰竭、肾衰竭等治疗。

【常见护理诊断/问题】

1.营养失调(低于或高于机体需要量) 与胰岛素不足引起的代谢紊乱有关。

2.知识缺乏 缺乏有关糖尿病治疗、并发症预防和自我保健的知识。

3.有皮肤完整性受损的危险 与皮肤微循环障碍有关。

4.活动无耐力 与葡萄糖不能被利用,不能有效释放能量有关。

5.潜在并发症 感染、糖尿病酮症酸中毒和高渗性非酮症昏迷等。

【护理目标】

1.患者体重恢复接近标准体重,血糖正常或趋于正常。

2.患者具备一定的疾病防治知识,如说出常见并发症及降糖药的不良反应,学会尿糖、血糖测定和胰岛素注射技术。

3.患者皮肤黏膜无破溃及感染。

4.在适度的范围内,患者能逐渐增加活动量,能实现生活自理。

5.患者不发生酮症酸中毒等急性并发症或发生时能被及时发现和处理。

【护理措施】

(一)心理护理

本病是一种慢性病,并发症多且出现脏器损害,长期的饮食控制、药物治疗,患者的心理压力大,经济负担重,会失去战胜疾病和生活的信心。护士应关心理解患者,告诉患者本病的知识和预后,使患者了解虽然本病不能治愈,但通过规范的综合治疗,同样可以有较高的生活质量和较长的寿命。

(二)一般护理

1.饮食护理 作为一项重要的基础护理措施,有助于血糖、尿糖的恢复,并提供足够的热量和营养来保持机体代谢平衡,防止并发症的发生。

(1)糖尿病的饮食计划

①制定总热量:按性别、年龄、身高查表或用简易公式计算出理想体重:[理想体重(kg)=身高(cm)−105],然后根据理想体重和工作性质,参照原来生活习惯等因素,计算出每日总热量。成年人休息状态下,每日每公斤理想体重给予热量105～125.5kJ(25～30kcal),轻体力劳动125.5～146kJ(30～35kcal),中体力劳动146～167kJ(35～40kcal),重体力劳动167kJ(40kcal)以上。儿童、孕妇、乳母、营养不良和消瘦,伴有消耗性疾病者应酌情增加,肥胖者酌情减少,使体重逐渐恢复至理想体重的±5%。

②将总热量换算成营养物质的供应量:确定总热量以及碳水化合物、脂肪、蛋白质组成后,把热量换算成食物重量,每克碳水化合物、蛋白质均产热16.7kJ(4kcal),每克脂肪产热37.7kJ(9kcal),然后制定食谱。其中碳水化合物含量占50%～60%,蛋白质含量约占15%,成人每日每公斤理想体重所需蛋白质0.8～1.2g,儿童、孕妇、乳母、慢性消耗性疾病者等可增至1.5～2.0g。脂肪含量约占30%,饱和脂肪、多价不饱和脂肪和单价不饱和脂肪比例应为1∶1∶1,每日胆固醇摄入量小于300mg。

③餐次分配:根据生活习惯和配合药物治疗的需要,按每日三餐各1/3或1/5、2/5、2/5分配,也可按4餐分为1/7、2/7、2/7、2/7。

(2)注意事项:①饮食计划中的饮食量应基本固定,避免随意增减而引起血糖波动。②应忌食葡萄糖、蔗糖、蜜糖及其制品;蛋白质中要保证1/3以上是动物蛋白;限制动物脂肪和富含胆固醇的食物,提倡使用植物油,忌食油炸、油煎食物;提倡食用富含纤维素的食物。③患者进行体育锻炼时不宜空腹,应随身携带一些方便食品如饼干、糖果,以备在偶然发生低血糖时食用。④注意按时进餐,如已服降糖药或注射胰岛素而未能及时进食,则极易发生低血糖。⑤限制饮酒,每天食盐摄入小于6g。⑥每周定期测量体重1次,衣服重量要相同,且用同一磅秤。如果体重改变>2kg,应报告医生。

2.运动指导 告诉患者运动的好处,尤其应鼓励2型糖尿病肥胖患者运动和做适当的体力劳动。

(1)运动锻炼的方式:患者可根据病情、体力情况、个人爱好选择不同的有氧运动,如做操、慢跑、游泳等,其中步行活动安全,可作为首选的锻炼方式。应限制运动强度,以运动时每分钟心率=170−年龄为宜。每周3次以上,运动开始时间选在餐后1h进行,持续约30～60min,运动中要注意低血糖反应。

(2)注意事项:①运动前评估糖尿病的控制情况,患者可根据具体情况决定运动方式、时间及所采用的运动量。②运动应尽量避免恶劣天气,天气炎热应保证水的摄入,寒冷天气应注意保暖。③随身携带糖果,当出现饥饿、心慌、出冷汗、头晕及四肢无力或颤抖等低血糖症状时及时食用,以缓解症状。④对运动过程进行严密监测,如出现胸闷、胸痛、视力模糊等应立即停止运动并及时处理。⑤随身携带糖尿病卡以备急需。⑥运动后做好运动日记,以便观察疗效和不良反应。

(三)用药护理

1.口服降糖药的护理　指导患者服药方法,如磺脲类药物宜在餐前半小时服用;双胍类可在进餐时服用,α-糖苷酶抑制剂与第一口饭同服,胰岛素增敏剂则可空腹服用。在不良反应中,磺脲类主要是低血糖反应,也有皮疹、恶心等,双胍类主要是恶心等消化道反应,还要注意心肾功能不全时可诱发乳酸性酸中毒。

2.胰岛素治疗的护理　指导患者正确使用胰岛素,普通胰岛素于饭前半小时皮下注射,低精蛋白锌胰岛素在早餐前 1h 皮下注射。应教会患者注射技术,并注意:①胰岛素宜保存在冰箱的冷藏室内,温度不宜高于30℃或低于2℃。②如需人工混合胰岛素,应先抽取短效胰岛素,再抽取中、长效胰岛素,然后混匀。③采用皮下注射法,注射部位多选择在腹部、上臂外侧、大腿内侧,应交替更换以免形成硬结。④注射时间一定要定时,一般在餐前半小时或 1h,注射胰岛素后应在规定时间内进餐,以免发生低血糖反应。⑤应用胰岛素过程中,随时监测血糖变化,如确实发生低血糖可进食含糖饮料或静脉注射 50％葡萄糖。⑥注射胰岛素还可能发生胰岛素过敏和注射部位皮下脂肪萎缩或增生,应注意观察及处理。

(四)并发症的护理

1.预防感染护理　①保持环境卫生,应用空调时要注意通风。②积极防治上呼吸道感染和泌尿生殖道感染。③保持皮肤清洁,防止疖痈感染和皮肤真菌感染。

2.糖尿病足护理　①足部观察与检查:经常做光脚检查,皮肤、趾甲有无感染、有无感觉减退、麻木、刺痛、皮肤温度、足背动脉搏动和踝反射等。②促进肢体的血液循环:冬天足的保暖要适度,了解痛觉减退程度,正确掌握沐浴的适宜水温,避免烫伤。经常按摩足部,每天进行适度的运动。积极戒烟。③选择合适的鞋袜,避免足部受伤:选择宽松柔软的布鞋和袜子。④保持足部清洁,避免感染:勤换鞋袜,每天用温水清洁足部,并及时擦干。及时治疗足部霉菌和小伤口。

3.糖尿病酮症酸中毒和高渗性非酮症昏迷护理　①将患者安置在重症监护病房,专人护理,给予吸氧,注意保暖,严密观察生命体征,记 24h 出入量,按昏迷常规护理。②按医嘱执行治疗方案,迅速建立静脉通道,心功能良好者,补液速度先快后慢。③执行胰岛素治疗时,密切监测血糖变化。④注意脱水、电解质紊乱和酸碱平衡失调的监测和纠正。⑤出现感染、心功能不全、心律失常、肾功能不全时给予相应的护理。

【健康指导】

1.糖尿病健康教育,包括行为、心理素质教育。倡导健康的饮食、运动等生活方式,改变某些不良的生活习惯,不吸烟、少饮酒、合理膳食、经常运动、防止肥胖。

2.及早检出糖尿病,让患者了解糖尿病防治基本知识,学会尿糖测定,便携式血糖计的使用和胰岛素注射技术,学会糖尿病饮食配制及自我保健。

3.告诉患者积极配合治疗,长期良好的病情控制可以一定程度地预防和延缓并发症的发生,而感染、应激、妊娠和治疗不当等会加重病情。

4.教育患者及其家属识别低血糖反应,掌握其正确的处理方法。不可随意减药和停药。

5.指导患者定期复查,如有症状加重等情况应立即就诊。

【护理评价】

1.患者体重是否恢复接近标准体重,血糖是否控制在正常范围内。

2.患者是否具备一定的疾病防治知识,能否说出常见并发症及降糖药的不良反应,有无学会尿糖、血糖测定和胰岛素注射技术。

3.患者皮肤黏膜有无破溃及感染。

4.在适度的范围内,患者是否能逐渐增加活动量,是否能实现生活自理。

5.患者有无发生酮症酸中毒等急性并发症或发生时是否能被及时发现并处理。

(严小惠　吴建军)

第二节　痛风患者的护理

DAO RU QING JING
导入情景

情景描述:

张某,男性,52岁,左跖趾关节急性疼痛反复发作已2年,常在饮酒后发病,疼痛剧烈,需用秋水仙碱才能缓解,两天前与朋友一起吃火锅后,因关节疼痛又发作入院。有痛风发病的家族史。

体格检查:左跖趾关节处红肿、压痛明显。辅助检查:血尿酸580mmol/L。

请问:

1.患者的关节症状有何特点?

2.对患者进行健康教育的要点有哪些?

痛风(gout)是一组嘌呤代谢紊乱所致的慢性代谢紊乱疾病。主要临床特点是体内尿酸产生过多或肾脏排泄尿酸减少,引起血中尿酸含量升高,形成高尿酸血症以及反复发作的痛风性急性关节炎、痛风石沉积、痛风性慢性关节炎和关节畸形等。痛风还常累及肾脏而引起慢性间质性肾炎和尿酸性肾结石。

【病因】

痛风的病因与发病机制尚未明了,一般认为与经济条件、生活方法及水平、遗传和疾病状况等密切相关。高尿酸血症是痛风发生的关键因素,发病前常有长达数年甚至数十年的高尿酸血症期。血尿酸水平的高低受种族、饮食习惯、地域、年龄、体表面积等多种因素影响。血尿酸高于$420\mu mmol/L$时为高尿酸血症,可能与下列因素有关:

1.尿酸排泄减少　肾小球滤过减少、肾小球重吸收过多、肾小管分泌减少、尿酸盐结晶沉积,80%～90%的高尿酸血症存在尿酸排出障碍,尤其以肾小管分泌减少最为重要。

2.尿酸生成过多　主要与酶缺陷有关:①磷酸核糖焦磷酸合成酶(phosphoribosyl pyrophosphate synthetase)活性增高;②磷酸核糖焦磷酰胺转移酶(PRPP amidotransferase,PRPPAT)浓度或活性增高;③次黄嘌呤-鸟嘌呤磷酸核糖转移酶(hypoxanthine-guaninephosphoribosyl transferase,HGPRT)部分缺乏;④黄嘌呤氧化酶(xanthine oxidase,XO)活性增加。前3种酶缺陷证实为 X 伴性连锁遗传。

过量生产或尿酸排泄不充分引起的尿酸堆积在软骨、软组织、肾脏以及关节处。在关节处的沉积会引起急性炎症而出现剧烈的疼痛。临床上约 5%～15% 的高尿酸血症发展为痛风,表现为痛风性关节炎、痛风肾、痛风石等。

【病理分类】

痛风分为原发性痛风和继发性痛风两大类。原发性痛风多有阳性家族史,属多基因遗传缺陷,并常伴有肥胖、高脂血症、高血压、冠心病、动脉硬化、糖尿病及甲状腺功能亢进等。继发性痛风是继发于白血病、淋巴瘤、多发性骨髓瘤、溶血性贫血、真性红细胞增多症、恶性肿瘤、慢性肾功能不全、某些先天性代谢紊乱性疾病(如糖原累积病Ⅰ型)等。某些药物如呋塞米、乙胺丁醇、水杨酸类(阿司匹林、对氨基水杨酸)及烟酸等,均可引起继发性痛风。此外,酗酒、铅中毒、铍中毒及乳酸中毒等也可并发继发性痛风。

【护理评估】

(一)健康史

询问患者起病年龄,高尿酸血症病史,有无因进食高嘌呤食物(如动物内脏、鱼虾、肉类等)诱发症状加重史,有无痛风家庭史。本病多见于中老年男性,女性则多在绝经期后发病。

(二)身体状况

1. 无症状期 仅有血尿酸波动性或持续性增高。从血尿酸增高到出现症状,可能长达数年或更长,部分人可能终身不出现症状。随着年龄增长,发生痛风的机会增加,且与血尿酸的增高水平和持续时间相关。

2. 急性关节炎期 为痛风首发,且有特征性的表现,常在清晨或午夜突然起病,关节剧痛,呈撕裂样、刀割样或咬噬样,难以忍受,数小时内关节红、肿、灼热、疼痛,功能障碍,夜晚尤其难以入眠,时间持续 1～10d 不等。第一跖趾关节(即拇趾与足掌相连的关节)最为常见,其次为趾、踝、腕、指、膝、肘关节,病情经常反复。40 岁以上男性和绝经期后妇女发病较多。平日喜欢饮酒,吃高嘌呤、高脂肪、高蛋白食物者易发病,寒冷、劳累、外伤或感染常可诱发本病。

3. 痛风石及慢性关节炎期 痛风石是痛风的一种特征性的表现,可存在于任何关节、肌腱和关节周围软组织。沉积痛风石的部位很多,包括耳朵、手部、肘部、跟腱、脚踝或脚趾,有时候还会引起不易愈合的局部溃疡,严重时患处皮肤发亮、菲薄,破溃则有豆渣样白色物质排出,形成的瘘管不易愈合,但很少感染。对于部分患者,则会引起关节变形或慢性症状,甚至造成患者穿鞋困难。

4. 痛风性肾病或肾石病 肾病起病隐匿,可表现为尿浓缩功能下降、夜尿增多、低比重尿、蛋白尿、血尿或管型尿。晚期可出现肾功能不全、高血压和贫血等。少数可表现为急性肾衰,出现少尿、无尿,尿中可见尿酸结晶。10%～25% 发生肾结石,其危险性随血清中尿酸浓度的增高而增加,且也常会引起肾病变,甚至肾衰竭。

5. 高尿酸血症与代谢综合征 高尿酸血症常伴有肥胖、原发性高血压、冠心病、高脂血症和 2 型糖尿病等代谢综合征,痛风患者合并心肌梗死、脑卒中、外周血管梗死的机会显著增高。

(三)辅助检查

1.血尿酸测定 男性＞420μmol/L(7.0mol/dl)，女性＞350μmol/L(6.0mol/dl)。

2.滑囊液或痛风石内容物检查 偏振光显微镜下可见针形尿酸盐结晶。

3.其他 X线检查、电子计算机X射线断层造影(CT)、关节镜等有助于发现相关的骨关节病变或尿路结石影。

(四)心理-社会状况

患者是否知道所患疾病的性质，以及疾病发作与饮食的关系，有无焦虑、恐惧情绪。应注意评估患者的心理状态，同时应了解患者及其家属对疾病的认识程度以及家庭经济状况、医疗保险情况等。

(五)处理原则

目前尚无有效根治原发性痛风的办法。防治要点是迅速中止急性关节炎发作，有效控制高尿酸血症，积极防止尿酸结石形成和肾损害。

1.常用秋水仙碱中止急性关节炎发作，因其不良反应较多，现已少用。也可用非甾类抗炎药，如吲哚美辛、布洛芬、依托考昔、罗非昔布等，若仍无效时可考虑使用糖皮质激素，可应用中小剂量的糖皮质激素，口服、肌内注射、静脉注射均可。

2.用别嘌醇抑制尿酸生成，用苯溴马隆或丙磺舒促进尿酸排出。

【常见护理诊断/问题】

1.疼痛 关节疼痛与尿酸盐沉积在关节引起炎症有关。

2.躯体活动障碍 与关节受累、关节畸形有关。

3.潜在并发症 肾功能不全。

4.知识缺乏 患者缺乏痛风相关的饮食知识，这与他们缺乏健康指导有关。

【护理目标】

1.患者关节疼痛症状缓解或消失，关节功能恢复。

2.减少高嘌呤饮食，禁烟酒，控制痛风发作。

【护理措施】

1.休息与活动 注意休息，避免过度劳累，急性期卧床休息，病情控制后适当活动。

2.饮食护理 采取低嘌呤饮食，低能量摄入，低脂、低盐和高水分摄入的原则。控制总热量，限制高嘌呤食物，如动物内脏、鱼干、肉类等。增加碱性食物摄入。每天饮水2000ml以上，禁止饮酒。

3.用药护理 秋水仙碱对止痛、消炎有特效，但要注意白细胞减少和消化道症状等。排尿酸药物要加服碱性药物并多饮水。

4.心理护理 因疼痛影响进食与休息，反复发作后可能导致关节畸形和肾功能损害，患者可出现焦虑、抑郁等情绪反应。应加强宣教和鼓励。

【健康指导】

1.生活指导 告知患者要劳逸结合，生活规律，保证睡眠，心情愉快，避免紧张，消除压力，科学减肥。

2.饮食指导 严格控制饮食，避免高嘌呤食物，禁酒，戒酒，多饮水。

3.运动指导　鼓励患者适度运动与保护关节。

4.加强病情监测　教会患者自我检查,如平时定期触摸耳轮和手足关节处以确认是否有痛风石。定期复查血尿酸等。

【护理评价】

患者疼痛是否缓解,是否出现肾功能不全等并发症表现。

痛风食品的选择

1.极少嘌呤食品,各期都可食用。

(1)谷类食物:精白米、富强粉、玉米、精白面包、馒头、面条、通心粉、苏打饼干。

(2)蔬菜类:包菜、胡萝卜、芹菜、黄瓜、茄子、青菜、甘蓝、莴苣、刀豆、南瓜、西葫芦、番茄、萝卜、厚皮菜、芜青甘蓝、山芋、土豆、泡菜、咸菜、龙眼卷心菜。

(3)各种水果及干果类,糖及糖果,各种饮料包括汽水、茶、巧克力、咖啡、可可等。

(4)各种蛋类、各类油脂、洋菜冻、果酱等。

(5)乳制品:鲜奶、炼乳、奶酪、酸奶、麦乳精等。

2.低嘌呤食品,发作期不宜食用,最高达75mg/100g食部:菜花、四季豆、青豆、豌豆、菜豆、菠菜、麦片、青鱼、鲱鱼、鲑鱼、鲥鱼、金枪鱼、白鱼、龙虾、蟹、牡蛎、麦麸、豆腐干等。

3.高嘌呤食品,静止期可偶尔少量食用,最高达75～100mg/100g食部:扁豆、鲤鱼、鳕鱼、大比目鱼、鲈鱼、鲮鱼、鲭鱼、贝壳类水产、熏火腿、猪肉、牛肉、牛舌、小牛肉、鸡汤、鸭、鹅、鸽子、鹌鹑、野鸡、兔肉、羊肉、鹿肉、肉汤、肝脏、火鸡、河鳗、黄鳝、芦笋、花生、腰果等。

4.特高嘌呤食品,任何时候都不宜食用,最高达150～1000mg/1000g食部:胰脏、凤尾鱼、沙丁鱼、鱼子、牛肝、牛肾、脑、肉汁、卤肉、香肠、火腿、龙虾、鱼肝、瘦肉干、香菇等。

(严小惠)

练习与思考

(一)选择题

A1型题

1.普通胰岛素皮下注射后,最强作用的时间是　　　　　　　　　　　　　　　( )

A.0.5～1h　　　　　　B.2～4h　　　　　　　　C.4～6h

D.6～12h　　　　　　E.12～24h

2.确诊糖尿病的首选检查是　　　　　　　　　　　　　　　　　　　　　　( )

A.空腹和餐后2h血糖测定　　　B.尿糖定性检查　　　C.OGTT

D.C-肽测定　　　　　　　　　E.糖化血红蛋白测定

3.关于1型糖尿病的叙述,下列正确的是　　　　　　　　　　　　　　　　( )

A. 起病缓慢 　　　　　　B. "三多一少"症状明显 　　　　C. 多见于成年及老年人

D. 血糖波动小而稳定 　　　E. 主要病因为胰岛素抵抗

4. 糖尿病患者最易并发的感染是 　　　　　　　　　　　　　　（　　）

A. 肺结核 　　　　　　　　B. 肾盂肾炎 　　　　　　　　　C. 真菌性阴道炎

D. 皮肤化脓性感染 　　　　E. 肠炎

5. 糖尿病酮症酸中毒特征性临床表现是 　　　　　　　　　　　　（　　）

A. "三多一少" 　　　　　　B. 呕吐、腹泻 　　　　　　　　　C. 深大呼吸

D. 呼气有烂苹果味 　　　　E. 脱水

6. 普通胰岛素每瓶 10ml，含 400U。现需注射 14U，抽取药液的量为 （　　）

A. 0.05ml 　　　　　　　　B. 0.15ml 　　　　　　　　　　C. 0.35ml

D. 0.55ml 　　　　　　　　E. 0.75ml

7. 最有助于判断糖尿病控制程度和预后的检查是 　　　　　　　　（　　）

A. 空腹血糖 　　　　　　　B. OGTT 试验 　　　　　　　　　C. 血胰岛素测定

D. 糖化血红蛋白测定 　　　E. 餐后 2h 血糖测定

8. 有关糖尿病酮症酸中毒的处理，下列哪项错误 　　　　　　　　（　　）

A. 迅速建立静脉通道，先补充生理盐水 　　　B. 严密监测血糖、血钾水平

C. 按医嘱选用普通胰岛素小剂量持续静脉滴注　 D. 快速静脉注射碳酸氢钠

E. 及时寻找并去除诱因

9. 配制混合胰岛素时，必须先抽吸普通胰岛素的目的是防止 　　（　　）

A. 加速胰岛素降解 　　　　B. 发生中和反应 　　　　　　　C. 低长效胰岛素药效

D. 丧失普通胰岛素速效性 　E. 增加胰岛素的低血糖反应

10. 下列不属于低血糖反应的表现是 　　　　　　　　　　　　　（　　）

A. 强烈饥饿感 　　　　　　B. 高热 　　　　　　　　　　　　C. 心悸、手抖

D. 面色苍白 　　　　　　　E. 意识不清

11. 1 型糖尿病和 2 型糖尿病的主要区别在于 　　　　　　　　　（　　）

A. 症状轻重不同 　　　　　　　　　B. 发生酮症酸中毒的倾向不同

C. 对胰岛素的敏感性不同 　　　　　D. 胰岛素的基础水平与释放曲线不同

E. 血糖稳定性不同

12. 糖尿病患者控制饮食的目的是 　　　　　　　　　　　　　　（　　）

A. 减轻体重，防止肥胖 　　B. 延缓消化吸收 　　　　　　　C 减少胰液分泌

D. 减轻胰岛 β 细胞负担 　　E. 防止发生酮症酸中毒

13. 糖尿病多发性周围神经病变的临床表现特点是 　　　　　　　（　　）

A. 视物模糊 　　　　　　　B. 体位性低血压 　　　　　　　C. 尿潴留

D. 四肢麻木 　　　　　　　E. 胃肠道功能失调

14. 对注射胰岛素患者应告知警惕 　　　　　　　　　　　　　　（　　）

A. 过敏反应 　　　　　　　B. 酮症酸中毒 　　　　　　　　C. 胃肠道反应

D. 低血糖反应 　　　　　　E. 肾功能损害

15. 1 型糖尿病患者死亡的主要原因是 　　　　　　　　　　　　（　　）

A.肾脏病变　　　　　　B.心血管并发症　　　　　C.酮症酸中毒

D.感染　　　　　　　　E.多发性神经病变

16.糖尿病性微血管病变以下列哪项最重要　　　　　　　　　　　（　　）

A.肾小球硬化症　　　　B.眼底动脉硬化　　　　　C.视网膜水肿、出血

D.肢端坏疽　　　　　　E.心肌病变

17.有关糖尿病患者应用胰岛素治疗,哪项不正确　　　　　　　　（　　）

A.胰岛素应冷冻保藏　　B.采用1ml注射器抽药　　C.经常更换注射部位

D.局部消毒应严密　　　E.普通胰岛素餐前半小时进行注射

18.糖尿病的基础治疗是　　　　　　　　　　　　　　　　　　　（　　）

A.饮食治疗　　　　　　B.口服降糖药治疗　　　　C.胰岛素治疗

D.运动治疗　　　　　　E.胰岛移植

19.磺脲类药物治疗糖尿病的作用机制为　　　　　　　　　　　　（　　）

A.加速糖的无氧酵解　　B.促进外周组织摄取葡萄糖

C.直接刺激胰岛素释放　D.抑制糖原异生　　　　　E.增加胰岛素敏感性

20.糖尿病酮症酸中毒的诱因不包括　　　　　　　　　　　　　　（　　）

A.感染　　　　　　　　B.外伤及手术　　　　　　C.妊娠及分娩

D.胰岛素过量　　　　　E.饮食不当

21.2型糖尿病患者最常见的死因是　　　　　　　　　　　　　　（　　）

A.感染　　　　　　　　B.低血糖　　　　　　　　C.糖尿病肾病

D.心脑血管意外　　　　E.酮症酸中毒

22.对可疑糖尿病患者最有价值的检查是　　　　　　　　　　　　（　　）

A.空腹血糖　　　　　　B.餐后2h尿糖　　　　　　C.口服葡萄糖耐量试验

D.糖化血红蛋白测定　　E.尿糖测定

23.痛风属于下列哪种物质代谢障碍性疾病　　　　　　　　　　　（　　）

A.糖　　　　　　　　　B.核糖　　　　　　　　　C.嘌呤

D.脂肪　　　　　　　　E.蛋白质

24.以下关于胰岛素治疗正确的说法是　　　　　　　　　　　　　（　　）

A.一旦打了胰岛素,用量会越来越大

B.2型糖尿病接受胰岛素治疗,是为了血糖达标,延缓并发症的发生

C.长期使用胰岛素会产生依赖性

D.接受胰岛素治疗就意味着糖尿病病情恶化了

E.2型糖尿病接受胰岛素治疗就会依赖胰岛素而变成1型糖尿病

25.糖尿病是一组病因不明的内分泌代谢病,其共同主要标志是　　（　　）

A.多饮、多尿、多食　　B.乏力　　　　　　　　　C.消瘦

D.高血糖　　　　　　　E.尿糖阳性

26.有关糖尿病饮食治疗,下列哪种是正确的　　　　　　　　　　（　　）

A.病情轻可以不用饮食治疗　　　　B.有并发症者不用饮食治疗

C.用药治疗时,可不用饮食治疗　　　D.肥胖者宜给高热量饮食治疗

E. 不论病情轻重都需饮食治疗

27. 双胍类降糖药最常见的副作用为　　　　　　　　　　　　（　　）

A. 乳酸性酸中毒　　　　　　B. 低血糖　　　　　　C. 胃肠道反应

D. 过敏性皮疹　　　　　E. 肝功能异常

28. 糖尿病酮症酸中毒的主要治疗是　　　　　　　　　　　　（　　）

A. 应用中枢兴奋剂,纠正酸中毒　　　　B. 纠正酸中毒,补充体液和电解质

C. 纠正酸中毒,应用胰岛素　　　　　D. 补充体液和电解质,应用胰岛素

E. 应用中枢兴奋剂及胰岛素

29. 成人糖尿病酮症酸中毒胰岛素治疗宜采用　　　　　　　　（　　）

A. 每 4 小时静脉注射 50U 胰岛素　　　B. 每 4 小时静脉滴注 5～10U RI

C. 每 2 小时静脉滴注 5～10U PZI　　　D. 每小时静脉滴注 4～6U RI

E. 每小时静脉滴注 5～10U PZI

30. 成人低血糖是指　　　　　　　　　　　　　　　　　　　（　　）

A. 血糖低于 3.36mmol/L(60mg/dl)　　B. 血糖低于 3.08mmol/L(55mg/dl)

C. 血糖低于 2.8mmol/L(50mg/dl)　　D. 血糖低于 2.52mmol/L(45mg/dl)

E. 血糖低于或等于 2.24mmol/L(40mg/dl)

31. 以下关于糖尿病治疗中正确的做法是　　　　　　　　　　（　　）

A. 长期服药不好,血糖得到控制,治疗就可以停止

B. 感觉良好时,血糖监测意义不大

C. 反正已经应用口服降糖药治疗,不需再控制饮食

D. 饮食、运动、降糖药物、自我监测及糖尿病教育五管齐下

E. 尽量避免使用胰岛素,以免产生依赖性

32. 以下哪项不是糖尿病患者饮食治疗的目的　　　　　　　　（　　）

A. 减轻胰岛负担　　　　　B. 控制体重　　　　C. 控制血糖,有利于防治并发症

D. 通过"饥饿"降低血糖　　E. 维持正常生长发育

33. 以下哪项不是糖尿病饮食治疗的原则　　　　　　　　　　（　　）

A. 控制总热量,坚持少量多餐,定时、定量、定餐

B. 平衡膳食,食物选择多样化,适当增加膳食纤维食物

C. 限制蛋白质摄入

D. 限制脂肪及食盐摄入量

E. 忌食油炸食品

34. 以下菜单中哪种组合更适合糖尿病患者　　　　　　　　　（　　）

A. 香菇木耳焖豆腐、海米冬瓜、苦瓜炒肉丝

B. 红烧牛肉白萝卜、清蒸鲫鱼、梅菜扣肉

C. 糖醋里脊、糖醋排骨、东坡肉

D. 可乐鸡翅、拔丝白薯、醋熘土豆丝

E. 红烧肉、清炒大白菜、香菇肉片

35. 以下关于糖尿病患者吃水果的原则错误的是　　　　　　　（　　）

A. 血糖控制不好时,不能吃

B. 吃水果的时间不受限制,想吃就吃

C. 每次要少吃,可分几次吃

D. 吃了水果必须减少主食,多吃含糖低的水果

E. 一般选择在两餐中间吃

36. 下列哪些食物升高血糖的速度最快 （　　）

A. 西兰花　　　　　　　　B. 粥　　　　　　　　C. 面包

D. 烤肉　　　　　　　　　E. 玉米

37. 以下关于糖尿病患者的运动疗法描述错误的是 （　　）

A. 运动可以减轻胰岛素抵抗,提高胰岛素的敏感性,便于葡萄糖利用

B. 运动可以增加肌肉组织对葡萄糖的吸收和利用

C. 运动可以促进血脂代谢,减轻体重

D. 早晨空腹运动更有利于血糖的控制

E. 不适当运动可能导致低血糖,加重病情

38. 糖尿病患者运动的黄金时段是 （　　）

A. 晨起锻炼　　　　　　　B. 餐后 1h　　　　　　C. 餐前 1h

D. 睡前　　　　　　　　　E. 餐后 3h

39. 痛风患者不宜食用 （　　）

A. 胡萝卜　　　　　　　　B. 土豆　　　　　　　　C. 包心菜

D. 香菇　　　　　　　　　E. 甘蓝菜

A2 型题

40. 男性,26 岁,明显的"三多一少"症状 10 年,经胰岛素治疗,症状时轻时重,有明显的低血糖症状,近 2 个月眼睑及下肢浮肿,乏力,腰痛,血压 160/100mmHg,尿蛋白(＋＋),颗粒管型少许,尿糖(＋＋)。应诊断为 （　　）

A. 糖尿病肾病　　　　　　B. 肾动脉硬化　　　　　C. 肾盂肾炎

D. 肾病综合征　　　　　　E. 胰岛素副作用

41. 男性,45 岁,体胖,平素食欲佳。近 1 个月饮水量逐渐增多,每日约 2500ml,尿量多,空腹血糖 6.7mmol/L(120mg/dl),尿糖(＋),应做哪些检查来确诊糖尿病 （　　）

A. 24h 尿糖定量　　　　　B. 24h 尿 C-肽测定　　　C. 糖化血红蛋白测定

D. 葡萄糖耐量试验　　　　E. 胰岛素水平测定

42. 男性,65 岁,身高 160cm,体重 70kg,尿糖(－),糖耐量试验结果为空腹 5.0mmol/L,1 小时 7.6mmol/L,2 小时 7.0mmol/L,3 小时 5.4mmol/L。应考虑为 （　　）

A. 可诊为糖尿病　　　　　B. 可排除糖尿病　　　　C. 糖耐量低减

D. 无临床意义　　　　　　E. 以上都不是

43. 女性,22 岁,患糖尿病 7 年,一直用胰岛素治疗。1h 前昏迷,检查皮肤湿冷,血压 120/80mmHg,BUN 4.3mmol/L,CO_2 CP 22.0mmol/L,最可能的诊断是 （　　）

A. 糖尿病酮症酸中毒昏迷　　　　B. 高渗性非酮症性糖尿病昏迷

C. 乳酸性酸中毒昏迷　　　D. 低血糖昏迷　　　　　E. 脑血管疾病

44.一糖尿病患者空腹血糖 13.9mmol/L,尿酮体阴性,近期 2 次尿蛋白分别为(＋)、(＋＋),对本例最适合的治疗是 （　）

A.双胍类降糖药　　　　　B.磺脲类降糖药　　　　　C.胰岛素

D.单纯饮食治疗　　　　　E.双胍类＋磺脲类降糖药

45.男性,20 岁,1 型糖尿病,两天来出现恶心,颜面潮红,呼吸深大,渐发生神志模糊以至昏迷,最可能的诊断是 （　）

A.乳酸性酸中毒　　　　　B.尿毒症酸中毒　　　　　C.呼吸性酸中毒

D.糖尿病酮症酸中毒　　　E.糖尿病高渗昏迷

46.男性糖尿病患者,45 岁,肥胖体形,空腹血糖 7.8mmol/L,治疗时首先考虑 （　）

A.饮食控制　　　　　　　B.磺脲类药物　　　　　　C.双胍类药物

D.胰岛素　　　　　　　　E.中药

47.男性,45 岁,肥胖 7 年,口渴多饮 2 个月,伴经常餐后 3～5h 心悸、多汗、饥饿感,进餐后缓解,空腹血糖 8.3mmol/L,尿糖(＋),最可能的诊断是 （　）

A.胰岛素瘤　　　　　　　B.胰岛素性低血糖　　　　C.1 型糖尿病

D.胰岛细胞增生症　　　　E.2 型糖尿病,反应性低血糖

48.男性,60 岁,多饮多尿 2 周,嗜睡 2d,有脱水表现,血尿素氮 42.9mmol/L,血钠 150mmol/L,尿酮体阴性,诊断高渗性非酮症糖尿病昏迷,对此患者宜采取哪种措施 （　）

A.大剂量胰岛素＋等渗盐水　　　　B.小剂量胰岛素＋等渗盐水

C.大剂量胰岛素＋低渗盐水　　　　D.小剂量胰岛素＋低渗盐水

E.小剂量胰岛素＋低渗盐水＋碳酸氢钠

49.女性,21 岁,消瘦,多饮 2 个月,咽痛,发热 3d,意识不清 4h。哪项体征对诊断有特殊意义 （　）

A.心动过速　　　　　　　B.皮肤干燥　　　　　　　C.中度昏迷

D.呼气有烂苹果味　　　　E.血压 80/60mmHg

50.某先生,60 岁,患 2 型糖尿病 15 年,近 3 个月出现左下肢疼痛,走路时常跛行。提示可能并发 （　）

A.周围神经病变　　　　　B.缺血性脑血管病　　　　C.糖尿病足

D.下肢动脉粥样硬化　　　E.关节损害

51.某先生,48 岁,2 型糖尿病 12 年,一直采用饮食治疗和口服降糖药治疗,并且控制良好。近 4 个月因血糖反复升高住院,护理评估时发现患者经常在夜间自行加餐。此时护士应 （　）

A.建议医生增加降血糖药物剂量　　B.加强健康教育

C.增加日间每餐食量　　　　　　　D.嘱患者增加运动量　　E.加用胰岛素

52.1 型糖尿病患者,因感冒,体温 39℃,食欲减退,恶心呕吐及腹痛。护理体检:嗜睡,呼吸加快加深,有烂苹果味,皮肤干燥,考虑可能发生 （　）

A.酮症酸中毒　　　　　　B.低血糖反应　　　　　　C.急性胃肠炎

D.多发性周围神经病变　　E.呼吸衰竭

53.中年男性,午夜突发左踝关节剧痛而惊醒,考虑痛风可能。下列哪项具有特征性诊

断价值　　　　　　　　　　　　　　　　　　　　　　　　　　（　　）

A.吲哚美辛诊断性治疗　　B.吗啡类诊断性治疗　　　C.糖皮质激素诊断性治疗

D.秋水仙碱诊断性治疗　　E.硝酸甘油诊断性治疗

A3 型题/A4 型题

（54—55 题共用题干）男性,18 岁,1 型糖尿病多年,因血糖控制不满意,胰岛素用量每餐加 2U。患者自诉:注射胰岛素后 2～3h,有心慌、头晕、出汗、软弱无力感。

54.应首先考虑的是　　　　　　　　　　　　　　　　　　（　　）

A.过敏反应　　　　　　B.酮症酸中毒　　　　　C.自主神经功能紊乱

D.低血糖反应　　　　　E.诱发心绞痛

55.发生上述情况,采用的首要措施是　　　　　　　　　　（　　）

A.抗过敏治疗　　　　　B.快速补充生理盐水　　C.嘱患者安静休息

D.及时补充甜食　　　　E.舌下含服硝酸甘油

（56—57 题共用题干）某先生,59 岁,2 型糖尿病 16 年。体态肥胖,"三多一少"不明显,血糖偏高。饮食控制,口服降糖药效果均不理想。

56.你应建议患者增加下列哪项措施　　　　　　　　　　　（　　）

A.减少主食量　　　　　B.皮下注射胰岛素　　　C.接受运动疗法

D.适当补充碳酸氢钠　　E.加大降糖药剂量

57.有关刘先生自我保健中哪项错误　　　　　　　　　　　（　　）

A.定时测血糖、尿糖　　B.保持情绪稳定　　　　C.经常温水洗脚

D.按时服药、进食　　　E.少吃粗纤维食物

（58—61 题共用题干）某先生,30 岁,1 型糖尿病 12 年,长期接受胰岛素治疗。昨日因高热、咳嗽后突感极度口渴、畏食、恶心、呕吐、呼吸加速。晚上四肢厥冷、血压下降、脉搏细速,随之意识不清。

58.该病例可能并发了　　　　　　　　　　　　　　　　　（　　）

A.糖尿病酮症酸中毒　　B.低血糖昏迷　　　　　C.高渗性昏迷

D.脑血管意外　　　　　E.大叶性肺炎

59.此时,该病例应立即　　　　　　　　　　　　　　　　（　　）

A.静脉推注 50%葡萄糖　　B.静脉滴注普通胰岛素　　C.静脉滴注低渗盐水

D.加大口服降糖药的剂量　　E.静脉滴注低分子右旋糖酐

60.该病例首要的护理措施是　　　　　　　　　　　　　　（　　）

A.迅速建立静脉通路,输入生理盐水　　B.绝对卧床休息,注意保暖

C.去除诱因　　　　D.长效胰岛素静脉注射　　E.氧气吸入

61.不必病情监测的指标是　　　　　　　　　　　　　　　（　　）

A.血糖　　　　　　　　B.血钾　　　　　　　　C.血气分析

D.血压　　　　　　　　E.血胰岛素

(二)填空题

62.DKA 早期临床表现包括＿＿＿、＿＿＿、＿＿＿。

63.诊断糖尿病的标准为空腹血糖＿＿＿和(或)餐后 2h 血糖＿＿＿＿＿＿。

64. 糖尿病典型的"三多一少"症状为_____、_____、_____和_____。

65. 糖尿病慢性并发症主要包括_____、_____、_____、_____、_____等。

66. 糖尿病急性并发症主要包括_____、_____等。

67. 酮体一般是指_____、_____和_____。

68. 糖化血红蛋白可反映取血前_____的血糖水平。

69. 痛风的发病主要由_____、_____所致。

(三)名词解释

70. diabetes mellitus,MD

71. 胰岛素抵抗

72. diabetic ketoacidosis,DKA

73. 糖尿病足

74. 痛风(gout)

75. 继发性痛风

76. 痛风石

(四)简答题

77. 请简述糖尿病患者的典型表现和急慢性并发症。

78. 如何观察糖尿病酮症酸中毒的临床表现？怎样对患者进行预防诱因的教育？

79. 糖尿病患者需定期监测的项目有哪些？

80. 糖尿病患者饮食控制的目的有哪些？如何计算糖尿病患者的每日总热量？如何在三大营养物质中分配热量？

81. 糖尿病患者饮食的注意事项有哪些？

82. 如何指导糖尿病患者进行运动锻炼？

83. 如何做好胰岛素的用药护理？

84. 痛风急性发作的主要临床表现有哪些,明确诊断还需要哪些辅助检查？

85. 请简述痛风急性发作时的主要护理诊断和相关因素,制订饮食控制的护理措施。

(五)病例分析

86. 28 岁女性患者,14 岁时因多食、多饮、多尿,血糖增高,尿糖强阳性,诊断为糖尿病。长期口服苯乙双胍(降糖灵)3 片/次,3 次/d,同时皮下注射胰岛素,24U/d。1 个月前因血糖正常、尿糖阴性,自行停止胰岛素。最近一周来食欲明显减退,极度疲乏与口渴,有时有恶心、呕吐,未作任何处理。今晨起床四肢厥冷,呼吸加速,来院急诊。测血糖 21mmol/L,尿糖(+++),血酮 1.96mmol/L,尿酮阳性,CO_2 CP 10mmol/L,pH 值 7.29,动脉血氧分压 9.9kPa,二氧化碳分压 18.5kPa,血白细胞 $14.7×10^9$/L。立即给予抢救处理并收入病房。体格检查:体温 36.9℃,脉率 109 次/min,呼吸 27 次/min,血压 16/10kPa。嗜睡,形体消瘦,呼吸有烂苹果味,皮肤黏膜干燥,眼球下陷,瞳孔等大等圆、两侧对称,角膜反射与瞳孔对光反射存在,心肺阴性,腹部与神经系统检查无异常发现。四肢湿冷,活动度正常。

(1)根据临床表现与辅助检查应诊断为什么疾病？

(2)列出其护理诊断。

(3)根据护理诊断列出其护理措施。

第十二章　乳房疾病患者的护理

学习目标

1. 掌握急性乳腺炎、乳腺囊性增生、乳房癌等患者的护理评估和护理措施。
2. 熟悉急性乳腺炎、乳腺囊性增生、乳房癌等疾病的病因及治疗原则。
3. 了解乳房癌的病理分型、临床分期。
4. 运用所学知识能评估乳房疾病患者病情的异常变化,并及时采取护理措施。
5. 具有高度责任感,以及耐心、细致的态度,尊重、爱护患者。

第一节　急性乳腺炎患者的护理

DAO RU QING JING
导入情景

情景描述:

　　张女士,30岁,初产妇,3月前产健康女婴,纯母乳喂养。自述2日前出现左乳胀痛,伴有局部红肿、发热,乳汁减少及发热,今日来就诊。

　　若你是当班护士,请问:

　　1. 患者可能发生了什么情况?

　　2. 你将如何护理?

　　急性乳腺炎(acute mastitis)指乳房的急性化脓性感染。多发生于产后3～4周哺乳期的妇女,尤以初产妇最为常见。致病菌主要为金黄色葡萄球菌。

【病因】

　　1. 乳汁淤积　为细菌的生长繁殖提供条件。主要原因包括:①乳头发育不良(凹陷或过小),妨碍正常的哺乳;②乳汁过多或婴儿吸乳过少,致使不能完全排空乳房;③乳管不通畅,影响乳汁排空。

　　2. 细菌入侵　乳头破损致细菌沿淋巴管入侵感染是主要的途径。细菌感染也可通过入侵乳管上行到腺小叶,如婴儿患口腔炎或含乳头入睡时。6个月以后的婴儿已长牙,易致乳头破损。

【护理评估】

(一)健康史

了解患者有无乳头发育不良等现象,有无乳头破损等诱发急性乳腺炎发生的因素。

(二)身体状况

1. 全身 乳房疼痛、局部红肿、发热。随着炎症发展,患者可有寒战、高热、脉搏加快等症状,常有患侧淋巴结肿大、压痛,白细胞计数增高。

2. 局部 局部表现可有个体差异,应用抗菌药治疗的患者局部症状可被掩盖。一般初期呈蜂窝组织炎样表现,数天后可形成脓肿,脓肿可以是单房或多房性。脓肿可向外溃破,深部脓肿还可穿至乳房与胸肌间的疏松组织中,形成乳房后脓肿(图 12-1)。严重感染者,可发生脓毒症。

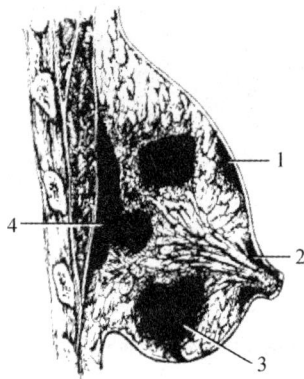

图 12-1 乳房脓肿的不同部位
1. 表浅脓肿 2. 乳晕不脓肿
3. 深部脓肿 4. 乳房后脓肿

(三)辅助检查

1. 实验室检查 血常规检查示血白细胞计数及中性粒细胞比例升高。

2. 诊断性穿刺 在乳房肿块波动或压痛最明显的区域穿刺,抽到脓液做细菌培养及药物敏感试验。

(四)心理-社会状况

局部的疼痛、发热及影响哺乳可致患者出现烦躁不安、焦虑等心理反应,评估患者的情绪变化及对疾病的认知程度。

(五)处理原则

原则是控制感染、排空乳汁。脓肿形成前主要以抗菌药等治疗为主,脓肿形成后则需及时施行脓肿切开引流术。

1. 控制感染

(1)早期脓肿形成前,应用抗生素可获得良好效果。首选青霉素类抗生素,避免使用对婴儿有不良影响的抗生素,如氨基糖苷类、喹诺酮类等。患乳局部热敷、药物外敷或理疗,以促进炎症消散;外敷可用金黄散或鱼石脂软膏;局部皮肤水肿明显者可用25%硫酸镁溶液湿热敷。

(2)脓肿形成后,主要的治疗措施是及时做脓肿切开引流术。脓肿切开引流时应注意:①切口成放射状,以避免损伤乳管发生乳瘘;乳晕部脓肿可沿乳晕作弧形切口;乳房深部或乳房后脓肿可在乳房下缘做拱形切口(图 12-2)。②分离多房脓肿的房间隔膜以利引流。③为了保证引流通畅,引流条应放在脓腔最低部位,必要时另加切口做对口引流(图 12-3)。

2. 排空乳汁 一般不停止哺乳,但患侧乳房应停止哺乳,并及时吸尽乳汁,促使乳汁畅通排出。若感染严重或脓肿引流后并发乳瘘,应停止哺乳。可口服溴隐亭 1.25mg,2 次/d,服用 7~14d;或己烯雌酚 1~2mg,3 次/d,共 2~3d;或肌内注射苯甲酸雌二醇,每日 2mg,1 次/d,至乳汁停止分泌为止。

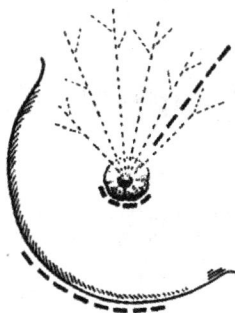

图 12-2 乳房脓肿的切口　　图 12-3 乳房脓肿对口引流

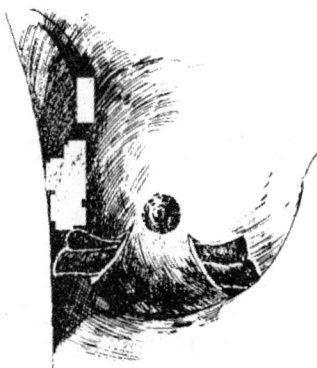

【常见护理诊断/问题】

1.疼痛 与乳腺炎症、胀痛、乳汁淤积有关。

2.体温过高 与乳腺炎症有关。

【护理目标】

患者疼痛减轻或消失,体温恢复正常,能说出预防急性乳腺炎的方法。

【护理措施】

(一)非手术治疗护理/术前护理

1.缓解疼痛 ①防止乳汁淤积:患乳暂停哺乳,定时用吸乳器吸净或挤净乳汁。②局部托起:用宽松的胸罩托起乳房,以减轻乳房的疼痛和肿胀。③热敷、外敷或理疗:促进局部血液循环和炎症消散。

2.控制感染 ①控制感染:遵医嘱早期应用抗生素。②观察病情:定时测量体温、脉搏、呼吸,监测血白细胞计数及分类,必要时做血培养及药物敏感试验。③降温:高热者给予药物或物理降温。

(二)术后护理

脓肿切开引流后,保持引流通畅,注意观察引流液的量、颜色和气味的变化,及时更换切口敷料。

【健康指导】

1.保持乳头清洁 孕期经常用肥皂及温水清洗双侧乳头,妊娠后期每日清洗1次。产后,哺乳前后均用温开水清洗乳头,保持局部清洁、干燥。

2.纠正乳头内陷 乳头内陷者在妊娠期和哺乳期每日挤捏、提拉乳头,矫正内陷。

3.养成良好的哺乳习惯 定时哺乳,每次哺乳后将乳汁吸净,如有乳汁淤积,应及时用吸乳器或手法按摩排空乳汁。不含乳头睡觉。

4.保持婴儿口腔清洁 及时治疗婴儿口腔炎症。

5.及时处理乳头破损 乳头、乳晕破损者,暂停哺乳,改用吸乳器吸出乳汁哺育;局部用温水清洗后涂抗生素软膏,待愈合后再哺乳;症状严重时应及时诊治。

【护理评价】

患者疼痛是否减轻或消失,体温是否恢复正常,能否说出预防急性乳腺炎的方法。

第二节　乳房囊性增生病患者的护理

DAO RU QING JING
导入情景

情景描述:

李女士,40岁。自述近半年双侧乳房胀痛,月经来潮前疼痛加重,月经结束后减轻。今日来就诊。

若你是当班护士,请问:

1.患者可能发生了什么情况?

2.你将如何护理?

乳房囊性增生病(mastopathy)又名乳腺小叶增生症、乳腺结构不良症等,常见于中年妇女,是女性多发病,本病病程较长,发展缓慢。

【病因】

本病的发生与内分泌失调有关。一是雌、雄激素比例失调,使乳腺实质增生过度和修复不全;二是部分乳腺实质成分中女性激素受体的质和量异常,使乳房各部分的增生程度参差不齐。

【护理评估】

(一)健康史

了解患者有无月经周期紊乱等现象,有无其他伴随症状及其他疾病。

(二)身体状况

1.症状　一侧或双侧乳房胀痛,具有周期性,表现为月经来潮前疼痛加重,月经结束后减轻或消失,有时整个月经周期都有疼痛,少数患者可伴有乳头溢乳,呈黄绿色或血性,偶为无色浆液。

2.体征　一侧或双侧乳腺弥漫性增厚,乳房内有大小不一、质韧的单个或多个结节,可有触痛,与周围组织分界不明显。

(三)辅助检查

钼靶和X线摄片、B型超声波或活组织病理学检查等均有助于本病的诊断。

(四)心理-社会状况

乳房局部的疼痛及对病情的担心可致患者出现焦虑等心理反应,应了解患者的情绪变化及对疾病的认知程度。

(五)处理原则

1.非手术治疗　主要是观察和药物治疗。观察期间可用中医中药调理,如口服中药逍遥散 3~9g,3 次/d。对于症状较重的患者可用三苯氧胺和维生素类药物联合治疗。若肿块变软、缩小或消退,则可继续观察并继续中药治疗。

2.手术治疗 若肿块无明显消退,或观察过程中局部病灶有恶变嫌疑,应予以切除并做快速病理检查。如有不典型上皮增生,则可结合其他因素决定手术范围,如行单纯乳房切除术等。

【常见护理诊断/问题】

疼痛与内分泌失调导致乳腺实质过度增生有关。

【护理目标】

患者疼痛减轻或消失。

【护理措施】

(一)减轻疼痛

患者可用宽松的乳罩托起乳房,遵医嘱服用中药调理或其他对症治疗药物。

(二)心理护理

向患者解释疼痛的原因,消除患者顾虑,保持其心情舒畅。

【健康指导】

由于本病的临床表现可能与乳腺癌有所混淆,且可能与其并存。因此,应嘱患者定期复查和乳房自我检查,以便及时发现恶变。

【护理评价】

患者疼痛是否减轻或消失。

第三节 乳腺癌患者的护理

DAO RU QING JING

导入情景

情景描述:

王女士,50 岁,因右侧乳腺癌行乳腺癌改良根治术,手术顺利。术后患者皮瓣下留置 1 根负压引流管,胸部用弹力绷带加压包扎,并在护士指导下开始进行右手握拳和屈腕练习。术后第 3 天开始,该患者右侧手臂逐渐出现肿胀且不易消退。

请问:

1.患者可能发生了什么情况?

2.你将如何护理?

乳腺癌(breast cancer)是女性最常见的恶性肿瘤之一,也是女性最常见的癌症死亡原因。在我国,乳腺癌的发病率呈逐年上升趋势,部分大城市报告中乳腺癌占女性恶性肿瘤的首位。

【病因及病理】

1. 乳腺癌的病因尚不清楚 目前认为与下列因素有关:①激素作用:乳腺是多种内分泌激素的靶器官,其中雌激酮及雌二醇与乳腺癌的发病有直接关系。②月经婚育史:月经初潮年龄早、绝经年龄晚、不孕及初次足月产年龄较大者发病机会增加。③乳腺良性疾病如乳腺小叶有上皮高度增生或不典型增生可能与本病有关。④家族史:一级亲属中有乳腺癌病史者的发病危险性是普通人群的 2～3 倍。⑤饮食与营养:营养过剩、肥胖和高脂肪饮食可增加发病机会。⑥环境和生活方式。

2. 病理分型

(1)非浸润性癌:包括导管内癌、小叶原位癌、乳头湿疹样乳腺癌,此型属早期,预后较好。

(2)早期浸润性癌:包括早期浸润性导管癌、早期浸润性小叶癌,此型仍属早期,预后较好。

(3)浸润性特殊癌:包括乳头状癌、髓样癌、小管癌、腺样囊性癌、黏液腺癌、大汗腺样癌、鳞状细胞癌等,此型分化一般较高,预后尚好。

(4)浸润性非特殊癌:包括浸润性小叶癌、浸润性导管癌、硬癌、髓样癌、单纯癌、腺癌等,此型一般分化低,预后较上述类型差,需结合疾病分期等因素判断预后。

(5)其他罕见癌:如炎性乳腺癌。

3. 转移途径

(1)局部浸润:癌细胞沿导管或筋膜间隙蔓延,继而侵及 Cooper 韧带(乳房悬韧带)和皮肤。

(2)淋巴转移:①癌细胞经胸大肌外侧淋巴管→同侧腋窝淋巴结→锁骨下淋巴结→锁骨上淋巴结→胸导管(左)或右淋巴结→静脉→远处转移。②癌细胞沿内侧淋巴管→胸骨旁淋巴结→锁骨上淋巴结→静脉→远处转移。前一条途径更为多见,且以同侧腋窝淋巴结转移最多见。

(3)血道转移:有些早期乳腺癌已有血道转移。癌细胞可经淋巴途径进入静脉,也可直接侵入血液循环,最常见的远处转移依次为肺、骨、肝。

【护理评估】

(一)健康史

评估患者的月经史、婚育史、哺乳史、饮食习惯和生活环境等,既往是否患乳房良性肿瘤,有无乳腺癌家族史等。

(二)身体状况

1. 乳房肿块 早期表现为患侧乳房出现无痛、单发小肿块,肿块多位于乳房外上象限,质硬、表面不光滑、与周围组织分界不清、不易被推动。患者常在无意之中发现而就诊。

2. 乳房外形改变 随着肿瘤生长,可引起乳房外形改变。①酒窝征:肿瘤累及 Cooper 韧带,可使其缩短而致肿瘤表面皮肤凹陷,出现"酒窝征"。②乳头内陷:邻近乳头或乳晕的癌肿因侵入乳管使之缩短,出现乳头扁平、回缩和凹陷。③橘皮征:如皮下淋巴管被癌细胞堵塞,引起淋巴回流障碍,则可出现真皮水肿,乳房皮肤呈"橘皮样"改变。

3.晚期表现　①肿块固定:癌肿侵入胸筋膜和胸肌时,固定于胸壁不易推动。②卫星结节、铠甲胸:癌细胞侵犯大片乳房皮肤时,可出现多个小结节,或致胸壁紧缩呈铠甲状,患者呼吸受限。③皮肤破溃:癌肿处皮肤可溃破而形成溃疡,常有恶臭,易出血。

4.转移征象　①淋巴道转移:最初多见于患侧腋窝,少数散在、质硬,后逐渐融合成团,甚至与皮肤或深部组织粘连。②血道转移:转移至肺、骨、肝时,可出现相应的症状,如局部疼痛、肝大、黄疸等。

5.特殊类型乳腺癌

(1)炎性乳腺癌(inflammatory breast carcinoma)不多见。特点是发病迅速、预后差。表现为患侧乳房类似急性炎症,但无明显肿块。常可累及对侧乳房。

(2)乳头湿疹样乳腺癌(Paget's carcinoma of the breast)少见。恶性程度低,发展慢。较晚发生腋淋巴结转移。表现为乳头和乳晕的瘙痒、糜烂、溃疡,有时伴有覆盖黄褐色的鳞屑样痂皮。部分患者可于乳晕区扪及肿块。

(三)辅助检查

1.影像学检查　①X线:常用方法是钼靶 X 线摄片和干板照相,钼靶 X 线摄片是早期发现乳腺癌最有效的方法。表现为密度增高的肿块影,边界不规则,或呈毛刺状,或见细小钙化灶。②B 超:为肿瘤的定性诊断提供依据。③磁共振应用于乳腺癌的早期诊断。

2.活组织病理检查　①细胞学检查:细针穿刺肿块,将抽吸出的细胞做诊断。②病理学检查:术中完整切下肿块连同周围乳腺组织做快速检查。③乳头溢液涂片细胞学检查。

3.乳腺导管内镜检查　可早期发现乳腺肿瘤,明确病变部位并及时予以治疗。

(四)临床分期

分期方法很多,目前多采用美国癌症联合委员会建议的 T(原发肿瘤)、N(区域淋巴结)、M(远处转移)分期法(2003 年修订)。

T_0:原发癌瘤未查出。

T_{is}:原位癌(导管原位癌、小叶原位癌及未查到肿块的乳头湿疹样乳腺癌)。

T_1:癌瘤长径≤2cm。

T_2:癌瘤长径>2cm,≤5cm。

T_3:癌瘤长径>5cm。

T_4:癌瘤大小不计,但侵及皮肤或胸壁(肋骨、肋间肌、前锯肌),炎性乳腺癌也属此类。

N_0:同侧腋窝无肿大淋巴结。

N_1:同侧腋窝有肿大淋巴结,尚可推动。

N_2:同侧腋窝肿大淋巴结彼此融合,或与周围组织粘连。

N_3:有同侧胸骨旁淋巴结转移,同侧锁骨上淋巴结转移。

M_0:无远处转移。

M_1:有远处转移。

根据上述情况组合,可把乳腺癌分为 5 期。

0 期:$T_{is}N_0M_0$。

Ⅰ期:$T_1N_0M_0$。

Ⅱ期:$T_{0-1}N_1M_0$,$T_2N_{0-1}M_0$,$T_3N_0M_0$。

Ⅲ期：$T_{0-2}N_2M_0$，$T_3N_{1-2}M_0$，T_4 任何 NM_0，任何 TN_3M_0。

Ⅳ期：包括 M_1 的任何 TN。

以上分期以临床检查为依据，还应结合术后病理检查结果进行校正。

(五)心理-社会状况

评估患者因疾病及手术产生的不良心理反应；评估患者对拟采取的手术方式及术后康复锻炼知识的了解和掌握程度，家属尤其是配偶对本病及其治疗、预后的认知程度及心理承受能力。

(六)处理原则

手术治疗为主，辅以化学药物、内分泌、放射、生物等治疗措施。

1.手术治疗 对早期乳腺癌的患者，手术治疗是首选。全身情况差、重要脏器严重疾病、年老体弱不能耐受手术者属手术禁忌。

(1)乳腺癌根治术(radical mastectomy)：切除整个乳房、胸大肌、胸小肌,清除腋窝及锁骨下淋巴结。

(2)乳腺癌扩大根治术(extensive radical mastectomy)：在乳腺癌根治术的基础上行胸廓内动、静脉及其周围淋巴结(胸骨旁淋巴结)清除术。

(3)乳腺癌改良根治术(modified radical mastectomy)：适用于Ⅰ、Ⅱ期乳腺癌患者。由于该手术保留了胸肌，且术后生存率与根治术无明显差异，目前已成为常用的手术方式。

(4)全乳房切除术(total mastectomy)：切除整个乳腺，适用于原位癌、微小癌及年迈体弱不宜行根治术者。

(5)保留乳房的乳腺癌切除术(lumpectomy and axillary dissection)：术后必须辅以放疗、化疗等治疗。

2.化学治疗(chemotherapy) 重要的全身性辅助治疗，一般主张术后早期应用，联合用药优于单药治疗，治疗期为 6 个月。常用的化疗药物有环磷酰胺(C)、甲氨蝶呤(M)、氟尿嘧啶(F)、阿霉素(A)、表柔比星(E)、紫衫醇类(T)。传统联合化疗方案有 CMF、CAF，目前临床常用 CAF、CEF、AT 等。化疗期间注意肝、肾功能，每次化疗前检查白细胞计数。

3.内分泌治疗(endocrinotherapy) 乳腺癌细胞中雌激素受体(ER)含量高者，称为激素依赖性肿瘤，内分泌治疗对这些病例有效。对手术切除标本除做病理检查外，还应测定雌激素受体和孕激素受体。激素受体阳性的病例优先应用内分泌治疗。

4.放射治疗(radiotherapy) 放射治疗是乳腺癌局部治疗的手段之一。

5.生物治疗(biotherapy) 通过转基因技术用于辅助治疗可降低乳腺癌复发率。

【常见护理诊断/问题】

1.自我形象紊乱 与乳腺癌切除术后乳腺缺失和术后疤痕形成有关。

2.有组织完整性受损的危险 与留置引流管、患侧上肢淋巴引流不畅、静脉栓塞或感染有关。

3.知识缺乏 缺乏有关术后康复知识。

【护理目标】

患者能积极面对自我形象的改变。患者手术创面愈合良好，患侧上肢肿胀减轻或消失。患者能复述患肢功能锻炼的知识，能正确进行功能锻炼。

【护理措施】

(一)术前护理

1.术前准备　做好术前常规准备和各项检查。对手术范围大、需植皮的患者,除常规皮肤准备外,同时做好供皮区的皮肤准备。乳头凹陷者做好局部的清洁,乳房皮肤溃疡者,术前换药至创面好转。妊娠及哺乳期患者应立即停止妊娠或哺乳。

2.心理护理　面对恶性肿瘤的威胁、乳房缺失后的外形受损、不确定的疾病预后、婚姻生活可能受到影响等问题,患者易产生焦虑、恐惧等心理反应,应关心、鼓励患者,有针对性地进行心理护理,帮助患者树立战胜疾病的信心。对已婚患者,应同时对其家属进行心理辅导,以获得其丈夫的理解和支持。

(二)术后护理

1.体位　术后麻醉清醒、血压平稳后取半卧位,以利呼吸和引流。

2.病情观察　严密观察患者生命体征变化,观察切口敷料渗血、渗液情况。乳癌扩大根治术有损伤胸膜的可能,应严密观察患者有无胸闷、呼吸困难现象,以便及早发现,及时进行处理。

3.伤口护理　①弹力绷带加压包扎:包扎松紧度以能容纳一根手指为宜。一般加压包扎7～10d,告知患者包扎期间不能自行松解绷带,瘙痒时不能将手指伸入敷料下搔抓。②观察皮瓣血液循环:注意观察皮瓣的颜色、温度,正常皮瓣的温度较健侧略低,颜色红润,并与胸壁紧贴,如有异常应及时报告医生处理。③观察患侧上肢远端血液循环:如手指发麻、皮肤发绀、皮温下降、动脉搏动不能扪及,则提示腋窝部血管受压,应及时调整绷带的松紧度。

4.引流管护理　为使皮肤紧贴胸壁,利于皮瓣愈合,皮瓣下常规放置引流管。①保持有效负压引流。②妥善固定引流管并保持引流管通畅:引流管的长度适宜,防止引流管受压和扭曲。患者卧床时将其固定于床旁,起床时固定于上衣。③观察引流液的颜色和量:术后1～2d,每日引流血性液为50～200ml,以后颜色逐渐变淡、减少。④拔管:术后4～5d,引流液转淡黄色,每日量少于10ml,创面与皮肤紧贴,即可考虑拔管。

5.患侧上肢功能锻炼　为避免和减少术后残疾,应鼓励和协助患者在早期开始患侧上肢功能锻炼。

(1)术后24h内:活动手指和腕部,可做伸指、握拳、屈腕等锻炼。

(2)术后1～3d:用健侧上肢或他人协助患侧上肢进行屈肘、伸臂等锻炼,逐渐过渡到肩关节小范围前屈、后伸运动(前屈小于30°,后伸小于15°)。

(3)术后4～7d:鼓励患者用患侧手洗脸、刷牙、进食等,并做以患侧手触摸对侧肩部及同侧耳朵的锻炼。

(4)术后1～2周:术后1周,开始做肩关节活动,以肩部为中心,前后摆臂。术后10d做抬高患侧上肢(将患侧肘关节屈曲抬高,手掌置于对侧肩部,直至患侧肘关节与肩平)、手指爬墙(每日标记高度,逐渐递增幅度,直至患侧手指能高举过头)、梳头(以患侧手越过头顶梳理对侧头发,扪对侧耳朵)等锻炼。指导功能锻炼时应根据患者的实际情况而定,一般以每日3～4次,每次20～30min为宜,逐渐增加内容。术后7d内不上举,10d内不外展肩关节。不要以患侧肢体支撑身体,以防皮瓣移动而影响愈合。

6.并发症护理

(1)患肢肿胀:①保护患侧上肢、避免损伤。平卧时患肢下方垫枕抬高10°～15°,肘关节屈曲;半卧位时屈肘 90°放于胸腹部;下床活动时用吊带托或用健侧手将患肢抬高于胸前,他人扶持时只能扶健侧;避免患肢下垂过久及受伤。勿在患侧上肢测血压、抽血、做静脉或皮下注射等。②促进肿胀消退。按摩患侧上肢或进行握拳、屈伸肘运动。肢体肿胀严重者,可用弹力绷带包扎或佩戴弹力袖以促进淋巴回流;局部感染者,及时应用抗生素治疗。

(2)皮下积液:保持引流通畅,胸带包扎松紧适度,避免患侧上肢过早外展。

(3)皮瓣坏死:注意观察,勿加压包扎过紧,及时引流皮瓣下积液。

7.放疗护理 患者应保持局部清洁干燥,忌用肥皂、粗毛巾等碱性刺激性用品,穿着柔软舒适内衣,不带胸罩,忌搔抓。

8.化疗护理 密切观察化疗药物副作用,患者有无恶心、呕吐、食欲下降,有无脱发、白细胞下降、血小板减少等,并采取必要的预防措施。

【健康指导】

指导患者继续进行患肢功能锻炼,近期避免患肢提拉过重的物品。强调术后 5 年内避免妊娠,防止乳腺癌的复发。坚持按医嘱放疗、化疗,指导患者乳房自检的方法并要求定期进行乳房检查。

【护理评价】

患者情绪是否稳定,患者及家属是否能接受乳房外形的改变。患者创面是否愈合良好,患侧肢体是否未出现肿胀、功能障碍。患者是否掌握患肢功能锻炼的方法。

乳房良性肿瘤

女性乳房肿瘤的发病率甚高,良性肿瘤常见的有乳房纤维腺瘤(fibroadenoma)和乳管内乳头状瘤(intraductal papilloma)。乳房纤维腺瘤占乳房良性肿瘤的 3/4,好发年龄为 20～25 岁。本病产生的原因与小叶内纤维细胞对雌激素的敏感性异常增高有关。乳管内乳头状瘤占乳房良性肿瘤的 1/4,多见于 40～50 岁妇女。75%发生于大乳管近乳头的壶腹部,瘤体小,带蒂而有绒毛,且有很多壁薄的血管,容易出血。

（李爱珍 葛炜）

练.习.与.思.考.

(一)选择题

A1 型题

1.急性乳腺炎的主要病因是 （ ）

A.乳头破损　　　　　　　B.乳头内陷　　　　　　　C.乳汁淤积

D.首次哺乳　　　　　　　E.乳管堵塞

2.急性乳腺炎最常见的致病菌是 （ ）

A.金黄色葡萄球菌　　　　B.溶血性链球菌　　　　　C.大肠埃希菌

D.铜绿假单胞菌　　　　　E.脆弱拟杆菌

3.急性乳腺炎好发于 （ ）

A.妊娠期妇女　　　　　B.初产哺乳的妇女　　　　C.哺乳6个月的妇女

D.乳头凹陷的妇女　　　E.长期哺乳的妇女

4.早期乳腺癌最常见的表现是　　　　　　　　　　　　　　　　　　　（　　）

A.乳头血性溢乳　　　　B.乳头抬高　　　　　　　C.橘皮样改变

D.无痛性肿块　　　　　E.酒窝征

5.乳房脓肿切开引流最常用的方法是　　　　　　　　　　　　　　　　（　　）

A."十"字形切口　　　　B.乳晕边缘作弧形切口　　C.放射状切口

D.乳房下弧形切口　　　E.平行肋骨斜切口

6.乳腺癌好发于乳房的　　　　　　　　　　　　　　　　　　　　　　（　　）

A.外上象限　　　　　　B.外下象限　　　　　　　C.内上象限

D.内下象限　　　　　　E.乳晕区

7.对乳腺癌最有诊断价值的检查是　　　　　　　　　　　　　　　　　（　　）

A.X线钼靶摄片　　　　B.红外线扫描　　　　　　C.乳管造影

D.B型超声检查　　　　E.活组织病理检查

8.急性乳腺炎终止哺乳的指征是　　　　　　　　　　　　　　　　　　（　　）

A.乳房脓肿引流后并发乳瘘　B.乳房轻度感染　　　　C.非手术疗法无效

D.乳房脓肿切开引流术后　　E.大量乳汁分泌

9.乳房深部脓肿的诊断依据是　　　　　　　　　　　　　　　　　　　（　　）

A.局部红、肿、热、痛　　B.波动感　　　　　　　　C.全身发热、寒战

D.穿刺抽到脓液　　　　E.白细胞增加

10.乳房纤维腺瘤的特点是　　　　　　　　　　　　　　　　　　　　（　　）

A.肿物好发于内上象限　　　　　　B.质地柔软

C.多单发,椭圆形,表面光滑,质韧　　D.肿块边界不清

E.活动度小,不易推动

A2型题

11.患者,女,24岁。产后3周,左乳红肿疼痛,乳汁不畅,全身发热,白细胞 $12×10^9$/L。最可能诊断是　　　　　　　　　　　　　　　　　　　　　　　　　　　（　　）

A.急性乳腺炎　　　　　B.乳房结核　　　　　　　C.乳房纤维瘤

D.乳管内乳头状瘤　　　E.乳腺癌

12.患者,女,28岁。足月顺产,产后4周,右乳红肿疼痛1周,体温38.5℃,全身发热,白细胞 $14×10^9$/L,怀疑深部脓肿,有效的检查是　　　　　　　　　　　（　　）

A.X光检查　　　　　　B.超声检查　　　　　　　C.CT检查

D.穿刺抽吸　　　　　　E.查波动感

13.患者,女,55岁。沐浴时发现左腋窝结节,病理检查为部位不明的转移癌,你认为最可能的原发肿瘤是　　　　　　　　　　　　　　　　　　　　　　　　（　　）

A.胃癌　　　　　　　　B.肺癌　　　　　　　　　C.乳腺癌

D.胰腺癌　　　　　　　E.结肠癌

14.患者,女,50岁。无意中发现右乳房有一肿块,无疼痛感,要求尽快明确肿块性质,

应采取的检查是 （ ）

    A.超声   B.红外线扫描   C.肿块组织病理活检

    D.乳房钼靶摄片   E.CT检查

15.患者,女,45岁。沐浴时乳头溢出血渍,无痛不痒,未触及肿块,考虑为 （ ）

    A.乳腺纤维瘤   B.乳腺癌   C.乳房囊性增生病

    D.乳管内乳头状瘤   E.乳房结核

16.患者,女53岁。近日患者发现右乳肿物,来诊。体格检查:右乳外上象限有直径2.5cm大小的肿物,质硬,高低不平,移动稍差,界限不清,初步考虑为 （ ）

    A.乳腺癌   B.乳腺纤维瘤   C.乳房囊性增生病

    D.乳管内乳头状瘤   E.炎性乳腺癌

17.患者,女,48岁。因乳腺癌住院,常常哭泣,焦虑不安,首要的护理措施是 （ ）

    A.通知主管医生   B.让家属探视   C.同意家属陪伴

    D.给服镇静剂   E.倾听并给予安慰

A3型题

(18—20题共用题干)

患者,女,48岁。发现右乳房无痛性肿块,对侧乳房正常。体格检查:右乳内上象限可触及2cm×1cm肿块,质硬,活动度小。

18.患者最可能的诊断是 （ ）

    A.乳房结核   B.乳房内乳头状瘤   C.乳房囊性增生病

    D.乳腺癌   E.乳腺炎性肿块

19.与发病最密切的因素是 （ ）

    A.遗传基因   B.乳房良性肿瘤   C.机体免疫力低下

    D.性激素紊乱,卵巢功能失调   E.未生育

20.术后护理最主要的是 （ ）

    A.保持皮瓣下引流管通畅   B.加强营养   C.鼓励咳嗽

    D.患肢制动   E.用抗生素

(21—23题共用题干)

患者,女,30岁。月经前双乳胀痛,经期即消。体格检查:双乳内可扪及大小不等、条索与结节样肿物,界限不清,质韧,可推动,无压痛。

21.初步考虑为 （ ）

    A.乳腺纤维瘤   B.乳房结核   C.乳腺囊性增生病

    D.乳管内乳头状瘤   E.乳房癌

22.为明确诊断,首选的检查是 （ ）

    A.乳管造影   B.超声检查   C.CT检查

    D.取活体检查   E.穿刺活检

23.最佳治疗是 （ ）

    A.化疗   B.放疗   C.药物治疗

    D.乳腺癌根治术   E.乳房切除术

A4 型题

(24—26 题共用题干)

患者,女,35 岁。因普查发现右乳房外上象限有一个直径 1.5cm 大小的肿块,质硬、活动、边界不清、表面不甚光滑。病理检查:右乳房癌,入院治疗。

24.最适合的治疗方法是 　　　　　　　　　　　　　　( )

A.单纯化疗　　　　　　B.单纯放疗　　　　　　C.肿块外敷药物

D.乳房肿块单纯切除术　　E.乳腺癌根治术

25.若术后第一天皮瓣下有少量积血、积液,下述不正确的是 　　　　( )

A.伤口加压包扎　　　　B.局部沙袋压迫　　　　C.引流管持续负压吸引

D.止血药物　　　　　　E.开始患侧肩部活动

26.在出院指导中,预防乳腺癌复发的关键是 　　　　　　　　　　( )

A.避免使用雄激素　　　B.保持平衡饮食　　　　C.保持伤口清洁

D.定期门诊随访　　　　E.5 年内避免妊娠

(二)填空题

27.急性乳腺炎多见于_____,常发生在产后_____周。

28.乳腺癌肿块侵及连接皮肤与腺体的_____韧带,使之收缩,导致肿块表面皮肤凹陷,称为_____。

29.乳腺癌肿块常发生在乳房的_____,早期表现是患侧乳房出现_____。

30.乳房脓肿多位于乳晕区、_____及_____。

31.乳腺癌术后常见并发症是皮下积液、_____、_____。

(三)名词解释

32.急性乳腺炎　　　33.酒窝征　　　34.橘皮征

(四)简答题

35.简述乳腺癌的早期表现及确诊依据。

36.简述如何预防乳腺癌术后患侧上肢水肿。

37.简述自我检查乳房的必要性及方法。

(五)病例分析题

38.患者,女,56 岁。4 日前更换衣服时,无意中摸到左侧乳房有一拇指大小的肿块,即去医院诊治。拟诊断为"乳腺癌",建议手术治疗。患者入院后常暗自哭泣,食欲缺乏,失眠。体格检查:双眼红肿,生命体征正常,心肺未见异常,腹软,肝脾未触及。左侧乳房外上象限可触及 3cm×2cm×1.5cm 肿块,质硬、表面不光滑、边界不清、活动度小,同侧腋窝未触及肿大的淋巴结。

请分析:

(1)如何进行健康史的评估?

(2)应协助患者做好哪些术前准备?

(3)该患者经术前准备后,行左侧乳房癌根治术,术后常见并发症有哪些? 应如何预防?

第十三章　类风湿关节炎患者的护理

DAO RU QING JING
导入情景

情景描述:

　　女性,38 岁。3 年前出现双手多个近端指间关节、掌指关节和双踝关节肿胀、疼痛和压痛(无明显诱因),自服消炎止痛药,症状时轻时重,手指关节逐渐变粗、屈曲畸形,难以伸直,近 2 周来晨起关节及周围僵硬明显,发现右腕桡骨小头旁出现一个直径 2cm 的结节,质硬、有压痛。

　　请问:1.患者的关节症状有何特点?
　　　　　2.怎样进行关节护理?

　　类风湿关节炎(rheumatoid arthritis,RA)是以侵蚀性、对称性多关节炎为主要临床表现的慢性、全身性自身免疫病。发病机制不甚明确。本病基本病理改变为滑膜炎、血管翳形成进而出现软骨和骨破坏,最终可能导致关节畸形和功能丧失。早期诊断和治疗可能减少致残,改善预后。本病 80％ 发病于 35～50 岁,女性患者约 3 倍于男性。我国的 RA 患病率为 0.32％～0.36％。

　　【病因】

　　1.遗传因素　本病患者一级亲属患 RA 的概率为 11％,同卵孪生子同时患病概率为 12％～30％,双卵孪生子则只有 4％。患者 HLA-DR4 抗原检出率明显升高,说明发病与遗传有关。

　　2.环境因素　尚未证实有引起本病的直接感染因子,目前认为一些病原体,如病毒、支原体、细菌等感染可通过激活 T、B 等淋巴细胞,分泌致炎因子,产生自身抗体,影响本病的发生和进展。

3. 免疫紊乱　免疫紊乱是本病的主要发病机制,活化的 CD4$^+$ 细胞和 MHC Ⅱ 型阳性的抗原提呈细胞浸润关节滑膜。

【护理评估】

(一)前驱症状

起病缓慢,大多先有几周到几个月的疲倦无力、体重减轻、胃纳不佳、低热和手足麻木刺痛等前驱症状。

(二)关节症状

1. 晨僵(morning stiffness)　病变的关节在夜间或日间静止不动后出现较长时间(至少 1h)的僵硬,如胶黏着样的感觉。95％以上的患者出现晨僵,其持续时间和关节炎症的程度成正比,常被作为病变活动观察的指标之一。

2. 关节肿痛　关节痛常是最早的表现,多呈对称性,常侵及掌指关节、腕关节、肩关节、趾间关节、踝关节及膝关节等,伴有压痛,受累关节均可出现肿胀,可因关节腔内积液或关节周围组织炎症所致,关节肿痛呈对称性、持续性和多发性。

3. 关节畸形　多见于晚期患者,关节呈纤维性强直或骨性强直,出现手指关节的半脱位,如尺侧偏斜、天鹅颈样畸形。

4. 关节功能障碍　关节肿痛和结构破坏都会引起功能障碍,从而影响日常工作和生活。

(三)关节外表现

关节外表现是类风湿关节炎全身表现的一部分或是其并发症。

1. 类风湿结节　见于 20％～30％ 的患者,多见于前臂常受压的伸侧面,如尺侧及鹰嘴处。在皮下摸到软性、无定形、活动的小结或固定于骨膜的橡皮样小结。类风湿结节出现反映病变活动。

2. 类风湿性血管炎　类风湿性血管炎是类风湿关节炎的基本病变,除关节及关节周围组织外,全身其他处均可发生血管炎,表现为远端血管炎、皮肤溃疡、周围神经病变、心包炎、内脏动脉炎(如心、肺、肠道、脾、胰、肾、淋巴结及睾丸等)。

3. 类风湿性心脏病　心脏受累,心肌、瓣膜环或主动脉根部类风湿性肉芽肿形成,以心包炎最为常见。

4. 类风湿性肺病　肺间质病变最为常见,慢性肺纤维性等可出现活动后气短,也较常见咳嗽及胸痛。

5. 肾脏损害　可发生轻微膜性肾病或间质性肾炎,或因长期用药而导致肾脏损害。

6. 干燥综合征(Sjögren's syndrome)　部分患者常有口干、眼干症状,30％～40％ 的患者可继发以累及眼和口腔黏膜为主的干燥综合征。

(四)实验室及其他检查

1. 血象　有轻至中度贫血,多为正常细胞正常色素性贫血。

2. 血沉　血沉增快是本病活动性、严重性和疗效判断指标,但缺乏特异性。

3. C 反应蛋白　炎症过程中出现的急性期蛋白质之一,增高说明疾病活动。

4. 自身抗体　①类风湿因子(RF):IgM、IgG 和 IgA 型类风湿因子。其中以 IgM 类风湿因子含量较多,故目前大多测定 IgM 类风湿因子。其数量与本病活动性、严重性成正比,但其特异性不强。②抗角蛋白抗体谱:抗核周因子(APF)抗体、抗角蛋白抗体(AKA)、抗环瓜氨酸肽抗体(抗 CCP)等,有助于本病早期诊断。灵敏度虽不如 RF 高,但特异性较强。

5.免疫复合物和补体 70%患者血清中出现各种免疫复合物,尤其是活动期,且伴有补体增高。

6.X线检查 该检查对本病诊断、关节病变分期、病变监测都很重要,最常摄手、腕关节X线片。X线片可见到:早期关节周围软组织肿胀阴影,关节端骨质疏松(Ⅰ期);关节间隙因软骨破坏变狭(Ⅱ期);关节面出现虫蚀样破坏性病变(Ⅲ期);晚期关节半脱位和关节破坏后的纤维性和骨性强直(Ⅳ期)。诊断要有骨侵蚀或肯定的局限性,或受累关节近旁明显脱钙。其他影像学检查,如CT、MRI等对本病的早期诊断有帮助。

(五)心理-社会状况

精神创伤或长期压力可促发本病。本病反复发作、迁延不愈,并因关节疼痛、活动受限和功能障碍或畸形,加上患者正常自理能力下降,疗效不佳等,可致各种心理问题。应注意评估患者的心理状态,有无紧张、焦虑、抑郁,甚至恐惧等。同时应了解患者及其家属对疾病的认识程度、关怀程度以及家庭经济状况、医疗保险情况等。

(六)处理原则

由于病因不明,目前尚无根治及预防本病的有效措施。治疗原则:解除关节疼痛和关节外症状;控制关节炎进展,防止和减少关节破坏,保留和改善关节功能;促进已破坏关节骨的修复。在疾病的不同阶段采取不同的治疗方法,具体方法有:

1.一般治疗 休息、急性期关节制动,恢复期关节功能锻炼,物理疗法等。

2.药物治疗 ①非甾体类抗炎药(NSAIDs):如阿司匹林、布洛芬等,仍为治疗类风湿关节炎的药物,具有退热、镇痛和抗炎作用。②改变病情的慢作用抗风湿药:如甲氨蝶呤(MTX)、来氟米特、柳氮磺吡啶、羟氯喹、雷公藤、青霉胺、金制剂等。③糖皮质激素:对急性炎症有显著疗效,长期应用副作用较多,停药后极易复发。常用泼尼松,可先给药30~40mg/d,症状控制后逐渐减量,注意本药的副作用。④生物制剂靶向治疗:是目前快速发展的治疗方法,最普遍使用的是 TNF-α 拮抗剂和 IL-6 拮抗剂。

3.手术治疗 对后期关节畸形及严重障碍者也可行关节置换术;对持续性滑膜炎可考虑行滑膜切除术,同时加用药物治疗。

【常见护理诊断/问题】

1.疼痛 关节疼痛与炎症反应有关。

2.自理缺陷 与关节疼痛、僵直和功能障碍有关。

3.预感性悲哀 与疾病久治不愈、关节可能致残和影响生活质量有关。

4.有废用综合征的危险 与关节炎反复发作、疼痛和关节骨质破坏有关。

5.个人应对无效 与自理能力缺陷、慢性过程和角色改变有关。

【护理目标】

1.患者关节僵硬和活动受限程度减轻。

2.患者能进行基本的日常生活活动和工作。

【护理措施】

1.一般护理 病情活动期患者应卧床休息,保护关节功能,保持关节功能位置。为了预防关节僵硬和失用,患者一般不必绝对卧床休息。维持饮食平衡,给予足量蛋白、高热量、高维生素的营养丰富的食物。

2.病情观察 观察关节症状的变化,如疼痛、肿胀、晨僵持续、畸形和功能障碍的程度、发作时间等。同时,注意有无关节外症状,如胸闷、胸痛、腹痛、上消化道出血、头痛、发热等。

3.晨僵的护理 鼓励患者晨起行温水浴,或用温水泡僵硬的关节后活动关节,夜间使用压力手套保暖,可减轻晨僵的程度。

4.预防关节失用 为保持关节功能,防止关节畸形和肌肉萎缩,指导患者锻炼,在症状基本控制后,鼓励患者及早下床活动。肢体锻炼由被动向主动渐进,以患者能承受为限。

5.用药护理 使用非甾体抗炎药和糖皮质激素的护理详见系统性红斑狼疮护理。

6.心理护理 鼓励患者自我护理,说出自身感受,采取心理疏导、解释、安慰、鼓励等方法做好心理护理。也可采用心理护理相关技术,如音乐疗法、放松训练等。

7.向家属和患者介绍本病的基本知识和自我护理方法,使患者和家属了解本病。强调休息和功能性锻炼的重要性,使患者养成良好的生活方式和习惯,在缓解期有序锻炼。指导患者用药方法和注意事项,使其坚持遵医嘱治疗、不擅自改变治疗方案、不随意停药或换药。使患者熟悉所使用药物的不良反应,一旦发生严重不良反应则及时停药就医。使患者养成良好的定期随访习惯。

【健康指导】

1.向家属和患者介绍本病的性质、病程和自我护理方法。

2.教会家属和患者本病关节病变活动的表现,避开寒冷、感染、过劳等诱因。

3.进行防止关节失用指导,解释合理休息和治疗性锻炼的重要性,教会家属和患者进行晨僵护理及关节失用护理。活动期让患者适当休息,限制其关节活动并保持关节功能位;症状控制后,鼓励患者及早下床活动,循序渐进、有计划地进行锻炼,防止关节失用。

【护理评价】

1.患者能说出功能性锻炼的方法。

2.患者晨僵和关节疼痛程度减轻或消失。

3.患者能接受关节病变的事实,情绪稳定,坚持治疗。

RA 的诊断标准(美国风湿病学会 1987 年修订)

下述 7 项指标,符合 4 项者,可诊断为 RA(要求 1~4 项病程至少持续 6 周):①关节内或周围晨僵持续至少 1h;②至少同时有 3 个关节区软组织肿或积液;③腕、掌指、近端指间关节区中,至少 1 个关节区肿;④对称性关节炎;⑤有类风湿结节;⑥血清 RF 阳性;⑦X 线片改变(至少有骨质疏松和关节间隙狭窄)。

(严小惠)

练习与思考

(一)选择题

A1 型题

1.类风湿关节炎常累及　　　　　　　　　　　　　　　　　　　　(　　)

A. 四肢小关节   B. 肩关节   C. 膝关节

D. 髋关节   E. 肘关节

2. 下列哪项对确定类风湿关节炎的病情有无活动性最有价值   ( )

A. 贫血   B. 类风湿因子阳性   C. 指关节尺侧偏斜、畸形

D. 皮下类风湿结节   E. 关节僵硬

3. 不符合类风湿关节炎表现的为   ( )

A. 贫血   B. 类风湿因子阳性

C. 晨僵   D. 游走性关节肿痛   E. 关节畸形

4. 下列哪项不是类风湿关节炎的特异性表现   ( )

A. 多发性关节炎   B. 最常累及腕、掌指、近端指关节

C. 常有晨僵出现   D. 对称性关节炎   E. 不遗留关节后遗症

5. 下列有关类风湿关节炎活动期患者的护理叙述中,错误的是   ( )

A. 卧床休息期间注意保持体位   B. 卧床休息

C. 可短时间完全制动   D. 可进行治疗性锻炼   E. 可选用理疗

6. 类风湿因子是一种   ( )

A. 感染性抗原   B. 细胞免疫因子

C. 抗原抗体复合物   D. 自身抗体   E. 盐类结晶

7. 类风湿关节炎的关节疼痛最常累及的部位是   ( )

A. 髋关节   B. 踝关节   C. 肘关节

D. 腕掌指关节   E. 远端指间关节

8. 关于 NSAIDs 的副作用哪一项不符合   ( )

A. 胃出血   B. 胃穿孔   C. 肾间质性损害

D. 肌肉溶解   E. 胃溃疡

9. 类风湿关节炎的诊断标准中关于 X 线表现的最低要求是   ( )

A. 骨质疏松和关节间隙变窄   B. 滑膜炎   C. 血管翳

D. 骨质疏松   E. 骨性强直

10. 以下哪项不是类风湿关节炎的临床特征性表现   ( )

A. 晨僵   B. 腕、掌指关节肿痛   C. 游走性大关节肿痛

D. 近端指间关节肿痛   E. 手指关节的半脱位畸形

11. 类风湿关节炎较特异的皮肤表现是   ( )

A. 丘疹   B. 紫癜   C. 类风湿结节

D. 湿疹   E. 疱疹

A2 型题

12. 患者,男性,45 岁,对称性小关节肿痛伴晨僵 3 年。近 3 个月来症状加重,晨僵时间明显延长,无夜间阵发性呼吸困难。体格检查:双手腕关节、掌指关节肿胀,压痛(＋),双手握力下降,双肘部发现无痛性皮下结节。最可能的诊断是   ( )

A. 类风湿关节炎   B. 痛风关节炎   C. 创伤性关节炎

D. 风湿性关节炎   E. 系统性红斑狼疮关节炎

A3 型题/ A4 型题

(13—16 题共用题干)

李女士,28 岁,双手掌指关节、近端指间关节疼痛伴月经量增多 2 年。近 3 个月来关节肿痛再发,早晨起床时有僵硬感约 10min。曾查 RF(＋),服用抗风湿药效果不佳。体格检查:双手腕关节、掌指关节肿胀,压痛(＋),双手握力下降,双肘部发现无痛性皮下结节。

13. 李女士最可能患了哪种病　　　　　　　　　　　　　　　　　　　　(　　)

A. 类风湿关节炎　　　　　　B. 风湿性关节炎　　　　　　C. 干燥综合征

D. 痛风　　　　　　　　　　E. 系统性红斑狼疮

14. 下列哪项检查对进一步明确诊断帮助较大　　　　　　　　　　　　(　　)

A. 抗核抗体谱　　　　　　　B. 摄双手 X 线片和 RF 测定　　C. 血白细胞分类计数

D. 血沉　　　　　　　　　　E. 肝功能检查

15. 下列哪项目前认为是具有改善病情的抗风湿药　　　　　　　　　　(　　)

A. 柳氮磺吡啶　　　　　　　B. 吲哚美辛　　　　　　　　　C. 布洛芬

D. 泼尼松　　　　　　　　　E. 阿司匹林

16. 下面防治类风湿关节炎的要点中哪项是错误的　　　　　　　　　　(　　)

A. 使用阿司匹林等非甾体类抗炎药

B. 缓解晨僵和疼痛等关节症状

C. 长期持续坚持使用肾上腺糖皮质激素

D. 适当选用免疫抑制剂

E. 注意锻炼关节功能

(二)填空题

17. 类风湿关节炎最常受累的关节是_____。

18. 类风湿关节炎患者最早出现的关节症状是_____。

19. 目前类风湿关节炎病因不明,可能与_____及_____有关。

20. 类风湿关节炎的基本病理改变是_____,当累及软骨和骨质时出现_____。

21. 类风湿关节炎的关节腔早期变化是_____。

22. 类风湿关节炎的大多数晚期患者出现关节畸形,最后形成特征性的改变为_____。

(三)名词解释

23. 晨僵　　　24. 类风湿结节

(四)简答题

25. 类风湿关节炎有哪些关节表现?

26. 类风湿关节炎活动期的典型表现有哪些,如何做好针对性护理?

27. 阐述类风湿关节炎患者的关节护理。

(五)病例分析

28. 李女士,38 岁,双手多个掌指关节、近端指间关节反复疼痛发作 7 年。近 3 个月来关节肿痛再发,早晨起床时有僵硬感约 30min。曾查 RF(＋),服用抗风湿药效果不佳。患者情绪低落,担心自己落下残疾。体格检查:双手腕关节、掌指关节肿胀,压痛(＋),双手握力下降,双肘部发现无痛性皮下结节。X线片示双手掌指、近端指关节多发性关节间隙狭窄,伴骨质疏松。

请解答:

(1)初步医疗诊断,并说明诊断依据。

(2)列出主要的护理诊断和预期目标。

第十四章　系统性红斑狼疮患者的护理

📖 学习目标

1. 掌握系统性红斑狼疮患者的护理评估和护理措施。
2. 熟悉系统性红斑狼疮疾病的病因及治疗原则。
3. 能运用所学知识评估系统性红斑狼疮患者病情的异常变化,能及时采取护理措施。
4. 具有高度责任感,以及耐心、细致的态度,尊重、爱护患者。

DAO RU QING JING

导入情景

情景描述：

王性,22 岁服务员,双手指肘关节时有肿痛,面部红斑伴不规则发热月余,整日闷闷不乐,不愿意见人,由家人陪同来医院。

请问:

1. 病人可能是什么疾病?

2. 当前主要的护理问题是什么? 你将如何进行健康指导?

系统性红斑狼疮(systemic lupus erythematosus,SLE)是表现有多系统损害的慢性系统性自身免疫病,其血清中具有以抗核抗体为代表的多种自身抗体。本病病程以病情缓解和急性发作的交替为特点,有内脏(肾、中枢神经)损害者预后较差。本病在我国的患病率为 $(0.7 \sim 1)/1000$,高于西方国家报道的 $1/2000$。以女性多见,尤其是 $20 \sim 40$ 岁的育龄女性。SLE 的发病率随地区、种族、性别和年龄而异。

【病因】

1. 遗传因素　①单卵双胞胎患 SLE 者 $5 \sim 10$ 倍于异卵双胞胎的 SLE 发病率。②SLE 患者第一代亲属中患 SLE 者 8 倍于无 SLE 患者家庭。③具有 SLE 的易感基因,如 HLA-DR2,HLA-DR3 等,或有 C4a、C1q、C1r/s 和 C2 先天缺陷人群的 SLE 患病率明显高于正常人群。多年研究已证明 SLE 是多基因相关疾病。

2. 雌激素　①育龄女性的患病率与同龄男性之比为 $9:1$,儿童及老年 SLE 患者中女性患病率略高于男性(比例为 $3:1$)。②女性的非性腺活动期(<13 岁,>55 岁),SLE 发病率较低。③睾丸发育不全的男性常发生 SLE。④SLE 患者不论男女均有雌酮羟基化产物的增高。⑤妊娠可诱发本病或加重病情,特别在妊娠早期和产后 6 周。

3.环境因素 ①日光:紫外线使皮肤上皮细胞出现凋亡,新抗原暴露而成为自身抗原。②食物:某些含补骨脂素的食物(如芹菜、无花果等)可增强 SLE 患者对紫外线的敏感性;含联胺基团(如烟熏食物、蘑菇等)的食物可诱发 SLE 发病;含 L-刀豆素类的食物(如苜蓿类种子、其他豆菜类等)也与本病有关。③药物:某些患者在使用普鲁卡因胺、异烟肼、氯丙嗪、甲基多巴等药物后或用药过程中,可出现狼疮样症状,停药后大多消失。④病原微生物:SLE 与某些病毒感染有关。据报道患者体内至少有针对 12 种不同病毒和 4 种反转录病毒的高滴度 IgG 和 IgM 抗体,患者内皮细胞、皮损中还可发现类似病毒包涵体的物质。

【护理评估】

(一)病史

询问与本病有关的病因及诱因,如有无病毒感染、日光过敏、妊娠、药物、精神刺激等,亲属中有无此类患者。

了解起病的时间、病程及病情变化的情况。询问患者有无发热、乏力、体重下降等全身症状,有无食欲不振、呕吐、腹痛、腹泻、腹水、呕血、便血,有无颜面水肿、泡沫尿、肉眼血尿及尿量减少,有无头痛、意识障碍及神经系统损害症状,有无咳嗽、胸痛及呼吸困难,有无气促、心前区疼痛或不适。重点了解患者皮疹出现的时间及变化情况,有无关节和肌肉疼痛及其部位、性质、特点等。

(二)身体状况

1.全身症状 活动期患者大多数有全身症状,主要包括发热、疲倦、乏力、体重下降等。其中约 90%的患者出现发热,热型不一,以长期低中度发热多见,偶有高热。发热应除外感染因素,尤其是在免疫抑制剂治疗中出现的发热。

2.皮肤与黏膜 约 80%的患者有皮肤损害。蝶形红斑是 SLE 最具特征性的皮肤改变,表现为鼻梁和双颧颊部呈蝶形分布的红斑。还可见广泛或局限性斑丘疹,多见于日晒部位。亦可为其他皮疹,如盘状红斑、指掌部和甲周红斑、指端缺血、面部及躯干皮疹等。约 40%的患者在日晒后出现光过敏现象,甚者可诱发 SLE 急性发作。浅表皮肤血管炎可出现网状青斑。约 30%的患者在急性期出现口腔溃疡,可有轻微疼痛,偶见于鼻黏膜。约 40%的患者有脱发。30%的患者有雷诺现象。值得注意的是,SLE 的各种皮疹多无明显瘙痒。若出现明显瘙痒常提示局部过敏。免疫抑制剂治疗后出现的瘙痒性皮疹要注意并发皮肤真菌感染。

3.肌肉骨骼 约 85%的患者有关节痛,最常见于指、腕、膝关节,伴红肿者少见。常出现对称性多关节肿痛。约 10%的患者因关节周围肌腱受损而出现雅库(Jaccoud)关节病,其特点为可复位的非侵蚀性关节半脱位,并可维持正常关节功能,关节 X 线片多无关节骨破坏。还可以出现肌痛和肌无力,5%～10%的患者出现肌炎。有个别患者在病程中出现股骨头坏死,但目前尚不能肯定是由本病所致,或为糖皮质激素的不良反应之一。

雷诺现象

雷诺现象（Raynaud's phenomenon）是指因受寒冷或紧张刺激后，肢端细动脉痉挛，使手指（足趾）皮肤突然出现苍白，相继出现皮肤变紫、变红，伴局部发冷、感觉异常和疼痛等短暂的临床现象，常可反复发作。约半数患者病因不明，称为雷诺病（Raynaud disease）；部分患者出现于其他已明确诊断的疾病，称为雷诺现象。

本病预后相对良好，约15％的患者自然缓解，30％逐渐加重。长期持续动脉痉挛可致动脉狭窄，极少数严重患者需要截指（趾）。

4. 肾脏 几乎所有患者都有肾脏损害，约75％的病例出现临床症状，称为狼疮性肾炎（lupus nephritis，LN）。可表现为蛋白尿、血尿、管型尿、肾性高血压和肾功能不全。部分患者逐渐发展为肾衰竭，尿毒症是SLE最常见的死因。

5. 心血管系统 约有30％的患者有心脏症状，以心包炎最为常见，主要是纤维素性心包炎，也可能积液。10％患者可有心肌损害，表现为气短、心前区疼痛、心动过速，严重者可发生心力衰竭而死亡。

6. 呼吸系统 急性期，35％的患者有中少量胸膜腔积液，双侧多见，也可单侧。1％～4％患者发生急性狼疮性肺炎，表现为发热、干咳、气促，偶见咯血，肺X线呈单侧或双侧肺浸润阴影，以双下肺多见。少数患者也可发生慢性间质性肺炎，肺X线表现为肺部片状浸润影。

7. 神经系统 约25％的患者有中枢神经系统受累，以脑损害多见，故称为神经精神狼疮（neuropsychiatric lupus，NP-SLE）。常在急性期或终末期出现，患者表现为各种精神障碍，如躁动、幻觉、猜疑、妄想等。也可以出现多种神经系统症状，如头痛、恶心、呕吐、颈项强直、惊厥、昏迷、偏瘫、截瘫，病变严重时可导致死亡。

8. 消化系统 约30％的患者有消化道症状，表现为食欲减退、恶心、呕吐、腹痛、腹泻、腹水、便血等。约40％的病例转氨酶升高，SLE肝脏损害的临床表现可有肝大、黄疸和肝功能试验异常。

9. 血液系统 活动期，60％患者有贫血，大多数为正细胞正色素性贫血。40％患者白细胞减少，多为粒细胞或淋巴细胞减少。20％患者有血小板的减少，严重者可出现各系统出血。约半数患者有局部或全身淋巴结肿大，质软，无压痛，以颈部、腋下淋巴结肿大多见。

10. 眼 20％～25％患者有眼底变化，表现为眼底出血、视盘水肿和视网膜渗出物。早期治疗，一般可逆，重者可在数日内致盲。

(三)辅助检查

1. 一般检查 血液检查患者常有正细胞正色素性贫血，白细胞和血小板减少。血沉增快常表示疾病控制尚不满意。肾功能明显损害者可出现血尿素氮和血肌酐升高。若血清转氨酶高于正常值的两倍，则提示有肝脏损害。尿液检查可出现血尿、蛋白尿等。

2. 免疫学检查 本病患者血清中可检测到多种自身抗体，他们是SLE诊断的标记和疾病活动性的指标。

(1)类风湿因子：20％～40％病例阳性。

（2）抗核抗体（ANA）：几乎可见于所有 SLE 患者，因此 ANA 检测是筛选结缔组织病的主要试验。但是其特异性较低，它的阳性不能作为诊断 SLE 和鉴别其他结缔组织病的指标。

（3）抗 Sm 抗体：一般认为抗 Sm 抗体是诊断 SLE 的标记抗体，特异性高达 99%，但是敏感性仅为 21%～30%。未发现此抗体与病情活动及狼疮性肾炎等有明确的关联。

（4）抗双链 DNA 抗体（dsDNA）：它是诊断 SLE 的标记抗体之一，特异性高达 95%，敏感性仅为 70%，多出现在 SLE 活动期，抗体滴度与活动性密切相关。

3. 补体检查 血清补体测定有 75%～90% 的 SLE 患者的血清补体减少。总补体（CH50）及 C3、C4 的下降是 SLE 活动的指标之一。

4. 狼疮带试验（LBT） 应用直接免疫荧光抗体技术检测腕上方正常皮肤的真皮和表皮连接处是否有一局限性的免疫球蛋白沉积带。狼疮带试验阳性是 SLE 活动的指标之一。

5. 肾活检 对狼疮性肾炎的诊断、治疗和预后判断均有重要意义。

6. 其他 X 线、CT 及超声心动图（UCG）检查分别有利于早期发现出血性脑病、肺部浸润及心血管病变。

（四）心理-社会状况

本病反复发作、迁延不愈，并因关节疼痛、活动受限和脏器功能受损而影响患者正常的生活、工作和社会活动，加之长期治疗所造成的经济负担，可使患者出现各种心理问题。应注意评估患者的心理状态，有无紧张、焦虑、抑郁，甚至恐惧等。同时应了解患者及其家属对疾病的认识程度、态度以及家庭经济状况、医疗保险情况等。

（五）处理原则

治疗目的在于控制病情及维持临床缓解。治疗原则是活动且病情重者，给予强有力的药物控制，病情缓解后给予缓解性治疗。SLE 患者宜早期诊断，早期治疗，且在防治病因及一般治疗的基础上，根据病情的复杂性及严重程度而选择不同的治疗方案。

1. 糖皮质激素 是目前治疗重症自身免疫病的首选药物，可显著抑制炎症反应，具有抑制抗原抗体反应的作用。一般选用泼尼松或甲泼尼松，鞘内注射时用地塞米松。病情轻者，常先用泼尼松 $0.5～1mg/(kg \cdot d)$，晨起顿服，病情明显好转后 2 周或疗程 8 周内，开始以每 1～2 周减 10% 的速度缓慢减量，减至小于 $0.5mg/(kg \cdot d)$ 后，减慢速度按病情适当调慢；若病情允许，尽量维持治疗的激素剂量小于泼尼松 10mg/d。对于急性暴发性危重 SLE，如狼疮性肾炎的急性型肾炎肾衰竭、NP-SLE 的癫痫发作、明显精神症状的出现或严重溶血性贫血等，可采用激素冲击疗法，即用甲泼尼松 500～1000mg/d 溶于 250ml 的 5% 葡萄糖溶液中，缓慢静脉滴注，1 次/d，连用 3d 为一疗程，继而改用上述大剂量泼尼松治疗方法，如需要可于 1 周后重复使用，可以很快控制 SLE 的暴发。由于用量大，应严密观察药物的不良反应。

2. 免疫抑制剂 加用免疫抑制剂有利于更好地控制 SLE 活动，减少 SLE 的暴发以及减少激素的剂量。常用的免疫抑制剂是环磷酰胺（CTX）或硫唑嘌呤。狼疮性肾炎采用激素联合 CTX 治疗，可显著减少肾衰竭的发生率。CTX 常采用冲击疗法，每次 $0.5～1.0g/m^2$ 体表面积，加入 250ml 生理盐水内，缓慢静脉滴注，滴注时间应在 1h 以上。除病情危重每 2 周冲击治疗 1 次外，通常每 4 周冲击治疗 1 次，至活动静止后 1 年，可停止冲击疗法。冲击疗法比口服疗效好。CTX 口服剂量为 $1\sim2mg/(kg \cdot d)$,分 2 次服。CTX 有胃肠道反应、脱发、肝损害等不良反应,尤其是白细胞减少,应定期检查。当血中白细胞<3×10^9/L 时,暂停使用 CTX,可以暂用环孢素替代,并监测肝肾功能。硫唑嘌呤适用于中度严重病例,脏器功能恶化缓慢者。硫唑嘌呤不良反应主要是骨髓抑制、肝损害、胃肠道反应等,剂量 $1\sim2mg/d$。

3. 非甾体类抗炎药 主要用于发热、关节肌肉疼痛、关节炎、浆膜炎等,但无明显内脏或血液病变的轻症患者。该类药物可损伤肝细胞,使肾小球滤过率降低,血肌酐上升,对肾炎患者需慎用。常用药物有阿司匹林、吲哚美辛、布洛芬、萘普生等。

4. 抗疟药 此类药物主要积聚在皮肤,能抑制 DNA 和抗 DNA 的结合,对皮疹、关节痛及轻型患者有效。羟氯喹每次 $0.1\sim0.2g$,2 次/d。氯喹每次 $0.25g$,1 次/d,久服后可能对视力有一定影响,还可造成心肌损害。

5. 雷公藤总甙 对本病有一定的疗效。每次 20mg,3 次/d。不良反应主要是对性腺的毒性,患者可发生停经、精子减少,还有肝损害、胃肠道反应、白细胞减少等。

6. 生物制剂 生物制剂治疗 SLE 的机制:①改变细胞因子的活化和调节;②抑制 T 细胞活化并诱导 T 细胞耐受、阻断 T-B 细胞相互作用;③作用于 B 细胞以减少 B 细胞产生 dsDNA 抗体;④抑制补体活化。目前,用于临床和临床试验治疗 SLE 的主要有抗 CD20 单抗(利妥昔单抗)和细胞毒性 T 细胞相关抗原 4。

7. 其他 对于某些病情严重、并发全身性严重感染的重症血小板减少性紫癜,可以静脉注射大剂量免疫球蛋白。血浆置换法对于危重患者或经多种治疗无效的患者有迅速缓解病情的功效。已有多项研究证实,人的造血干细胞移植可以使传统免疫抑制剂治疗无效的患者的病情得以缓解,但远期疗效尚待长期随访确定。

【常见护理诊断/问题】

1. 皮肤完整性受损 面部红斑与炎症反应和血管收缩有关。

2. 口腔黏膜改变 口腔黏膜糜烂与自身免疫反应和长期使用肾上腺糖皮质激素有关。

3. 疼痛 慢性关节和肌肉疼痛与自身免疫反应和炎症反应有关。

4. 体温过高 出汗、口干、面色潮红、呼吸增快与炎症反应和免疫反应有关。

5. 焦虑 情绪紧张、坐立不安、入睡困难与病情迁延不愈、面容损毁和多脏器损害有关。

6. 潜在并发症 肾功能下降、狼疮性脑病。

【护理目标】

1. 保持患者体温正常,疼痛缓解或消失。

2. 患者皮肤受损减轻或修复,皮肤保持完整性。

3. 使患者学会避免加重肾损害的自我护理方法,保证生命安全,防止发生意外。

4. 患者口腔黏膜损害愈合。

5. 增加患者心理上的舒适感。

【护理措施】

1. 一般护理 病情活动期,患者应卧床休息,缓解期可适当活动。避免一切能诱发和加重本病的因素,如劳累、妊娠、感染、紫外线或日光直射等。维持良好的饮食平衡,给予高蛋白、高热量、高维生素和低脂饮食,少量多餐,以软食为宜。忌食含补骨脂素的食物,如芹菜、无花果、蘑菇、烟熏食品和辛辣刺激食品等。

2. 病情观察　密切监测患者生命体征。观察皮肤黏膜的情况,注意有无好转或加重。观察关节和肌肉受累情况,注意其部位、性质、程度及其有无改变。观察各脏器受累情况。

3. 体温过高的护理　患者卧床休息,多饮水。给予清淡易消化的软食。多汗者勤换衣物和床单。体温超过 38.5℃时,应给予物理降温,注意各种物理降温的适应证和禁忌证,选择适当的方式进行降温。慎用解热镇痛药物。

4. 皮肤完整性受损的护理　加强营养,摄入足够的水分,特别是给予足够的蛋白质和维生素。做好常规皮肤护理,预防压疮的发生。有皮损或光敏感者,在外出时应避免阳光直接照射,采用遮阳措施,如穿长袖长裤、戴深色墨镜、头戴鸭舌帽等,禁忌日光浴。皮损局部及时处理。避免接触或服用某些化学物品,如染发剂、农药、普鲁卡因胺等。

5. 口腔护理　保持口腔清洁。每日晨起、睡前和进食前后用漱口水漱口。对有口腔溃疡的患者,可在漱口后使用收敛剂冰硼散。有合并口腔感染者应遵医嘱使用有效药物。

6. 疼痛的护理　协助患者采取舒适的休息体位,使其各受累关节保持功能位,卧床休息时避免肢体受压。指导患者掌握一些放松技巧以缓解疼痛,必要时可采用热敷或理疗。

7. 用药护理　非甾体抗炎药(NSAID)是缓解疼痛常用的药物,目前常用的非甾体药物有布洛芬、萘普生、阿司匹林等。这类药物具有抗炎、解热、镇痛作用,能迅速缓解关节症状,但可出现腹痛、恶心、呕吐等胃肠道不良反应。严重者引起胃黏膜损伤,应在饭后服用,必要时可同时服用胃黏膜保护剂、H_2 受体拮抗剂,从而减轻胃黏膜损伤。神经系统不良反应有头痛、头晕、精神错乱等。长期使用此类药物,患者还可出现肝肾毒性、抗凝作用以及皮疹等。

糖皮质激素有较强抗炎、抗过敏和免疫抑制作用,能迅速缓解症状,但长期大量使用可出现较多不良反应。常见的不良反应有满月脸、水牛背、血压升高、血糖升高、电解质紊乱、骨质疏松和消化性溃疡,加重或诱发感染,也可诱发精神失常。在服药期间应给予低盐、高蛋白、含钾和钙丰富的食物,补充钙剂和维生素 D_3,定期测量血压,观察血糖、尿糖变化,以便及早发现药物性糖尿病及医源性高血压。做好皮肤和口腔黏膜的护理,注意患者情绪变化。强调按医嘱服药的必要性,不能自行停药或减量过快,以免引起患者病情"反跳"。

氯喹主要用于皮损严重者,长期使用可引起视网膜退行性变,应定期检查眼底。

8. 心理护理　给予患者必要的心理支持。鼓励患者说出自身感受,和患者一起分析产生焦虑的原因,并对其焦虑程度做出评估。帮助患者提高解决问题的能力,鼓励患者树立与疾病斗争的信心。指导患者采用缓解焦虑的技术,如听轻音乐、香味疗法、放松训练等。

【健康指导】

1. 向家属和患者介绍系统性红斑狼疮的基本知识和自我护理方法,使患者和家属了解本病。

2. 患者应避免一切能诱发或加重本病的因素,如日光直接照射、妊娠、分娩、药物、感染等。育龄期女性应采取避孕措施。

3. 患者应注意个人卫生,学会皮肤护理,禁忌挤压皮疹,预防皮肤损害和感染的发生。

4. 患者应坚持严格按医嘱治疗,不擅自改变治疗方案,不随意停药或换药。熟悉所使用药物的不良反应,养成良好的定期随访的习惯。

【护理评价】

1. 患者能自觉避免各种加重皮肤损害的因素。

2. 患者疼痛程度减轻或消失,皮损面积逐渐缩小或愈合。

3. 患者能自觉配合口腔护理,保持口腔清洁,口腔溃疡逐渐愈合。

4. 患者能遵守饮食限制的要求,避免各种加重肾损害的因素。

5. 患者能接受患病的事实,情绪稳定,主动配合治疗。

SLE 的诊断标准

下述 11 项指标,符合 4 项或 4 项以上者,排除外感染、肿瘤或其他结缔组织病后,可诊断为 SLE:①颊部红斑;②盘状红斑;③日过敏;④口腔溃疡;⑤关节炎;⑥浆膜炎(胸膜炎或心包炎);⑦肾脏病变(蛋白尿或管型尿);⑧神经病变(癫痫发作或精神病);⑨血液学疾病(溶血性贫血或白细胞减少,或淋巴细胞减少,或血小板减少);⑩免疫学异常(抗 dsDNA 抗体阳性或抗 Sm 抗体阳性或抗磷脂抗体阳性);⑪抗核抗体滴度异常。

(倪晓英 严小惠)

练习与思考

(一)选择题

A1 型题

1. 系统性红斑狼疮的典型皮疹是　　　　　　　　　　　　　　　　　( )

   A. 面部水肿性红斑　　　　B. 面部蝶形红斑　　　　　　C. 面部盘状红斑

   D. 指掌及甲周红斑　　　　E. 手掌网状青斑

2. 系统性红斑狼疮最常见的死亡原因是下列哪一项　　　　　　　　( )

   A. 心肌损害　　　　　　　B. 胃肠道出血　　　　　　　C. 尿毒症

   D. 颅内高压　　　　　　　E. 胸腔积液

3. SLE 最常见的皮肤损害部位是　　　　　　　　　　　　　　　　　( )

   A. 腹部　　　　　　　　　B. 颈部　　　　　　　　　　C. 暴露部位

   D. 前胸上部　　　　　　　E. 下肢

4. 下列为 SLE 患者的饮食护理原则,哪项是错误的　　　　　　　　( )

   A. 宜进高蛋白饮食

   B. 避免刺激性食物

   C. 多摄取含有补骨脂素的食物,如芹菜

   D. 肾脏损害时按需要给予相应饮食

   E. 上腹部不适、食欲减退时可少量多餐

5. 对有面部红斑的 SLE 患者,错误的保健指导为　　　　　　　　　( )

   A. 经常用水洗脸,3 次/d　　B. 避免使用化妆品　　　　C. 可使用皮质类固醇激素霜

D.禁止进紫外线消毒室　　　　　E.以肥皂水清洗面部,3 次/d

6.目前治疗急性暴发性红斑狼疮的主要药物是　　　　　　　　　　（　　）

A.阿司匹林　　　　　　　　B.环磷酰胺　　　　　　　C.硫唑嘌呤

D.雷公藤　　　　　　　　　E.泼尼松

7.系统性红斑狼疮患者,最突出的护理诊断是下列哪一项　　　　　　（　　）

A.预感性悲哀　　　　　　　B.口腔黏膜受损　　　　　C.皮肤完整性受损

D.关节痛　　　　　　　　　E.潜在并发症

8.一般认为 SLE 的发生与下列哪一项内分泌因素有关　　　　　　　（　　）

A.甲状腺素　　　　　　　　B.雌激素　　　　　　　　C.胰岛素

D.促甲状腺素　　　　　　　E.催乳素

9.下列哪项免疫学检查最有助于 SLE 的诊断　　　　　　　　　　　（　　）

A.抗 Sm 抗体　　　　　　　B.抗核抗体　　　　　　　C.LE 细胞

D.抗双链 DNA　　　　　　　E.IgG 增高

10.雷诺现象的皮肤颜色变化顺序为　　　　　　　　　　　　　　　（　　）

A.红→白→紫　　　　　　　B.紫→红→白　　　　　　C.紫→白→红

D.红→紫→白　　　　　　　E.白→紫→红

A2 型题

11.周女士,29 岁。四肢关节肿痛 6 个月,低热 3 个月,近来出现面部红斑而入院。护理体检:体温 37.8℃,面部蝶形红斑,口腔黏膜溃疡,肝肋下 2cm,脾肋下 3cm,四肢关节肿胀,有压痛。该患者的初步诊断是　　　　　　　　　　　　　　　　　　　　（　　）

A.盘状红斑　　　　　　　　B.系统性红斑狼疮　　　　C.红斑性肢痛病

D.坏死性血管病　　　　　　E.硬皮病

12.女性患者,38 岁。双膝关节肿痛 1 年,发热 1 个月,最近 3d 面部有蝶形红斑,来医院就诊,诊断为系统性红斑狼疮。尿液检查发现蛋白尿、血尿和管型尿,估计患者出现了下列哪一种情况　　　　　　　　　　　　　　　　　　　　　　　　　　　　　　　（　　）

A.狼疮性肺炎　　　　　　　B.坏死性淋巴结炎　　　　C.血栓性静脉炎

D.神经精神狼疮　　　　　　E.狼疮性肾炎

13.某系统性红斑狼疮患者,病史 2 年,近日体温升高,关节红肿有压痛,出现面部红斑、蛋白尿而入院。结合辅助检查诊断为系统性红斑狼疮,宜首选的药物是　　　　（　　）

A.环磷酰胺　　　　　　　　B.雷公藤　　　　　　　　C.硫唑嘌呤

D.泼尼松　　　　　　　　　E.丙种球蛋白

A3 型题/A4 型题

(14—16 题共用题干)

郑小姐,22 岁,大学生。自幼在农村长大,来到城市后用洗面奶洗脸,又用化妆品浓妆,一段时间后便发生躯干皮疹,日晒后出现面部蝶形红斑。住院后常哭泣。

14.估计郑小姐患了下列哪一种疾病　　　　　　　　　　　　　　　（　　）

A.弥漫性筋膜炎　　　　　　B.滑囊炎　　　　　　　　C.干燥综合征

D.雷诺病　　　　　　　　　E.系统性红斑狼疮

15.造成该患者皮肤红斑的主要原因为下列哪一项 （ ）

A.遗传因素 B.皮肤过敏 C.长期使用免疫抑制剂

D.青春期痤疮 E.免疫复合物沉积

16.目前应首选下列哪一种药物治疗 （ ）

A.泼尼松 B.吲哚美辛 C.布洛芬

D.环磷酰胺 E.英太青

(二)填空题

17.SLE可累及多系统多器官,主要损害 _____、_____、_____、_____、_____、_____、_____,严格说几乎所有SLE患者均有_____损害。

18._____是SLE最具特征性的皮肤改变。

19.有助于诊断SLE的免疫学检查为_____、_____、_____。

(三)名词解释

20.蝶形红斑 21.神经精神狼疮 22.雷诺现象

(四)简答题

23.CTX的副作用是什么?

24.服用泼尼松的系统性红斑狼疮患者出院后还应注意些什么?

25.阐述SLE患者的饮食护理。

26.糖皮质激素的副作用是什么?

27.阐述SLE患者的皮肤护理。

(五)病例分析

28.女性患者,30岁,机关人员。6个月来出现不规则低热,体温持续在37~38℃,面部蝶形红斑,大小关节酸痛,近3个月来双下肢水肿,尤其最近水肿加重,经休息不能缓解。全身感乏力、胸闷,并有血压升高。

体格检查:体温37.8℃,脉搏89次/min,呼吸24次/min,血压180/120mmHg,神志清,面部蝶形红斑,口唇无发绀,两肺(一),心界不扩大,心率89次/min,心律齐,未闻及病理性杂音,肝肋下2cm,无压痛,两下肢水肿明显,神经系统未见异常。

实验室及其他检查:血常规:红细胞为254×10^{12}/L,血红蛋白为78g/L,白细胞30×10^9/L,中性粒细胞0.72,淋巴细胞0.25,嗜酸性粒细胞0.03。尿常规:蛋白(＋),白细胞0~2/HP,红细胞3~5/HP,红细胞沉降率43mm/h,抗核抗体阳性,肝功能正常,血尿素45mmol/L,胸片示正常。

请解答:

(1)给出初步医疗诊断,说明诊断依据。

(2)列出主要的护理诊断和预期目标。

第十五章　肾上腺疾病患者的护理

第一节　库欣综合征患者的护理

DAO RU QING JING
导入情景

情景描述：

　　女,51岁,6年前因呈向心性肥胖、闭经、伤口不易愈合、脱发、紫纹等症状诊断为"垂体瘤",经手术行脑瘤切除后,病愈出院。半年前患者因血压高伴视力下降再次住院。

　　体格检查:血压 152/100mmHg,库欣貌,满月脸,胡须生长,多血质,项背部脂肪垫,皮肤菲薄,向心性肥胖,腰腹部肥胖,四肢较瘦小,腹部及大腿有紫纹,双下肢浮肿,有紫红色瘀斑,全身体癣。

　　辅助检查:OGTT下降,皮质醇昼夜节律有增高。B超:双肾上腺区未见确切异常。
请问:

　　1.患者可能发生了什么情况?

　　2.主要的护理问题是什么?

　　库欣综合征(Cushing's syndrome),为多种病因导致肾上腺分泌过多糖皮质激素(主要是皮质醇)所引起的临床综合征,因此又称为皮质醇增多症。其中最多见的是由垂体促肾上腺皮质激素(ACTH)分泌亢进所引起的。主要表现为满月脸、多血质外貌、向心性肥胖、痤疮、紫纹、高血压、继发性糖尿病和骨质疏松等。

　　【病因】

　　1.医源性皮质醇增多症　长期大量使用糖皮质激素治疗某些疾病,患者可出现皮质醇增多症的临床表现,这在临床上十分常见。这是由外源性激素造成的,停药后可逐渐复原。但长期大量应用糖皮质激素可反馈抑制垂体分泌 ACTH,造成肾上腺皮质萎缩,一旦急骤停药,可导致一系列皮质功能不足的表现,甚至发生危象,故应予以注意。长期使用 ACTH,患者也可出现皮质醇症。

2. 垂体性双侧肾上腺皮质增生　双侧肾上腺皮质增生是由于垂体分泌 ACTH 过多引起。原因:垂体肿瘤;垂体无明显肿瘤,但分泌 ACTH 增多。一般认为是由于下丘脑分泌过量促肾上腺皮质激素释放因子(CRF)所致。临床上能查到垂体有肿瘤的病例仅占 10% 左右。这是引起库欣综合征最主要的原因。

另外,垂体以外的恶性肿瘤产生 ACTH,也可刺激肾上腺皮质增生,其中肺癌最常见,其次是胸腺癌和胰腺癌等,称为异位 ACTH 综合征。

3. 肾上腺皮质肿瘤　大多为良性的肾上腺皮质腺瘤,少数为恶性的腺癌。肿瘤的生长和肾上腺皮质激素的分泌是自主性的,不受 ACTH 的控制。由于肿瘤分泌了大量的皮质激素,反馈抑制了垂体的分泌功能,使血浆 ACTH 浓度降低,从而使非肿瘤部分的正常肾上腺皮质明显萎缩。

【护理评估】

(一)健康史

询问患者有无肾上腺皮质激素用药史及用药情况。询问患者体态改变或肥胖开始的时间、发展速度,有无肿瘤疾病史。

(二)身体状况

1. 脂肪代谢障碍　特征性表现为向心性肥胖——满月脸、水牛背、球形腹,但四肢瘦小(图 15-1)。

2. 蛋白质代谢障碍　大量皮质醇促进蛋白质分解,抑制蛋白质合成,形成负氮平衡状态。患者因蛋白质过度消耗而表现为皮肤菲薄,毛细血管脆性增加,呈现典型的皮肤紫纹,多见于腹壁、大腿内外侧和臀部的皮肤(图 15-1)。

3. 糖代谢障碍　表现为血糖升高,糖耐量降低。部分患者可出现继发性糖尿病。

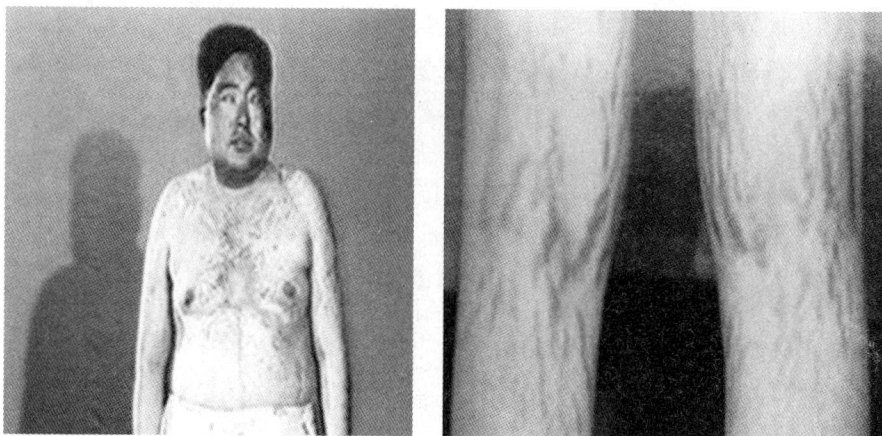

图 15-1　库欣综合征

4. 电解质紊乱 大量皮质醇有潴钠、排钾作用。患者表现为轻度水肿和高钠、低钾血症。

5. 心血管病变 高血压是常见症状,库欣综合征约 80% 的患者有高血压。收缩压和舒张压可达 2 级高血压水平,且持续性升高。

6. 神经精神障碍 患者易出现不同程度的激动、烦躁、失眠、抑郁和妄想等神经精神的改变。

7. 其他改变 性功能减退:男性阳痿、睾丸变软,女性月经减少、闭经、不育、多毛。骨骼系统:可因骨质疏松导致腰背酸痛及易发生病理性骨折,如脊柱压缩性骨折,后期可因椎体塌陷而成驼背。皮质醇增多可使免疫功能减弱,患者容易感染。皮质醇刺激骨髓,使红细胞计数和血红蛋白含量偏高,白细胞和中性粒细胞增多,淋巴细胞和嗜酸性粒细胞减少。

(三)辅助检查

1. 血浆皮质醇测定 血浆皮质醇水平升高且昼夜节律消失。血浆浓度可 $>30\mu g/dl$,并失去 V 形的变化曲线规律。

2. 24h 尿 17-羟皮质类固醇超过正常值(正常值男性 $5\sim15mg/24h$,女性 $4\sim10mg/24h$)。尿中 17-酮类固醇可正常或略升高,如有显著增高,甚至 $>50mg/24h$,应注意有癌肿可能(正常值男性 $6\sim18mg/24h$,女性 $4\sim13mg/24h$)。

3. 地塞米松抑制试验 不能被抑制者为原发性肾上腺皮质肿瘤或异位 ACTH 综合征。

4. ACTH 试验 垂体性库欣病和异位 ACTH 综合征有反应,原发性肾上腺皮质肿瘤者多无反应。

5. 影像学检查 包括肾上腺超声检查、蝶鞍区断层摄片、CT、MRI 等。

(四)心理社会状况

由于皮质醇激素增加导致患者出现焦虑等心理状况,另外自身形象的改变也会影响患者的心理。

(五)处理原则

1. 手术治疗

(1)垂体肿瘤摘除:适用于由垂体肿瘤所致的双侧肾上腺皮质增生,尤其伴有视神经受压症状的病例更为适宜。但手术常不能彻底切除肿瘤,并可能影响垂体其他的内分泌功能。如手术切除不彻底或不能切除者,可做垂体放射治疗。如出现垂体功能不足者,应补充必要量的激素。由垂体微腺瘤引起的双侧肾上腺皮质增生可借助显微外科技术通过鼻腔经蝶骨做选择性垂体微腺瘤切除。

(2)肾上腺皮质肿瘤摘除:适用于肾上腺皮质腺瘤及肾上腺皮质腺癌。如能明确定位,可经患侧第 11 肋间切口进行。如不能明确定位,则需经腹部或背部切口探查双侧肾上腺。肾上腺皮质腺瘤摘除术较简单,但肾上腺皮质腺癌常不能达到根治。由于肿瘤以外的正常肾上腺呈萎缩状态,故术前、术后均应补充皮质激素。

(3)双侧肾上腺摘除:适用于双侧肾上腺皮质增生病例。

2. 非手术治疗

(1)垂体放射治疗:手术切除不彻底或不能切除者,可做垂体放射治疗。

(2)药物治疗:副作用大,疗效不肯定。主要适用于无法切除的肾上腺皮质腺癌病例或已有转移者,但治疗多不令人满意。

【常见护理诊断/问题】

1. 自我形象紊乱　与身体外观变化有关。

2. 体液过多　与水钠潴留有关。

3. 有感染的危险　与蛋白质代谢障碍导致抵抗力低下有关。

4. 有受伤的危险　与代谢异常引起钙吸收障碍,导致骨质疏松有关。

5. 活动无耐力　与蛋白质代谢障碍引起肌肉萎缩有关。

6. 焦虑　与皮质醇增加引起患者情绪不稳定和烦躁有关。

7. 有皮肤完整性受损的危险　与皮肤干燥、菲薄和水肿有关。

【护理目标】

患者能正确对待身体外形改变,无感染,了解本病的病因及治疗方法。

【护理措施】

1. 一般护理

(1)休息:将患者安置于安静、舒适的环境中,尽量采取平卧位,抬高双下肢,有利于静脉回流。骨质疏松有腰背痛者适当限制运动,防止骨折。

(2)饮食护理:给予患者低钠、高钾、高蛋白、低热量的饮食,避免刺激性的食物及饮料,适量摄入富含钙和维生素 D 的食物。

2. 病情观察　注意观察患者血压、心率和心律变化,以及早发现可能出现的心力衰竭表现;有无低钾血症的表现,如恶心呕吐、腹胀、乏力和心律失常等;有无"三多一少"的糖尿病症状;有无水肿、体温异常和关节痛等表现。

3. 感染和外伤的预防与护理

(1)感染的预防与护理:患者抵抗力下降,易发生感染。应保持病室环境和床单位整洁,室内温度、湿度适宜;严格无菌操作,杜绝交叉感染;加强对患者和家属的日常生活指导,保持皮肤、口腔和用具的清洁卫生,减少感染机会。

(2)外伤的预防与护理:对广泛骨质疏松和骨痛患者,注意休息,避免过劳;优化环境设施布置,防止外伤和骨折;变动体位和护理操作时动作轻柔,防止骨折和皮下出血等。

4. 用药护理　应用肾上腺皮质激素合成阻滞药时,注意观察疗效和不良反应,如食欲不振、恶心、呕吐、嗜睡、乏力等。部分药物有肝脏损害,要注意定期给患者做肝功能检查。

5. 手术护理

(1)术前护理:①病情观察。严密观察患者血压和血糖,遵医嘱及时应用降压和降糖药,密切观察疗效。②术前准备。鼓励患者休息好,必要时给予镇静药,遵医嘱给予麻醉前用药。

(2)术后护理

1)一般护理:①饮食与营养。患者术后常规禁食,肛管排气后,开始进食易消化、富维生素的营养食物。②体位与活动。患者血压平稳时取半坐卧,可起身活动,以利于引流和呼吸。

2)病情观察:①监测生命体征。术后 48～72h 内严密观察患者的生命体征,准确记录24h 出入量。②观察肺部情况。患者因伤口疼痛不敢深呼吸或用力咳嗽而引起肺部感染,应鼓励患者深呼吸、有效咳嗽，协助患者排痰，定期为患者翻身叩背。③观察肾上腺皮质功能。手术切除分泌激素的增生腺体或肿瘤后，患者体内皮质激素水平骤减，可出现心率加快、恶心呕吐、腹痛、腹泻、血压下降等情况，应注意观察。④预防切口感染。观察患者伤口渗出情况，及时更换污染敷料，并记录出血量。观察记录引流液量、颜色和性状。⑤预防压疮。保持床单位整洁，加强患者皮肤护理。

6.心理护理 在前述心理评估的基础上，耐心细致地解释病情，提高患者对疾病的认知水平，让患者及其亲属了解其自我形象和性功能等改变是暂时的，可因治疗而得到改善。

【健康指导】

1.教会患者自我护理，保持生活规律，心情愉快。

2.提醒患者减少或避免去公共场所，以免造成感染。

3.告知患者有关疾病过程和治疗方法，指导正确用药，并学会观察疗效和不良反应。

4.指导患者和家属有计划地安排力所能及的活动，让患者独立完成，增强自信心和自尊心。

【护理评价】

患者能否正确应对身体外形的变化，预防各种感染，活动时有无明显不适。

库欣综合征分类和库欣病的区别

库欣综合征为各种病因造成肾上腺分泌过多糖皮质激素所致疾病的总称，两者不能等同，在库欣综合征病因中，最多见者是由于垂体促肾上腺皮质激素（ACTH）分泌亢进所引起的临床类型，称为库欣病（cushing disease）。库欣病约占库欣综合征的70%。

第二节　肾上腺皮质功能减退症患者的护理

DAO RU QING JING

导入情景

情景描述：

患者，女性，58岁。食欲减退乏力，伴恶心呕吐6个月，加重，伴不能行走1周，下肢截瘫样症状，不能站立行走，入院。

体格检查：体温35.8℃，脉搏78次/min，呼吸22次/min，血压12/8kPa。神智清，精神差，表情淡漠，全身皮肤色素沉着，以颜面部明显，牙龈、口唇黏膜色素沉着明显。掌纹、乳晕、束腰带处色素沉着。辅助检查：血钠117.3mmol/L，血氯81.4mmol/L，血钾5.20mmol/L，血钙1.13mmol/L，血常规、血糖、肝肾功能检查基本正常。头颅CT扫描未见异常。血尿皮质醇、尿17-羟皮质类固醇低，血浆ACTH明显增高。

请问：

1.患者最可能是什么疾病？

2.当前主要的护理问题是什么？

肾上腺皮质功能减退症(adrenocortical hypofunction)，按病因可分为原发性和继发性。原发性又称艾迪生病，由于自身免疫、结核、感染、肿瘤、白血病等破坏双侧绝大部分的肾上腺所致；继发性是由垂体、下丘脑等病变引起 ACTH 不足所致。

【病因】

1.原发性肾上腺皮质功能减退症

(1)感染：肾上腺结核最常见，通常是结核血行播散所致，可以伴随其他系统的结核。双侧肾上腺组织包括皮质和髓质破坏严重，常超过 90%。肾上腺真菌感染与结核相似。艾滋病后期、巨细胞病毒感染和严重败血症等都有可能引起肾上腺皮质功能减退。

(2)自身免疫性肾上腺炎：又称为特发性肾上腺皮质萎缩，一般不影响髓质。大多数患者血中可检出抗肾上腺自身抗体，且其中约半数患者可伴有其他器官特异性自身免疫病。

(3)其他病因：①恶性肿瘤转移引起肾上腺皮质功能减退。②白血病等。

2.继发性肾上腺皮质功能减退症　由于垂体的疾病引起促肾上腺皮质激素(ACTH)的分泌不足，或者是下丘脑的疾病引起促肾上腺皮质激素释放激素(CRH)的分泌不足，继之引起垂体 ACTH 分泌不足。其结果都可引起肾上腺皮质激素的分泌不足。主要有以下几种原因：

(1)长期大量摄入外源性糖皮质激素：最常见的原因。由于下丘脑-垂体-肾上腺轴处于严重的抑制状态，在停药 48h 内出现肾上腺皮质功能低下的症状，可持续长达 1 年以上。

(2)席汉(Sheehan)综合征：产后发生大出血，造成脑垂体前叶功能减退的后遗症。

(3)其他：下丘脑垂体占位、浸润和感染等疾病。

【护理评估】

(一)健康史

询问患者患病的起始时间，主要症状及其特点，如有无疲乏无力、怕冷、食欲减退、皮肤色素沉着等；询问有无易感染和体位性低血压发病史等；询问患病后检查和治疗的经过，当前用药情况等。

(二)身体状况

评估患者是否有逐渐加重的全身不适、无精打采、乏力、倦怠、食欲减退、恶心、体重下降、头晕和体位性低血压等，观察皮肤黏膜色素沉着情况，注意观察肾上腺危象的发生。

1.慢性肾上腺皮质减退症　发病隐匿，病情逐渐加重，如逐渐加重的全身不适、无精打采、乏力、倦怠、食欲减退、恶心、体重下降、头晕和体位性低血压等。皮肤黏膜色素沉着是慢性原发性肾上腺皮质减退症的特征性表现。色素为棕褐色，有光泽，不高出皮面，全身分布，暴露部位和易摩擦的部位更明显，在色素沉着的皮肤间常常有白斑点。继发性肾上腺皮质减退症患者的肤色比较苍白。

2.急性肾上腺皮质危象　本病出现危象时病情危重：大多数患者发热，有的体温可达

40℃以上,很可能伴有感染,而肾上腺危象本身也可发热;有严重低血压,甚至低血容量性休克,伴有心动过速、四肢厥冷、发绀和虚脱;极度虚弱、萎靡、淡漠和嗜睡;也可表现出烦躁不安和谵妄,惊厥甚至昏迷;消化道症状常常比较突出,表现为恶心、呕吐、腹痛、腹泻。因腹痛常伴有深压痛和反跳痛而被误诊为急腹症,但常常缺乏特异性定位体征,肾上腺出血患者还可有腹肋部和胸背部疼痛,血红蛋白快速下降。

3.其他表现 若病因为肾上腺结核病活动期或伴有其他脏器活动性结核者可呈现低热、盗汗等结核症状;若伴有其他自身免疫性内分泌疾病时可呈现自身免疫性多功能衰竭综合征;若垂体前叶功能减退的患者可有甲状腺和性腺功能低下的临床表现,表现为怕冷、便秘、闭经、腋毛和阴毛稀少、性欲下降、阳痿等;在青少年患者,常表现为生长延缓和青春期延迟;下丘脑或垂体占位可有头痛、尿崩症、视力下降和视野缺陷等表现。

(三)辅助检查

1.一般检查 ①血象检查:有轻度正细胞正色素性贫血,淋巴细胞及嗜酸性粒细胞偏高。②血生化检查:部分患者血清钠偏低,血清钾偏高。血糖偏低,约1/3病例低于正常范围。葡萄糖耐量试验呈低平曲线或反应性低血糖。③心电图:低电压和T波低平或倒置,Q～T时间可延长。④X线检查:可见心影缩小,呈垂直位。

2.特殊检查 ①尿17-羟皮质类固醇(17-OHCS)和17-酮皮质类固醇(17-KS):排出量低于正常。其减低程度与肾上腺皮质呈功能平行关系。②血浆皮质醇测定:大多明显降低,而且昼夜节律消失。③ACTH兴奋试验:此试验是为检查肾上腺皮质的功能贮备。可发现轻型慢性肾上腺皮质功能减退症,鉴别原发性慢性肾上腺皮质功能减退与继发性慢性肾上腺皮质功能减退。

3.血浆ACTH基础值测定 原发性肾上腺皮质功能减退者明显增高,多超过55pmol/L,常介于88～440pmol/L(400～200pg/ml)之间(正常值1.1～11pmol/L,即5～50pg/ml)而继发性肾上腺皮质功能减退者血浆ACTH浓度极低。

4.病因检查 结核性者在肾上腺区X光片中可看到肾上腺内的钙化灶,也可能有其他组织和器官的结核病灶。在自身免疫性肾上腺皮质破坏的患者血清中可能检测到肾上腺皮质抗体,患者经常伴有其他自身免疫性疾病及内分泌腺功能低下。转移性肾上腺癌肿患者,可能发现原发性癌灶。

(四)心理社会状况

评估患者对疾病的认知程度、心理承受程度以及经济状况等。由于肾上腺皮质功能减退导致患者出现应激能力下降,精神兴奋性下降加之皮肤色素沉着等,因此影响患者的心理。

(五)处理原则

1.慢性肾上腺皮质功能减退症治疗

(1)糖皮质激素疗法,又称替代疗法,是治疗的关键,应终生使用。平时采用基础量,应激时适当加量,如有感染、创伤、手术等。开始可用氢化可的松,剂量视病情,10～30mg/d,量少时可于上午8时早餐后一次服;量较大者分2次服,2/3量早餐后服,1/3量午餐后服。也可用醋酸可的松12.5～37.5mg/d,或相当等效剂量的泼尼松,服用方法同上。待病情稳定后,逐渐减少剂量。以后可皮下埋藏去氧皮质酮丸剂125mg,每半年一次,或三甲基醋酸去氧皮质酮每月注射 25～50mg，或 9-α-氟氢可的松口服 0.05～0.2mg/d。

（2）中医中药治疗：成人腺垂体（垂体前叶）功能减退症，可用中成药如甘草流浸膏，5～15ml，3 次/d 作为辅助治疗，以减少可的松用量。轻症者可单独应用，初量 10～15ml，3 次/d，维持量为 15ml/d。

2.肾上腺危象的治疗　当临床高度怀疑急性肾上腺皮质危象时，在取血标本送检 ACTH 和皮质醇后应立即开始治疗，治疗包括静脉给予大剂量糖皮质激素，纠正低血容量和电解质紊乱，以及全身支持疗法和去除诱因。

（1）补充糖、盐皮质激素：可先静脉注射磷酸氢化可的松或琥珀酸氢化可的松 100mg，然后每 6h 静脉滴注 50～100mg，前 24h 总量为 200～400mg。在肾功能正常时，低血钠和高血钾症可望在 24h 后纠正。多数患者病情 24h 内获得控制，此时可将氢化可的松减至 50mg，每 6 小时 1 次，在第 4～5 天后减至维持量。若有严重的疾病同时存在，则氢化可的松减量速度可减慢，若同时口服氟氢可的松 0.05～0.2mg/d，则氢化可的松用量可减少，不主张肌内注射可的松，因起效缓慢，吸收不均匀，其血浓度比氢化可的松低得多。

（2）纠正脱水和电解质紊乱：一般认为肾上腺危象时脱水很少超过总体液量的 10%，估计液体的补充量约为正常体重的 6%，头 24h 内可静脉补充葡萄糖生理盐水 2000～3000ml，补液量应根据脱水程度、患者的年龄和心脏情况而定，注意观察电解质和血象分析情况，必要时补充钾盐和碳酸氢钠，应同时注意预防和纠正低血糖。

（3）消除诱因和支持疗法：应积极控制感染及其他诱因，病情控制不满意者多半因为诱因未消除或伴有严重的脏器功能衰竭，或肾上腺危象诊断不确切，应给予全身性的支持疗法。

3.病因治疗　肾上腺结核引起的艾迪生病需要抗结核治疗，肾上腺结核和其他部位结核可以是陈旧的，也可以是活动的，糖皮质激素治疗可能使陈旧结核变得活动或使活动结核扩散。因此，即使结核无活动，在艾迪生病初诊时仍应常规进行半年左右的抗结核治疗。自身免疫性肾上腺炎引起的艾迪生病若同时有其他内分泌腺体或脏器受累，则应予以相应的治疗。继发性肾上腺皮质功能减退症常常伴有其他垂体前叶功能低下，如性腺功能和甲状腺功能低下，应予以相应的治疗，甲状腺素的替代治疗应在糖皮质激素治疗 2 周后开始，以免甲状腺素的早期补充加重病情而诱发肾上腺危象。

【护理诊断及相关因素】

1.体液不足　与下列因素有关：醛固酮缺乏导致潴钠、排钾功能减退；钠丢失使细胞外液缩减，血容量降低，心排出量减少，肾血流量减少；皮质醇缺乏致恶心、呕吐、消化不良和腹泻。

2.有受伤的危险　与直立性低血压、直立性昏厥和肾上腺危象有关。

3.自我形象紊乱　与垂体 ACTH、黑色细胞刺激素和促脂解素分泌增多，以及皮质醇缺乏有关。

4.潜在并发症　肾上腺危象与感染、创伤、手术、分娩、过度劳累和大量出汗、呕吐、腹泻、失水，以及突然中断治疗有关。

【护理目标】

1.患者血压正常,心音增强;尿量大于 30ml/h;体力恢复。

2.患者不发生损伤。

3.患者对自我形象有新的认识,能正确理解现存的身体外表的变化。

4.患者不发生肾上腺危象。

【护理措施】

1.一般护理 患者应适当休息,避免劳累,预防呼吸道、胃肠道或泌尿道感染。可进食高蛋白、高维生素、高热量的食品,摄入足够的钠盐及水分,并增加机体抵抗力。

2.治疗护理 要求患者按医嘱准时正确服药,切勿随便停药或减量,服药过程中如发现患者有异常反应要及时向医生报告。如患者有活动性结核应注意采取隔离措施。

3.积极配合做好各种检查 教患者正确留取 24h 尿液查游离皮质醇。在做 ACTH 兴奋试验时,要及时巡视患者,观察有无病情变化,随时调整输液速度,以保证 8h 内匀速滴完,在患者输液过程中应帮助其解大小便。在准备 ACTH 溶液时,需注意不能使用盐水或葡萄糖生理盐水,否则会使溶液变成白色混浊状态。对病情较重的患者,需注意试验过程中有无诱发肾上腺危象的发生,故应密切观察患者一般状况及神志精神状态。

4.肾上腺危象的护理 对发生肾上腺危象的患者,要让其绝对卧床休息,按医嘱迅速及时准确地进行静脉穿刺并保证静脉通道的畅通,正确加入各种药品,并准备好各种抢救品。积极与医生配合,主动及时观察测定患者血压、脉搏、呼吸等生命体征的变化,记好出入量及护理记录。按时正确抽血及留取各种标本送检。鼓励患者饮水并补充盐分,昏迷患者及脱水严重患者可插胃管进行胃肠道补液,并按昏迷常规护理。在用大剂量氢化可的松治疗过程中,应注意观察患者有无面部及全身皮肤发红,以及有无激素所致的精神症状等出现。

【健康指导】

1.使患者明了疾病的性质,应终生使用肾上腺皮质激素替代补充,平时采用适当的基础量以补充生理需要,在有并发症时根据具体情况适当加量。患者身上应带有卡片,写明姓名、地址,说明自己为肾上腺皮质功能不全患者,万一被发现神志不清,病情严重,应立即送医院救治。

2.避免患者过度疲劳和受精神刺激,并注意保暖。如因呕吐、腹泻严重或多汗引起失水、失钠等,应注意补充水分和营养。注意预防肾上腺危象的发生。三餐按时进食,不能饥饿,以免发生危象。

3.告知患者由卧位改为坐位或立位时,要缓慢起身,以免发生直立性低血压;直立时有头昏、眼前发黑等晕厥征兆时,应立即坐下或平卧;外出时打伞或戴遮阳帽,以遮挡太阳对皮肤的辐射。

【护理评价】

患者能否正确应对身体外形的变化,预防各种感染。患者血压正常,体力改善。

肾上腺皮质危象的诊断

对具有典型肾上腺皮质危象临床特点的患者,结合实验室检查诊断并不困难。但若发病急剧,临床表现又不充分,以及其他疾病症状的交错和掩盖,则不易正确判断。因此,在以下情况下应考虑肾上腺皮质危象的可能:①已诊断为慢性原发性肾上腺皮质功能减退症患者,如出现发热、厌食、恶心、呕吐、腹痛和腹泻时,应警惕肾上腺危象早期的可能,处理及时则可避免危象的发展,使病情得以及早控制。②对于不明原因的休克或昏迷患者应注意询问有无肾上腺皮质功能减退的病史,检查有无色素沉着的体征并进行血钾钠氯、血糖、血气、皮质醇和 ACTH 等测定。③患有血栓性疾病、凝血机制障碍疾病和手术后 DIC 的患者若病情急转直下,出现血压下降、休克伴胸腹背痛时,应当考虑急性肾上腺皮质出血坏死导致肾上腺皮质危象的可能。

第三节　嗜铬细胞瘤患者的护理

DAO RU QING JING
导入情景

情景描述:

患者,16 岁,突发剧烈头痛、恶心、呕吐,测血压高达 180/120mmHg。近 2 年来时常会头痛,一开始没在意,家人以为只是学习压力大。最近头痛现象越来越重,还伴有恶心、呕吐等症状,视力明显下降。

体格检查:血压 180/120mmHg。进一步腹部 CT 检查又有新的发现,在她的左肾上腺区有一大肿瘤,并向内侧生长与大血管相粘连。请问:

1. 患者最可能是什么疾病?

2. 当前主要的护理问题是什么?

嗜铬细胞瘤(pheochromocytoma,PHEO)是由嗜铬细胞所形成的肿瘤,肿瘤细胞大多来源于肾上腺髓质,少数来源于肾上腺外的嗜铬细胞。由于肿瘤或增生细胞阵发,或持续性分泌过量的儿茶酚胺(CA)及其他激素(如血清素、血管活性肠肽、肾上腺髓质素和神经肽 Y 等),而导致血压异常(常表现为高血压)与代谢紊乱综合征。某些患者可因长期高血压致严重的心、脑、肾损害或因突发严重高血压而导致危象,危及生命。但如能及时、早期获得诊断和治疗,这又是一种可治愈的继发性高血压病。PHEO 占高血压人群的 0.1%~0.5%,多发生于成人,20~50 岁多见,女性多于男性。

【病因及病理】

1. 嗜铬细胞瘤位于肾上腺者占 80%~90%,且多为一侧性。肾上腺外的瘤主要位于腹膜外、腹主动脉旁(占 10%~15%),少数位于肾门、肝门、膀胱、直肠后等特殊部位。多良性,恶性者占10%。与大部分肿瘤一样,散发型嗜铬细胞瘤的病因仍不清楚。家族型嗜铬细胞瘤则与遗传有关。

2.本病主要是由于儿茶酚胺分泌增加导致血压升高。高血压是本病的主要临床表现。大量儿茶酚胺也可致儿茶酚胺性心脏病,可出现心律失常,如期前收缩、阵发性心动过速、心室颤动等。部分病例可因心肌退行性变、坏死、炎性改变等心肌损害而发生心力衰竭。长期、持续的高血压可致左心室肥厚、心脏扩大和心力衰竭。

此外,还有以下一些病理生理改变。

(1)代谢异常:高浓度的肾上腺素作用于中枢神经系统,尤其是交感神经系统而使耗氧量增加,基础代谢率增高可致发热、消瘦。肝糖原分解加速及胰岛素分泌受抑制而使糖耐量减退,肝糖异生增加。血糖升高及出现尿糖。大量儿茶酚胺又可加速脂肪分解,使血游离脂肪酸增高而致血脂异常。大量儿茶酚胺也可促使血钾进入细胞内及肾素和醛固酮的分泌增加,导致排钾过多,少数可出现低钾血症。也可因肿瘤分泌甲状旁腺激素相关肽(PTHrP)而致高钙血症。

(2)其他:过多的儿茶酚胺使肠蠕动及张力减弱,故可致便秘、肠扩张、胃肠壁内血管发生增殖性或闭塞性动脉内膜炎,致肠坏死、出血或穿孔。胆囊收缩减弱,Oddi括约肌张力增强,可致胆汁潴留、胆结石。病情严重而病程长者可致肾衰竭。膀胱内嗜铬细胞瘤患者排尿时,可诱发血压升高。在大量肾上腺素作用下血细胞重新分布,使外周血中白细胞增多,有时红细胞也可增多。此外,本病可为Ⅱ、Ⅲ型多发性内分泌腺瘤综合征(MEN)的一部分,可伴发甲状腺髓样癌、甲状旁腺腺瘤或增生、肾上腺腺瘤或增生。

【护理评估】

(一)健康史

询问患者有无疾病的家族史。询问疾病的起病情况与发作形式,有无诱因,主要症状及其特点,血压升高是阵发性还是持续性等。询问患者有无出现头痛、心悸和多汗三联征等。询问患病后检查和治疗经过,当前用药情况等。

(二)身体状况

评估患者高血压的水平,观察心、脑、肺有无继发性的损害,定期监测血压。评估患者全身状况是否耐受手术。阵发性高血压患者评估发作的诱因。本病的临床表现个体差异甚大,从无症状和体征到突然发生恶性高血压、心力衰竭或脑出血等。其常见症状和体征如下:

1.高血压 为本病的主要和特征性表现,可呈间歇性或持续性发作。典型的阵发性发作常表现为血压突然升高,可达200～300/130～180mmHg,伴剧烈头痛,全身大汗淋漓,心悸,心动过速,心律失常,心前区和上腹部有紧迫感、疼痛感,焦虑、恐惧或有濒死感,皮肤苍白,恶心、呕吐,腹痛或胸痛,视力模糊、复视,严重者可致急性左心衰竭或心脑血管意外。发作终止后,患者可出现面部及全身皮肤潮红、发热、流涎、瞳孔缩小等迷走神经兴奋症状和尿量增多。阵发性发作可由情绪激动、体位改变、创伤、灌肠、大小便、腹部触诊、术前麻醉或某些药物(如组胺、胰高糖素等)促发。发作持续时间不一,短至数秒,长至数小时以上。发作频率不一,多者1d数次,少者数月1次。随病程进展发作渐频渐长,一般常用的降压药效果不佳,但α-肾上腺能受体拮抗剂、钙通道阻滞剂有效。若高血压同时伴有上述交感神经过度兴奋、高代谢、头痛、焦虑、烦躁、直立性低血压或血压波动大,尤其发生于儿童或青年时,应高度怀疑为本病。少数患者(多为儿童或青年)可表现为病情发展迅速,呈急进性恶性高血压,舒张压可高于130mmHg,眼底损害严重,短期内可出现视神经萎缩以及失明,可发生氮质血症、心力衰竭或高血压脑病。

2.低血压、休克　本病也可发生低血压或体位性低血压,甚至休克;或高血压和低血压交替出现。

3.并发症

(1)心血管并发症:儿茶酚胺性心脏病、心律失常、休克等。

(2)脑血管并发症:脑卒中、暂时性脑缺血发作(TIA)、高血压脑病、精神失常。

(3)其他:如糖尿病、缺血性小肠结肠炎、胆石症、低钾血症、高钙血症等。

(三)辅助检查

1.血、尿儿茶酚胺及其代谢物测定

(1)尿中 CA、香草扁桃酸、3-甲氧基肾上腺素(MN)和甲氧基去甲肾上腺素(NMN)及其总和(TMN)均可升高,常在正常高限的两倍以上。阵发性者仅在发作后其含量才高于正常,常大于 1500nmol/d(250μg/d)。发作后收集血压升高期间(3~24h)尿液及时送检,这是及时获得诊断依据的关键。

(2)血浆 CA 和 DHPG 测定:血浆 CA 值在本病持续或阵发性发作时明显高于正常。仅反映取血样即时的血浆 CA 水平,故其诊断价值不比发作期 24h 尿中 CA 水平测定更有意义。

2.激发试验

仅对于阵发性患者上述检查又不能确诊时,才考虑采用。有一定危险性,尤对持续高血压或年龄较高者不宜做激发试验,以免发生意外。首先做冷加压试验,观察患者的血管反应性,并随时准备 α 受体阻滞剂(酚妥拉明),用于激发后可能出现的严重高血压或高血压危象。

(1)冷加压试验:试验前停用降压药 1 周、镇静剂至少 48h。正常人手臂浸入冰水后血压较对照升高 12/11mmHg 至 30/25mmHg,如血压>160/110mmHg 者,不宜进一步做其他激发试验。

(2)胰高糖素激发试验:较组胺和酪胺的副作用小,应列为首选。应先做冷加压试验,待血压稳定后,注射胰高血糖素 1mg。3min 内若血浆 CA 水平升高 3 倍以上或血压较冷加压试验最高值增高 20/15mmHg 以上则为阳性,可诊断为嗜铬细胞瘤。

3.抑制试验

适用于不能做激发试验者。一般冷加压试验中血压≥170/110mmHg 或血浆 CA 水平在 5.9~11.8nmol/L(1000~2000pg/ml)时,可应用下列试验。

(1)酚妥拉明试验:若注射酚妥拉明后 2~3min 内血压较用药前降低 35/25mmHg 以上,且持续 3~5min 或更长时间,则为阳性,高度提示嗜铬细胞瘤的可能。若同时测定血浆 CA 水平变化,且与血压改变一致,则更有利于诊断的确立。

(2)可乐定试验:大多数嗜铬细胞瘤患者的血浆 CA 水平不变,或反而升高,但也可存在少数假阴性或假阳性病例,必要时可结合胰高血糖素激发试验或重复进行。

4.其他辅助检查

（1）肾上腺 CT 扫描：为首选。做 CT 检查时，由于体位改变或注射静脉造影剂可诱发高血压，应先用 α-肾上腺素能受体阻断剂来控制高血压，并在扫描过程中随时准备酚妥拉明以备急需。

（2）磁共振显像（MRI）：可显示肿瘤与周围组织的解剖关系及结构特征，有较高的诊断价值。

（3）B 超：方便、易行、价低，但灵敏度不如 CT 和 MRI，不易发现较小的肿瘤。可用作初步筛查和定位的手段。

（4）^{131}I-间碘苄胺（MIBG）闪烁扫描：对肾上腺外、多发或恶性转移性嗜铬细胞瘤病灶的定位有较高诊断价值，同时具有定性和定位意义，但对于低功能肿瘤的显像较差，而且受多种药物如可卡因、三环类抗抑郁药等影响，而导致假阴性，故应在检查前 1 周停用，并在检查前服用复方碘液保护甲状腺。近年来，开始应用^{11}C-羟基麻黄碱、奥曲肽显像或 PET 诊断本病。

（5）肾上腺静脉插管采血测血浆 CA：当临床表现和生化检查均支持本病，但上述无创伤性显像检查又未能定位肿瘤时，可考虑采用。操作过程中有可能诱发高血压危象，应准备酚妥拉明以备急用。

（四）心理社会状况

评估患者对疾病认知程度、心理承受程度等。由于发病突然，患者常出现紧张与恐惧，对治疗与护理渴望迫切而焦虑。评估患者情绪，判断有无兴奋、激动、焦虑等交感神经兴奋的表现。本病患者除了一般手术带给患者焦虑和恐惧之外，由于瘤体分泌大量肾上腺素和去肾上腺素，使患者的情绪一直处于高度紧张状态，轻微刺激可导致血压升高。

（五）处理原则

嗜铬细胞瘤一旦确诊并定位，应及时切除肿瘤，否则有肿瘤突然分泌大量 CA、引起高血压危象的潜在危险。

1.术前准备和药物治疗

（1）α-肾上腺素能受体阻断剂：如酚妥拉明适用于治疗高血压危象或手术中控制血压，而不适于长期治疗。酚苄明用于术前准备，术前 7～10d，初始剂量 10mg/d，口服，平均递增0.5～1.0mg/（kg·d），分为 2 次/d，直至血压接近正常，大多数患者约需 40～80mg/d。服药过程中应严密监测卧、立位血压和心率的变化。哌唑嗪等应用时易致严重的直立性低血压，故应在睡前服用，尽量卧床。乌拉地尔（亚宁定）在降压的同时不增加心率。

（2）β-肾上腺素能受体阻断剂：应在使用 α 受体阻断剂的情况下使用 β 受体阻断剂，否则可能导致严重的肺水肿、心力衰竭或诱发高血压危象等。有普萘洛尔（心得安）、阿替洛尔、美托洛尔、艾司洛尔等。

（3）其他：钙通道阻断剂可用于术前联合治疗，尤其适用于伴冠心病或 CA 心肌病患者，或与 α、β 受体阻断剂合用进行长期降压治疗，常用硝苯地平。血管紧张素转换酶抑制剂（ACEI），如卡托普利。血管扩张剂：硝普钠主要用于嗜铬细胞瘤患者的高血压危象发作或手术中血压持续升高者。儿茶酚胺合成抑制剂：常见的副作用有嗜睡、抑郁、消化道症状、锥体外系症状，如帕金森病等，减量或停药后上述症状可很快消失。

2. ^{131}I-MIBG 治疗 主要用于恶性及手术不能切除的嗜铬细胞瘤。

3. 嗜铬细胞瘤所致高血压危象的治疗 应首先抬高床头,立即给予静脉注射酚妥拉明 $1\sim5$mg。密切观察血压,当血压降至 $160/100$mmHg 左右时,停止注射。继之,以 $10\sim15$mg 溶于 5% 葡萄糖生理盐水 500ml 中,缓慢滴注。

4. 术后处理 在肿瘤切除后,患者血压很快下降。如术后仍存在持续性高血压,可能是肿瘤未切除干净或已伴有原发性高血压或肾性高血压。儿茶酚胺在手术后 $7\sim10$d 即可恢复正常水平。因此在术后 1 周时要测定 CA 或其代谢物以明确肿瘤是否完全切除。

对于不能手术的患者或者恶性肿瘤扩散的患者,可以长期药物治疗。多数的肿瘤生长很慢。应用肾上腺素能受体阻滞剂以及 a-甲基酪氨酸长期治疗可有效抑制儿茶酚胺合成。

5. 恶性嗜铬细胞瘤的治疗 恶性嗜铬细胞瘤可以在腹膜后复发或是转移到骨、肺、肝脏等处。复发有可能在第 1 次术后的数年或数十年后才发生,需要长期随诊观察。放疗虽效果不是很好,但对控制骨转移有好处。可以联合应用化疗、^{131}I-MIBG 治疗。

6. 家族性嗜铬细胞瘤的处理 家族性嗜铬细胞瘤通常是多发的或是累及双侧肾上腺,而且复发率高。其治疗还是一个难题。可供选择的方案有对小的、无功能的肿瘤进行随诊观察、肿瘤侧肾上腺切除、预防性双侧肾上腺切除等。在双侧肾上腺全切术后应注意长期皮质激素替代治疗。

【护理诊断及相关因素】

1. 疼痛 与血压升高有关。

2. 焦虑 与担心疾病治疗及预后有关。

3. 睡眠形态紊乱 与疼痛、焦虑及环境改变有关。

4. 潜在并发症 心肌梗死、脑血管意外。

5. 有组织灌注不足的危险 与服用降压药有关。

6. 自理能力缺陷 与视力下降、听力下降有关。

7. 活动无耐力 与疾病、医疗限制有关。

【护理目标】

患者了解疾病的基本知识,知道血压稳定的重要性,学会控制情绪避免诱发血压升高。血压能得到稳定的控制,头痛和心悸的症状能缓解。经过心理护理,患者的焦虑程度得以减轻,为手术做准备。患者能说出各种并发症的预防要点、注意事项;能说出视力下降、听力下降的原因,并能适应这一改变。患者基本能生活自理或在家人的帮助下基本能自理。

【护理措施】

(一)术前护理

1. 控制血压 经常巡视病房,及时发现患者突发性血压增高或血压持续升高,如患者血压升高伴随头痛、心悸、面色苍白、出汗,应及时报告医生,并遵医嘱做血、尿儿茶酚胺检查。保持病房安静,减少各种刺激,禁止触及肿瘤生长区,因为可能会导致血压骤降,告诫患者避免高血压发作的诱因,如运动、情绪激动、急剧更换体位、压迫腹部、屈曲体位等。可用 α-肾上腺素能受体阻断剂(如酚苄明)来控制血压,当血压下降至正常水平,出汗减少,血糖下降至正常范围时,即达到术前用药治疗的目标。

2.潜在并发症的护理

(1)心肌梗死、脑血管意外。预防:监测患者血压、心率,并记录;禁止触及、碰撞肿瘤生长区,减少血压骤升;指导患者生活起居,更换体位应缓慢,避免体力活动,保持情绪稳定;适当安排患者饮食,保持口腔清洁,防止水电解质紊乱。对心肌梗死、脑血管意外者,先进行对症处理,稳住病情后控制血压 3~6 个月再进行手术。

(2)有组织灌注不足的危险。具体护理措施:根据患者血压变化情况及时报告医生,调整药物剂量;建立静脉通路,保证药物顺利进入患者体内;观察患者尿量的变化;复查患者血球压积的变化,以保证足够的有效循环血量。

3.生活护理

由于视力下降、听力下降或医疗限制给患者带来诸多不便,应尽量为其提供帮助。对视力下降者介绍病区环境,提供充足光线,呼叫器及常用物品放在视野范围之内,并在障碍物上做明显标记或移去环境中的障碍物;对听力下降者,态度和蔼,声音要温和,用手势或纸笔与其交流,但不要背后窃窃私语;对活动不便者予以协助并帮助其进行日常生活护理,让患者感到满足,情绪稳定,减少焦虑,避免血压骤升。

4.饮食护理　患者由于基础代谢升高,糖代谢紊乱。因此要根据血糖、糖耐量适时调整饮食,宜采用低糖、低盐、高蛋白、富含维生素、易消化的饮食。

5.心理护理　为消除患者的顾虑,使其能接受手术,要进行耐心细致的心理护理。及时掌握患者的心理动态,主动与其交流,鼓励其说出心中的顾虑,提供必要的心理社会支持。向其介绍疾病、手术的过程和术后的护理及配合,也可以由其他患者来介绍亲身体验。鼓励家属陪伴,消除患者的焦虑情绪。说明不良情绪不利于疾病的恢复,积极配合会取得良好的结果。告知患者几种放松的方法,帮助其减轻焦虑的程度。减少各种刺激,避免引起血压升高。必要时遵医嘱给予镇静剂。

(二)术后护理

1.注意严密监测患者血压,将其维持在低于手术前 20~30mmHg,以防止重要脏器供血不足,如血压降至正常值以下,应遵医嘱给予去甲肾上腺素。少数患者可能术后血压仍然很高,可能是出现了继发性的血管损害,因此要用扩血管药物调整血压,防止产生高血压危象。

2.准确记录患者 24h 出入量,并控制输液速度,避免增加心脏等脏器的负担,防止发生脑水肿、肺水肿和心功能不全。

3.双侧肾上腺切除的患者,要注意观察有无肾上腺皮质功能不足的现象,并给予激素替代治疗。

4.术后两周复查内分泌检查,观察有无变化。

5.对症护理,遵医嘱合理使用抗生素。每日给予口腔护理,为患者翻身、拍背,防止肺部感染。保持引流管通畅,避免折叠、受压、牵拉,观察引流液的颜色、量和性状,及时更换引流袋。

【健康指导】

1.住院期间告诉患者该疾病的基本知识,术前、术中、术后的注意事项。

2.指导患者保持情绪的稳定,避免诱发血压升高。放松心情,保持大便通畅,预防感冒。

3.出院后定期进行复查,注意肾上腺皮质功能减退的表现,及早进行治疗。

【护理评价】

患者能否正确认识本病,较好地控制情绪。术前患者焦虑改善,术后能坚持终身服药。

嗜铬细胞瘤患者的术中控制血压的方法

这是嗜铬细胞瘤手术麻醉的一项最为关键性的处理措施。在探查和分离肿瘤时常出现血压骤然上升,收缩压可达 $200\sim280$ mmHg,甚至更高。一旦切断肿瘤周围的血管,常发生血压骤降,甚至测不到。对手术中的这种血压一升一降,在麻醉处理中必须加以主动控制:1.麻醉前利用外套管穿刺针开放二条静脉通路,其中一条供输液输血用,另一条作为控制血压的用药途径。2.麻醉者必须与手术者保持密切联系,连续监测血压、脉率的变化,随时了解手术分离肿瘤的进展程度,力求紧密配合手术血压骤升和骤降的过程,以取得降压和升压的最佳效果。

(严小惠)

练·习·与·思·考

(一)选择题

A1 型题

1.库欣病是垂体哪种激素分泌增多所致 （ ）

A.促甲状腺激素　　　　　B.促肾上腺皮质激素　　　　C.促黄体生成素

D.促卵泡激素　　　　　　E.泌乳素

2.幼年时促生长素分泌不足可致 （ ）

A.巨人症　　　　　　　　B.侏儒症　　　　　　　　　C.肢端肥大症

D.呆小症　　　　　　　　E.垂体性糖尿病

3.肾上腺皮质激素属于 （ ）

A.氨基酸类激素　　　　　B.肽类激素　　　　　　　　C.类固醇激素

D.蛋白质激素　　　　　　E.胺类激素

4.席汉综合征患者各靶腺功能减退,替代治疗应先补充 （ ）

A.性激素　　　　　　　　B.甲状腺激素　　　　　　　C.糖皮质激素

D.ACTH　　　　　　　　E.GnRH

5.下列哪种不是肾上腺皮质分泌的激素 （ ）

A.盐皮质激素　　　　　　B.糖皮质激素　　　　　　　C.雌激素

D.雄激素　　　　　　　　E.肾上腺素

6.下列哪项不是库欣综合征的表现 （ ）

A.皮质醇分泌失去昼夜节律　　　　B.具有向心性肥胖的特征

C.呈多血质外貌,常伴痤疮　　　　D.肾上腺髓质增生或肿瘤

E.皮肤菲薄,紫纹

7.原发性醛固酮增多症早期最常见的临床表现是 （ ）

A. 肌无力及周期性瘫痪   B. 高血压

C. 多尿,口渴,多饮   D. 心律失常

E. 肢端麻木,手足搐搦

8. 原发性醛固酮增多症的实验室特点是   (   )

A. 醛固酮、肾素、血管紧张素Ⅱ均高

B. 肾素、血管紧张素Ⅱ高而醛固酮低

C. 醛固酮、肾素、血管紧张素Ⅱ均低

D. 肾素、血管紧张素Ⅱ低而醛固酮高

E. 肾素高而血管紧张素Ⅱ、醛固酮低

9. 对于确诊艾迪生病,下列哪项试验最具诊断价值   (   )

A. 螺内酯试验   B. 地塞米松抑制试验   C. 皮质醇昼夜节律

D. ACTH 兴奋试验   E. 可的松水负荷试验

10. 艾迪生病危象抢救的主要措施为   (   )

A. 替代治疗   B. 手术治疗   C. 对症治疗

D. 静脉输注糖皮质激素   E. 补充盐皮质激素

11. 嗜铬细胞瘤所具有的特征性表现为   (   )

A. 持续性高血压   B. 直立性高血压   C. 阵发性高血压

D. 高血压、低血压交替   E. 低血压、休克

A2 型题

12. 中年女性,肥胖 1 年,伴月经减少,面部、背部痤疮。体格检查:血压 160/110mmHg,腹下侧、臀部、大腿见紫纹。实验室检查:皮质醇昼夜分泌节律消失,糖耐量减低。诊断最可能为   (   )

A. 单纯性肥胖症   B. 糖尿病   C. 肥胖生殖无能症

D. 库欣综合征   E. 甲状腺功能减退症

13. 成年女性,乏力、虚弱、食欲减退,消瘦 2 年,伴闭经,阴毛及腋毛脱落,皮肤、黏膜色素沉着。诊断考虑   (   )

A. 甲状腺功能亢进症   B. 甲状腺功能减退症   C. 继发性肾上腺皮质功能减退症

D. 艾迪生病   E. 慢性消耗性疾病

14. 男性,24 岁,持续性高血压 3 个月,伴多汗、心动过速、头痛、焦虑、烦躁。对常用降压药无效,α 受体阻滞剂有效。诊断考虑   (   )

A. 原发性高血压   B. 原发性醛固酮增多症   C. 嗜铬细胞瘤

D. 甲状腺功能亢进症   E. 库欣综合征

A3 型题/ A4 型题

(15—17 题共用题干)

女性,36 岁,反复发作肌无力及周期性瘫痪 1 年余,伴肢端麻木,手足搐搦,夜尿增多,口渴。体格检查:正力体型,血压 170/100mmHg,甲状腺无肿大,心率 82 次/min,心律齐。

15. 诊断最有可能是   (   )

A. 甲状腺功能亢进症   B. 甲状旁腺功能亢进症   C. 原发性醛固酮增多症

D. 库欣综合征　　　　　　　　E. 嗜铬细胞瘤

16. 下列哪项检查最有助于诊断　　　　　　　　　　　　　　　　　（　　）

A. 甲状腺激素测定　　　　B. 甲状旁腺素测定　　　　C. 螺内酯试验

D. 地塞米松抑制试验　　　E. 儿茶酚胺测定

17. 鉴别原发或继发，下列哪项检查最有价值　　　　　　　　　　　（　　）

A. TSH 测定　　　　　　　B. PTH 测定　　　　　　　C. 肾素、血管紧张素Ⅱ测定

D. ACTH 兴奋试验　　　　E. 胰高血糖素激发试验

(二)填空题

18. 库欣综合征特征性的向心性肥胖表现为 _____，_____，_____，但四肢 _____。电解质紊乱则常表现为高 _____、低 _____ 血症。

19. 库欣综合征的饮食护理宜给予 _____，_____，_____，_____ 的饮食。

20. 原发性肾上腺皮质功能减退症主要原因有 _____，_____，_____；而继发性的主要原因以 _____ 和 _____ 为多。

21. 嗜铬细胞瘤患者临床"三联征"是指 _____，_____，_____。

(三)名词解释

22. 库欣综合征　　23. 异位 ACTH 综合征　　24. 地塞米松抑制试验　　25. 艾迪生病

26. 急性肾上腺皮质危象

(四)简答题

27. 库欣综合征有哪些临床特征？

28. 阐述库欣综合征患者的饮食护理。

29. 阐述嗜铬细胞瘤患者血压评估的特征。

30. 阐述嗜铬细胞瘤的激发试验和抑制试验。

31. 如何早期识别肾上腺皮质危象？

32. 阐述急性肾上腺皮质危象处理。

(五)病例分析

33. 女性患者，29 岁，职员，发现血压高 3 年，常伴头痛，血压波动于 150～200/80～130mmHg，服普萘洛尔治疗后血压反而增高，平素出汗较多，低热。查血糖空腹 120mg/ml，餐后 1 小时 210mg/ml，餐后 2 小时 180mg/ml，餐后 3 小时 140mg/ml。

请解答：

(1)首先考虑什么疾病，说出其依据，建议做什么检查？

(2)列出主要的护理诊断和预期目标。

实验(实训)指导

实验(实训)一 免疫学应用

一、实验目的

1. 熟悉玻片凝集试验的方法和结果分析。
2. 了解沉淀试验的基本原理及结果评价。
3. 了解酶联免疫吸附试验的基本过程及临床意义。
4. 熟悉斑点免疫层析试验的原理,了解其操作过程和临床意义。
5. 了解常见的生物制品。

二、实验内容

(一)凝集反应——玻片凝集试验(操作)

颗粒性抗原与相应抗体在适宜条件下发生反应,出现肉眼可见的凝集现象,称为凝集反应。有直接法和间接法两种。直接凝集反应有玻片法和试管法。

1. 实验步骤 ①于洁净载玻片的一端加生理盐水一滴,另一端加伤寒杆菌诊断血清一滴。②将接种环在酒精灯火焰上烧灼灭菌,冷却后取少许伤寒杆菌培养物分别涂于生理盐水和诊断血清中,充分研匀,并灭菌接种环。③室温下静置数分钟观察结果。

2. 结果和评价 生理盐水对照不发生凝集,为均匀混浊的乳状液。在诊断血清中细菌与相应血清中的抗体反应会出现肉眼可见的白色凝集块,为阳性结果,如与对照相同则为阴性。

3. 注意事项 ①伤寒杆菌为肠道致病菌,在实验中务必严格无菌操作。②在载玻片两端涂布细菌时,注意一定要先在生理盐水中涂,后在诊断血清中涂,以免将血清误带入生理盐水中。③试验后的细菌仍有传染性,应将载玻片放入消毒缸内。

(二)沉淀试验——琼脂扩散试验(示教)

1. 单向琼脂扩散试验结果观察

(1)实验步骤:将一定量抗体混匀琼脂凝胶并铺于载玻片上,凝胶挖孔后将抗原加入孔中,抗原在向四周扩散的过程中与凝胶中的抗体发生反应,在抗原与抗体比例合适处出现白色沉淀环。沉淀环直径的大小与孔中的抗原浓度成正比,可从已知的标准曲线上查出待检标本中抗原的含量。

(2)结果和评价:精确测量各试验孔沉淀环的直径,如果沉淀环不太圆,则取最大直径和最小直径的平均值。从标准曲线上查得相对应的 IgG 含量,乘以稀释倍数,即为待检血清中 IgG 的实际含量。

2. 双向琼脂扩散试验结果观察 相应的抗原与抗体。在琼脂凝胶板上的相应孔内,分别向周围自由扩散。在抗原和抗体孔之间,扩散的抗原与抗体相遇而发生特异性反应,并于两者浓度比例合适处形成肉眼可见的白色沉淀线。沉淀线的形状、位置与抗原和抗体的浓度、扩散速度相关。

结果和评价:如凝胶中央孔与四周孔两孔之间呈现白色沉淀线,说明抗原与抗体相对应。若抗原与抗体只含单一的对应成分,则形成一条沉淀线;若含有多种成分,可形成多条沉淀线。

3. 对流免疫电泳试验结果观察 双向琼脂扩散与电泳技术相结合的一种方法。

4. 火箭免疫电泳试验结果观察 单向琼脂扩散与电泳技术相结合的一种方法。

(三)免疫酶标记技术——酶联免疫吸附试验(操作)

酶联免疫吸附试验(ELISA)是一种固相酶免疫测定技术。先将抗体或抗原包被到某种固相载体表面,与待测样品中的抗原或抗体发生反应,再加入酶标抗体与免疫复合物结合,最后加入酶反应底物,根据底物被酶催化产生的颜色或其吸光度(A)值的大小进行定性或定量分析。该试验有双抗体夹心法、间接法、双位点一步法、竞争法和捕获法等多种方法。

本试验以双抗体夹心法测定 HBsAg 为例,要求熟悉免疫标记技术的基本原理和方法,了解酶联免疫吸附试验的基本过程及临床应用。

1. 实验步骤

(1)包被:即把抗-HBs 吸附在塑料凹孔表面,使之固相化。目前厂商多提供预包被反应板,此步骤可省略。

(2)加血清:将待测血清和阳性、阴性对照血清分别加入各凹孔内,每孔 $50\mu l$,按试剂盒要求确定是否需要孵育和洗板。

(3)加酶标抗-HBs:按试剂盒要求在各孔内加入 $50\mu l$ 抗 HBs-HRP。

(4)孵育:置于 37℃ 恒温箱内 30min。

(5)洗板:甩去孔内液体,拍干并加满清洗液,放置 15～20s 后甩去,拍干。重复清洗 5 次。

(6)显色:每孔加 TMB 底物显色剂 A 和 B 各 $50\mu l$,封板,置于 37℃ 恒温箱中,避光显色 15min。

(7)终止:每孔加 $50\mu l$ 终止液,混匀,终止反应,并在 20min 内完成比色。

2. 结果和评价

(1)肉眼判定:明显显色者为阳性,反之为阴性。

(2)酶标仪测定:采用比色法测定结果,选波长 450nm,空白孔校零,用酶标仪对每孔进行比色,并记录 OD 值。样品孔 OD 值≥阴性对照孔 OD 平均值×2.1 时,该孔样品 HBsAg 为阳性;反之,为阴性。

(四)免疫金标记技术——斑点免疫层析试验(操作)

斑点免疫层析试验(DICA)又称"一步金法"。以测定尿 HCG 为例,采用双抗体夹心法。

1.实验步骤 将一株抗 HCG 单抗和抗小鼠 IgG 抗体分别固化于硝酸纤维素膜(NC膜)上。形成测试斑点线和质控参照斑点线。抗 HCG 免疫金结合物干片紧贴 NC 膜下端,试纸条两端附有吸水材料,当试纸条下端吸取标本后,液体向上端渗移,流经干片时,标本中 HCG 与免疫金结合物形成复合物,复合物沿 NC 膜的毛细微孔向前渗移至测试线时,形成双抗体夹心复合物,出现红色反应线条,剩余免疫金结合物继续渗移至质控参照线,与抗小鼠单抗结合呈现出红色质控线条。多余液体继续向前渗移至试纸条上端的吸水物。

将试纸条下端标志部浸入尿液中 10s 左右,取出后平放,置于室温下 3min,目测观察结果。

2.结果和评价 若出现 2 条紫红色线,则为 HCG 阳性(妊娠);若只质控参照线显示紫红色,则为阴性(未妊娠)。

此法检测 HCG 的灵敏度为 50mIU/ml。

3.注意事项 应避免试纸条一端浸入尿液过深或过浅,浸入时间过长或过短也影响试验结果。

4.临床意义 ①孕妇妊娠 1 周后,尿中可出现较多 HCG,均可呈阳性反应,达到妊娠早期诊断的目的。②绒毛膜上皮癌,水泡状胎块和睾丸畸胎瘤患者的尿中 HCG 可明显增高,故也可呈阳性反应,但结合临床能予以鉴别。

(五)常用生物制品观察(示教)

示教用于疾病预防、治疗和诊断的生物制品。

1.活疫苗 卡介苗、脊髓灰质炎疫苗、麻疹疫苗、风疹疫苗等。

2.死疫苗 百日咳菌苗、乙脑疫苗、狂犬病疫苗、钩端螺旋体疫苗等。

3.联合疫苗 百白破三联疫苗等。

4.亚单位疫苗 血源性乙肝疫苗、流感杆菌多糖疫苗、脑膜炎奈瑟菌多糖疫苗等。

5.基因工程疫苗 HBsAg 基因工程疫苗等。

6.类毒素 白喉类毒素、破伤风类毒素等。

7.抗毒素 白喉抗毒素、破伤风抗毒素等。

8.抗病毒血清 抗狂犬病毒免疫血清等。

9.丙种球蛋白制剂 人血清丙种球蛋白、胎盘球蛋白等。

10.免疫增强剂 转移因子、干扰素、IL-2、胸腺素等。

11.诊断血清 伤寒 O、H 诊断血清、志贺菌诊断血清等。

12.诊断抗原 伤寒 O 菌液,伤寒、副伤寒 H 菌液等。

三、实验报告

1.记录并分析玻片凝集试验的结果。

2.记录琼脂扩散试验的结果。

3.记录 ELISA 法测定 HBsAg 的操作步骤及结果,并对待测标本结果进行分析。

4.记录待测尿液标本斑点免疫层析试验结果并对结果进行分析。

5.记录示教的生物制品名称及其用途。

(柯海萍)

实验(实训)二　简易血糖仪使用、胰岛素注射

一、实训目的

1.了解快速血糖仪与胰岛素笔使用的原理。

2.熟悉快速血糖仪与胰岛素笔使用的内容及方法。

3.能够进行快速血糖仪测定与胰岛素笔使用操作。

二、实训学时

1学时

三、实训方式

①教师演示。

②分组(3~6人一组)练习,教师巡视指导。

③各组派2位同学模拟操作,观看同学指出操作过程中的错误及不足,然后教师点评。

④每位学生写出一份实训报告。

(一)快速血糖仪操作

1.实训准备

(1)知识准备:预习实训课程内容,记牢操作注意事项,并能叙述操作主要内容。

(2)患者准备:核对患者,解释快速血糖测试目的,消除紧张心理,以取得配合。患者针刺部位皮肤完整。

(3)用物准备:快速血糖仪、采血针、血糖试纸、75％乙醇、消毒棉签等。

2.实训内容

(1)原理:血糖仪按照测糖技术可以分为电化学法测试和光反射技术测试两大类。前者是酶与葡萄糖反应产生电子,利用电流记数设施读取电子的数量,再转化成葡萄糖浓度读数。后者是通过酶与葡萄糖反应产生的中间产物(带颜色的物质),运用检测器检测试纸反射面的反射光的强度,将这些反射光的强度转化成葡萄糖浓度。

(2)使用方法及步骤(以京都血糖仪为例):①乙醇棉签消毒指端皮肤,用采血针采血。②插入试纸条自动开机。③听到哨声,同时定标值。此次定的标值必须与检测试纸包背面所标的定标值一致。④将试纸顶端与血滴充分接触,听到哨音后移开手指。⑤30s后显示结果。

(3)注意事项:①血滴要足够大,血量不够会影响结果。②消毒后需等乙醇干后再采血,否则给操作带来困难。③在手指侧边采血疼痛较轻,且血量足,采血时避免用力挤压,以免血液稀释。④采血部位要交替轮换,不要长期扎一个地方,以免形成瘢痕。⑤注意血糖试纸的有效期,超过有效期的检测结果可能不准。定期到购买地方或厂方指定处校正血糖仪是否正确,或到医院与抽血结果对比确定其准确性。

(二)胰岛素笔使用操作

胰岛素笔操作技术是指用笔式胰岛素注射器将胰岛素注入糖尿病患者皮下的给药方法。

1. 实训准备

(1)知识准备:预习实训课程内容,记牢操作注意事项,并能叙述操作的主要内容。

(2)患者准备:核对患者,解释胰岛素注射的目的,消除紧张心理,以取得配合。评估患者病情、近期血糖值、饮食与运动情况、注射部位皮肤的完整性。

(3)用物准备:胰岛素笔、胰岛素笔芯、针头、治疗盘、75%乙醇及0.5%碘伏、消毒棉签等。

2. 实训内容

(1)原理:本实训采用笔式胰岛素注射器将胰岛素注入糖尿病患者皮下进行给药。笔式胰岛素注射器轻巧便捷,在任何地方、任何时间都可以迅速、准确地完成胰岛素注射。胰岛素笔使用操作简便,患者容易接受和掌握。

(2)使用方法及步骤:①洗手、戴口罩,正确安装胰岛素笔及各配件(笔、笔芯、针头)。②调试胰岛素笔确保注射前胰岛素已处于针尖的注射状态,准确调节胰岛素注射量。③选择注射部位,消毒皮肤,待干,按下注射按键后,将针头保留在皮下6s,在拔出针头前一直按住按键不放松。④注射结束拔出针头,套上外针帽,妥善处理废弃的针头及用药。

(3)注意事项:①严格执行无菌操作。②胰岛素剂型和剂量必须准确无误。③每次注射前排尽空气、注射后停留6s以上。④注射后,检查剂量显示窗,确认读数已回0。

(严小惠)

参考答案

第一章 《内分泌结构与功能》

（一）选择题

1. C	2. B	3. E	4. A	5. E	6. C	7. B	8. C	9. B	10. D
11. C	12. B	13. B	14. E	15. B	16. C	17. A	18. B	19. C	20. D
21. C	22. E	23. D	24. D	25. E	26. B	27. A	28. C	29. D	30. D
31. A	32. A	33. C	34. B	35. D	36. C	37. D	38. E	39. E	40. C
41. D	42. B	43. B	44. D	45. B	46. C				

（二）～（五） 略

第二章 《物质代谢》

（一）选择题

1. A	2. A	3. B	4. E	5. D	6. A	7. B	8. E	9. C	10. D
11. E	12. C	13. A	14. B	15. B	16. A	17. E	18. D	19. D	20. A
21. C	22. C	23. C	24. E	25. E	26. C	27. C	28. A	29. B	30. C
31. C	32. A	33. E	34. E	35. D	36. B	37. D	38. B	39. A	40. C
41. D	42. C	43. D	44. B	45. B	46. E	47. E	48. E	49. A	50. C
51. D	52. B	53. D	54. A	55. D	56. C	57. C	58. D	59. C	60. B
61. B	62. A	63. A	64. C	65. B	66. C	67. C	68. E		

（二）～（四） 略

第三章 《免疫系统》

（一）选择题

1. C	2. B	3. D	4. A	5. C	6. E	7. D	8. A	9. C

（二）～（四） 略

第四章 《免疫物质》

（一）选择题

1. D	2. D	3. E	4. C	5. E	6. C	7. D	8. D	9. E	10. D
11. D	12. B	13. A	14. E	15. D	16. A	17. D	18. E	19. E	20. A
21. D	22. C	23. E	24. D	25. A	26. C	27. C	28. B	29. C	30. A
31. D	32. E	33. A	34. C	35. B	36. C	37. A	38. C	39. E	40. C
41. B	42. C	43. B	44. E	45. B	46. D	47. D			

(二)～(四)　略

第五章　《免疫应答》

(一)选择题

1．E　2．B　3．A　4．D　5．C　6．A　7．D　8．C　9．D　10．A
11．E　12．D　13．A　14．D　15．C

(二)～(四)　略

第六章　《超敏反应》

(一)选择题

1．A　2．B　3．C　4．D　5．B　6．C　7．D　8．E　9．A　10．D
11．A　12．D　13．C　14．B　15．A　16．D　17．C　18．B　19．C　10．A
21．B　22．C　23．B　24．E　25．E　26．B　27．B　28．C　29．A　30．C
31．C　32．B　33．C　34．B　35．A　36．A　37．D　38．A　39．C　40．A

(二)～(五)　略

第七章　《免疫学应用》

(一)选择题

1．E　2．C　3．C　4．C　5．A　6．D　7．C　8．A　9．A　10．A
11．B　12．C　13．B

(二)～(四)　略

第八章　《免疫与内分泌系统常用药物》

(一)选择题

1．B　2．E　3．A　4．D　5．D　6．A　7．A　8．B　9．C　10．D
11．D　12．C　13．D　14．B　15．E　16．C　17．C　18．A　19．E　20．D
21．D　22．C　23．A　24．C　25．A　26．D　27．E　28．A　29．C　30．B
31．D　32．E　33．E　34．B　35．B　36．B　37．B　38．C　39．A　40．C
41．E　42．C　43．C　44．C　45．B　46．B　47．B　48．C　49．A　50．C
51．E　52．C　53．C　54．C　55．B

(二)～(五)　略

第九章　《免疫与内分泌系统疾病护理概述》

(一)选择题

1．C　2．C　3．A　4．C　5．A　6．C　7．B　8．D　9．B　10．D
11．A

(二)～(五)　略

第十章　《甲状腺疾病患者的护理》

(一)选择题

1．E　2．C　3．A　4．A　5．E　6．C　7．A　8．E　9．C　10．B

11. A　12. A　13. D　14. B　15. A　16. C　17. B　18. E　19. B　20. C
21. D　22. B　23. B　24. C　25. C　26. A　27. D　28. A　29. B　30. E

(二)～(五)　略

第十一章　《代谢性疾病患者的护理》

(一)选择题

1. B　2. A　3. B　4. D　5. D　6. C　7. D　8. D　9. D　10. B
11. D　12. D　13. D　14. D　15. A　16. A　17. A　18. A　19. C　20. D
21. D　22. C　23. C　24. B　25. D　26. E　27. C　28. D　29. D　30. C
31. D　32. D　33. C　34. A　35. B　36. B　37. D　38. B　39. D　40. A
41. D　42. B　43. D　44. C　45. D　46. A　47. E　48. D　49. D　50. A
51. B　52. A　53. D　54. D　55. D　56. C　57. E　58. A　59. B　60. A
61. E

(二)～(五)　略

第十二章　《乳房疾病患者的护理》

(一)选择题

1. C　2. A　3. B　4. D　5. C　6. A　7. E　8. A　9. D　10. C
11. A　12. D　13. C　14. C　15. D　16. A　17. E　18. D　19. D　20. A
21. C　22. B　23. C　24. E　25. E　26. E

(二)～(五)　略

第十三章　《类风湿关节炎患者的护理》

(一)选择题

1. A　2. D　3. D　4. E　5. C　6. D　7. D　8. D　9. D　10. C
11. C　12. A　13. A　14. B　15. A　16. C

(二)～(五)　略

第十四章　《系统性红斑狼疮患者的护理》

(一)选择题

1. B　2. C　3. C　4. C　5. E　6. E　7. C　8. B　9. A　10. E
11. B　12. E　13. D　14. E　15. E　16. A

(二)～(五)　略

第十五章　《肾上腺疾病患者的护理》

(一)选择题

1. B　2. B　3. C　4. C　5. E　6. D　7. B　8. D　9. D　10. D
11. C　12. D　13. D　14. C　15. C　16. C　17. E

(二)～(五)　略

参考文献

1.张岳灿,应志国.人体形态学.北京:人民军医出版社,2010.

2.曾斌,张岳灿.人体形态学实验实训与学习指导.北京:人民军医出版社,2011.

3.姚泰,生理学.北京:人民卫生出版社,2010.

4.朱大年.生理学.北京:人民卫生出版社,2013.

5.贺耀德,况炜.人体机能学基础理论与实训.北京:人民军医出版社,2011.

6.贺耀德.人体机能.北京:人民军医出版社,2012.

7.万福生,揭克敏.医学生物化学.北京:科学出版社,2010.

8.查锡良.生物化学.第7版.北京:人民卫生出版社,2008.

9.肖纯凌,赵富玺.病原生物学和免疫学.第6版.北京:人民卫生出版社,2010.

10.柯海萍.病原生物与免疫.北京:人民军医出版社,2013.

11.何维.医学免疫学.第2版.北京:人民卫生出版社,2010.

12.肖运本.医学免疫学与病原生物学.上海:上海科学技术出版社,2010.

13.姜俊.医学免疫学与病原生物学.上海:第二军医大学出版社,2011.

14.任云青.病原生物与免疫.第2版.北京:高等教育出版社,2010.

15.康熙雄.临床免疫学.北京:人民卫生出版社,2010.

16.杨宝峰.药理学.第8版.北京:人民卫生出版社,2013.

17.徐红.用药护理.北京:高等教育出版社,2013.

18.姚苏宁.药物学基础.武汉:华中科技大学出版社,2010.

19.李秀云,张冬林.常用药物的使用观察及护理.北京:人民军医出版社,2010.

20.李学玲,秦红兵,邹浩军.常用药物新编.北京:人民卫生出版社,2008.

21.葛均波,徐永健.内科学.第8版.北京:人民卫生出版社,2013.

22.尤黎明,吴瑛.内科护理学.第5版.北京:人民卫生出版社,2012.

23.曹伟新,李乐之.外科护理学.第4版.北京:人民卫生出版社,2006.

24.李乐之,路潜.外科护理学.第5版.北京:人民卫生出版社,2012.

25.吴在德,吴肇汉.外科学.第8版.北京:人民卫生出版社,2013.

26.叶国英,胡建伟.内外科护理.杭州:浙江大学出版社,2011.

27.何平先,吴昌.内科护理学.西安:第四军医大学出版社,2010.

28.李秋萍.内科护理学.第2版.北京:人民卫生出版社,2007.

29.曹伟新.外科护理学.第3版.北京:人民卫生出版社,2002.

30.陈孝平,汪建平.外科学.第8版.北京:人民卫生出版社,2013.

31.刘华平,李峥.Medical-Surgical Nursing.内外科护理学.北京:人民卫生出版社,2006.

32.熊云新,叶国英.外科护理学.第3版.北京:人民卫生出版社,2014.

关键词中英文对照

单核细胞	monocyte,MC
单克隆抗体	monoclonal antibody,McAb
呆小病	cretinism
低密度脂蛋白	low density lipoprotein,LDL
地塞米松	dexamethasone
多克隆抗体	polyclonal antibody,PcAb

E

恩格列酮	englitazone
二甲双胍	metformine

F

放射治疗	radiotherapy
分泌片	secretory piece,SP
分泌型	secretory IgA,SIgA
非毒性甲状腺肿	nontoxic goiter
氟氢可的松	fludrocortisone
氟轻松	fluocinolone acetonide

G

干扰素	interferon,IFN
干燥综合征	Sjögren's syndrome,SS
甘露聚糖结合凝集素	mannan-binding lectin,MBL
高密度脂蛋白	high density lipoprotein,HDL
睾酮	testosterone
格列本脲	glibenclamide
格列齐特	gliclazide
格列吡嗪	glipizide
共同抗原	common antigen
谷丙转氨酶	glutamic pyruvic transaminase,GPT
谷草转氨酶	glutamic oxaloacetic transaminase,GOT
骨髓	bone marrow
骨髓依赖性淋巴细胞	bone marrow dependent lymphocyte

H

赫林体	Herring body
化学治疗	chemotherapy
环格列酮	ciglitazone
环磷酰胺	cyclophosphamide
黄嘌呤氧化酶	xanthine oxidase,XO
黄体生成素	luteinizing hormone,LH
黄体酮	progesterone
恒定区	constant region,C 区

J

激素	hormone
极低密度脂蛋白	very low density lipoprotein, VLDL
集落刺激因子	colony stimulating factor, CSF
急性乳腺炎	acute mastitis
己烯雌酚	diethylstilbestrol
计划免疫	planed immunization
记忆细胞	memory cells
甲苯磺丁脲	tolbutamide
甲睾酮	methyltestosterone
甲硫氧嘧啶	methylthiouracil
甲巯咪唑	thiamazole
甲状腺	thyroid gland
甲状腺素	thyroxine, T_4
甲状旁腺	parathyroid gland
甲状旁腺素	parathyroid hormone, PTH
甲胎蛋白	alpha fetoprotein, AFP
甲状腺功能亢进症	hyperthyroidism
甲状腺功能减退症	hypothyroidism
甲状腺激素	thyroid hormones
甲状腺危象	thyroid crisis
甲状腺癌	thyroid carcinoma
降钙素	calcitonin, CT
经典途径	classical pathway
巨噬细胞	macrophage, Mø
巨人症	gigantism

K

卡比马唑	carbimazole
抗利尿激素	antidiuretic hormone, ADH
抗体依赖细胞介导的细胞毒作用	antibody dependent cell mediated cytotoxicity, ADCC
抗体	antibody, Ab
抗原提呈细胞	antigen presenting cell, APC
抗原	antigen, Ag
抗原结合片段	fragment of antigen binding, Fab
可的松	cortisone
可结晶片段	crystallizable fragment, Fc
可变区	variable region, V 区
库欣病	Cushing disease
库欣综合征	Cushing's syndrome

L

狼疮性肾炎	lupus nephritis,LN
连接链	joining chain,J 链
淋巴结	lymph nodes
雷洛昔芬	raloxifen
雷诺现象	Raynaud's phenomenon
类风湿关节炎	rheumatoid arthritis,RA
类风湿因子	rheumatoid factor,RF
硫脲类	thioureas
硫氧嘧啶类	thiouracils
罗格列酮	rosiglitazone
滤泡上皮细胞	follicular epithelial cell
滤泡旁细胞	parafollicular cell
氯磺丙脲	chlorpropamide
氯米芬	clomiphene

M

MBL-丝氨酸蛋白酶	MBL-associated serine protease,MASP
咪唑类	imidazoles
棉酚	gossypol
免疫系统	immune system
免疫球蛋白	immunoglobulin,Ig
免疫应答	immune response,Ir
免疫复合物	immune complex,IC
孟苯醇醚	menfegol
酶联免疫吸附试验	enzyme linked immunosorbent assay,ELISA
膜表面免疫球蛋白	surface membrane immunoglobulin,SmIg
膜攻击复合物	membrane attack complex,MAC
弥漫性毒性甲状腺肿	Graves disease, GD

N

耐受原	tolerogen
凝集反应	agglutination
内分泌系统	endocrine system
内分泌治疗	endocrinotherapy
男性勃起功能障碍	erectile dysfunction,ED

P

旁路途径	alternative pathway
脾脏	spleen
泼尼松	prednisone
泼尼松龙	prednisolone
葡萄球菌 A 蛋白	staphylococcal protein A,SPA

Q

前 β-脂蛋白	preβ-lipoprotein,preβ-LP
轻链	light chain,L 链
氢化可的松	hydrocortisone
球状带	zona glomerulosa
趋化因子	chemokine
醛固酮	aldosterone
全乳房切除术	total mastectomy
炔雌醇	ethinyl estradiol
炔雌醚	quinestrol
炔诺酮	norethisterone
炔诺孕酮	norgestrel

R

人类白细胞抗原	human leukocyte antigen,HLA
乳房囊性增生病	mastopathy
乳房纤维腺瘤	fibroadenoma
乳房悬韧带	Cooper 韧带
乳管内乳头状瘤	intraductal papilloma
乳糜微粒	chylomicron,CM
乳头湿疹样乳腺癌	Paget's carcinoma of the breast
乳腺癌	breast cancer
乳腺癌根治术	radical mastectomy
乳腺癌扩大根治术	extensive radical mastectomy
乳腺癌改良根治术	modified radical mastectomy
瑞格列奈	repaglinide

S

三碘甲腺原氨酸	$3,5,3'$-triiodothyronine,T_3
三羧酸循环	tricarboxylic acid cycle,TAC
神经垂体	neurohypophysis
神经精神狼疮	neuropsychiatric lupus,NP-SLE
神经生长因子	nerve growth factor,NGF
肾上腺	adrenal gland
肾上腺素	adrenaline,Adr 或 E
肾上腺皮质功能减退症	adrenocortical hypofunction
生长激素	growth hormone,GH
生长因子	growth factor,GF
生物治疗	biotherapy
嗜铬细胞	chromaffin cell
嗜铬细胞瘤	pheochromocytoma,PHEO
树突状细胞	dendritic cells,DC
束状带	zona fasciculate

四碘甲腺原氨酸	thyroxine, T_4

T

T 细胞抗原受体	T-cell antigen receptor, TCR
他莫昔芬	tamoxifen
糖异生	gluconeogenesis
糖尿病	diabetes mellitus, MD
天冬氨酸转氨酶	aspartate transaminase, AST
痛风	gout

W

烷苯醇醚	alfenoxynol
网状带	zona reticularis
戊酸雌二醇	estradiol valerate

X

细胞毒性 T 细胞	cytotoxic T cell, Tc 或 CTL
细胞因子	cytokine, CK
系统性红斑狼疮	systemic lupus erythematosus, SLE
腺垂体	adenohypophysis
香草扁桃酸	vanillyl mandelic acid, VMA
胸腺	thymus
胸腺依赖性淋巴细胞	thymus dependent lymphocyte
胸腺依赖性抗原	thymus dependent antigen, TD-Ag
胸腺非依赖性抗原	thymus independent antigen, TI-Ag
血小板源生长因子	platelet-derived growth factor, PDGF

Y

炎性乳腺癌	inflammatory breast carcinoma
抑制性 T 细胞	suppressor T cell, Ts
胰岛	pancreas islet
胰高血糖素	glucagon
胰岛素	insulin

Z

载脂蛋白	apolipoprotein, APO
转化生长因子 β	transforming growth factor-β, TGF-β
肢端肥大症	acromegaly
自然杀伤细胞	natural killer cell, NK
肿瘤坏死因子	tumor necrosis factor, TNF
肿瘤特异性抗原	tumor specific antigen, TSA
肿瘤相关抗原	tumor associated antigen, TAA
重链	heavy chain, H 链
侏儒症	dwarfism
主细胞	chief cell
主要组织相容性复合体	major histocompatibility complex, MHC